同功穴配伍与应用

王富春 著

协助整理：蒋海琳 王中柯 陈 路

人民卫生出版社
·北京·

图书在版编目（CIP）数据

同功穴配伍与应用 / 王富春著 . -- 北京 ：人民卫生出版社，2024. 9. -- ISBN 978-7-117-36891-9

Ⅰ. R224. 2

中国国家版本馆 CIP 数据核字第 20243Z9V36 号

人卫智网	www.ipmph.com	医学教育、学术、考试、健康，购书智慧智能综合服务平台
人卫官网	www.pmph.com	人卫官方资讯发布平台

同功穴配伍与应用
Tonggongxue Peiwu yu Yingyong

著　　者：王富春
出版发行：人民卫生出版社（中继线 010-59780011）
地　　址：北京市朝阳区潘家园南里 19 号
邮　　编：100021
E - mail：pmph @ pmph.com
购书热线：010-59787592　010-59787584　010-65264830
印　　刷：北京铭成印刷有限公司
经　　销：新华书店
开　　本：710 × 1000　1/16　　印张：16　　插页：2
字　　数：270 千字
版　　次：2024 年 9 月第 1 版
印　　次：2024 年 10 月第 1 次印刷
标准书号：ISBN 978-7-117-36891-9
定　　价：69.00 元

著者简介

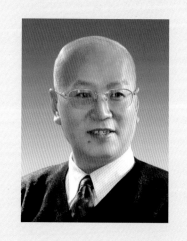

王富春，男，主任医师，长春中医药大学教授、博士研究生导师，岐黄学者，第六批、第七批全国老中医药专家学术经验继承工作指导老师，长春中医药大学学术委员会副主任，"长白山学者"特聘教授，中国针灸学会穴位贴敷专业委员会主任委员，世界中医药学会联合会外治方法技术专业委员会副主任委员，吉林省针灸学会会长，国家中医药管理局重点学科带头人。

长期从事特定穴理论与临床应用研究，在全国率先提出"合募配穴治疗六腑病""俞原配穴治疗五脏病""郄会配穴治疗急症"等特定穴配伍理论；创新性提出"同功穴"新概念，为"一穴多症"到"一症多穴"的研究提供了新思路；还首次提出"主症选主穴、辨证选配穴、随症加减穴、善用效验穴"的针灸处方选穴思路，得到国内外专家学者的认同。

通过近40年的临床实践，总结出"镇静安神针法"治疗失眠、"振阳针法"治疗阳痿、"调胱固摄法"治疗小儿遗尿、"冲任调宫法"治疗不孕等独特的针灸治疗方法，临床疗效显著，得到广大患者的一致好评。临床还擅长运用古典针法治疗骨性关节疾病，尤其是应用"苍龟探穴"针法治疗肩周炎，"青龙摆尾"针法治疗肱骨外上髁炎，"白虎摇头"针法治疗腰痛，"赤凤迎源"针法治疗坐骨神经痛、腰椎间盘突出等，皆具有独特疗效。

前　言

　　腧穴配伍是基于中医理论,在针灸选穴原则的指导下,结合临床和腧穴主治特性,选择两个或两个以上主治作用相同的腧穴进行配伍,发挥腧穴的协同增效作用,以达到特定治疗效果,提高临床疗效的一种方法。可见,"选择两个或两个以上主治作用相同的腧穴"是腧穴配伍的基本条件之一,"同功穴"的概念即源于此,即针对某一病症,具有相同主治作用的一类腧穴。近年来,基于腧穴特异性的腧穴配伍研究逐渐成为当今针灸领域研究的热点,针灸学者们或溯源、归纳、总结古典医籍,或验证于临床及基础研究,在腧穴配伍理论上虽未达成共识,但其共同点都直接或间接地提到:腧穴配伍当以腧穴的功效主治为前提。"同功穴"理论可谓一以贯之,将腧穴的研究视角从腧穴的特异性转变为腧穴的共性,对于完善和诠释腧穴配伍理论的内涵具有重要意义。

　　腧穴配伍是针灸处方的基本要素,也是针灸取得临床疗效的关键环节。选穴是腧穴配伍的关键要素,也是医者医术水平的集中体现,正如《席弘赋》所云"凡欲行针须审穴"。笔者于1989年提出"合募配穴""俞原配穴""郄会配穴"等腧穴配伍创新理论,历经30余年的理论、临床及基础研究,将配伍腧穴的研究视角从腧穴的特异性转变为腧穴的共性,认为"同功穴"是腧穴配伍的基本条件,协同增效是腧穴配伍的最终目的,增加"效值"和扩大"效域"是腧穴配伍发挥协同增效作用的重要途径。同时又总结凝练出了"主症选主穴,辨证选配穴,随症加减穴,善用效验穴"的临证选穴要诀,此要诀也体现了临床选穴时的一种思维模式:首抓主症,重视辨证,灵活加减,不忘经验。作为医者,当采取综合的辨证思维方法整体把握疾病,针对疾病的症状、体征、病因、病位、病机、病势等加以缜密分析,同时结合古人及现代医学对疾病的认识,在以上理论指导下对患者进行全面的诊断,选取最适合的腧穴进行配伍,最大程度发挥穴位的治疗作用。

　　本书选取了针灸临床常见的百余种病症,从辨证、同功穴配伍、选穴要诀、针灸技法、医案举例等方面进行阐述,既有症状分析,又有辨证施治,既有主症如何选择主穴,又有辨证如何选择配穴,既强调腧穴配伍应用,又灵活随症加减效穴,突出了理论指导临床的实用性和临床验证理论的科学性。

　　笔者从事临床工作近四十年,略有心得,希望承载着笔者长期思索体悟的《同功穴配伍与应用》能为针灸学的进一步发展贡献微薄之力。

王富春

2024 年 3 月

目　录

总　论

各　论

总　论

一、同功穴的概念

在数十年的临床研究中,笔者发现针刺治疗某一种病症时,都有一类主治作用相同的腧穴。如主治胃脘痛的穴位有中脘、内关、足三里、胃俞、梁丘、公孙等;主治失眠的穴位有百会、四神聪、神庭、心俞、神门、三阴交等。这一类腧穴是否可以进行系统性地归纳总结,寻找选穴与配伍规律并探求机制呢?基于此,笔者提出了"同功穴"的新概念。

"同功穴"的提出基于对腧穴特异性研究的换位思考和腧穴配伍理论两个方面。

(一) 基于对腧穴特异性研究的换位思考

以往的研究大多是围绕腧穴为什么能治病、每一个腧穴可主治多少种症状、腧穴具有何相对特异性,而笔者要探讨的是同一个症有哪些穴位可以治疗,这些穴位如何优选,是否可以配伍应用?配伍的规律是什么?即由"一穴多症"到"一症多穴"的探究。

(二) 基于腧穴配伍理论

关于腧穴配伍的概念各家说法不一,其内容基本相似。王雪苔认为配穴方法是在选穴原则的基础上,根据临床治疗各种病症的需要,选择具有协同作用的两个以上的穴位配伍,组成针灸处方。石学敏认为腧穴配伍就是在选穴的基础上,将两个或两个以上主治作用类似的腧穴配伍应用,其目的在于加强腧穴之间的协同作用,相辅相成,提高疗效。杨甲三、孙国杰、邓良月等对配穴方法的认识一致,认为配穴方法是在选穴原则的基础上,根据不同病症的治疗需要,选择具有协同作用的两个以上的穴位加以配伍应用的方法。邱茂良指出腧穴配伍,亦有君臣佐使等穴的主次之异,同时还应注意选用或配合其他施治方法。王华、高希言、黄慧等也对配穴方法提出了精辟的论述。

综合以上各家观点,笔者认为腧穴配伍的概念应概括为:腧穴配伍是基于中医理论,在针灸选穴原则的指导下,结合临床和腧穴主治特性,选择两个或两个以上作用相同的腧穴进行配伍,发挥腧穴的协同增效作用,以达到特定治疗效果,提高临床疗效的方法。

由此，笔者将针对某一病症，具有相同主治作用的一类腧穴统称为"同功穴"。

二、同功穴的内涵

（一）同功穴是针对病和症，即主治相同的腧穴

"同功穴"即为"腧穴配伍"概念中的"作用相同的腧穴"，换言之，"腧穴配伍"即为根据病症，选取相应的具有相同主治作用的"同功穴"相互配伍以达到协同增效目的的一种方法。笔者查阅石学敏教授主编的《针灸学》[①]，内关、足三里、梁门、胃俞、公孙、太冲、天枢等腧穴俱可治疗胃脘痛一症，故以上穴位均为胃脘痛的"同功穴"。又如通过文献研究，总结出主治失眠的腧穴有45个，如神门、三阴交、四神聪、内关、百会、神庭、照海、心俞、太溪、印堂等，这一类腧穴俱可称为失眠的"同功穴"；主治呃逆的腧穴有膈俞、内关、期门、中脘、膻中、上脘、膈关、建里等56个，这一类腧穴即为呃逆的"同功穴"。

"同功穴"是针对疾病及症状而言的。中医内科中，既有病，亦有症，病体现于症，症凝练为病。徐大椿《医学源流论》中有"凡病之总者，谓之病，而一病必有数症……如疟病也，往来寒热、呕吐、畏风、口苦是症也，合之而成为疟"，这里所说的"症"，即为症状，只作为疾病的临床表现来解释，"病"是由一组具有临床特征的症状构成的。如感冒是以鼻塞、流涕、喷嚏、咳嗽、头痛、恶寒、发热等一系列症状组成的疾病，不仅感冒一病有其"同功穴"如风池、曲池、少商、鱼际等，感冒的每一个症状表现也都有其相应的"同功穴"，如头痛的"同功穴"头维、印堂、四神聪、风池等，咳嗽的"同功穴"列缺、曲池、肺俞、少商等。故在理解"同功穴"的概念时，切勿进入误区。

（二）不同病症间的同功穴

"同功穴"是主治作用相同的一类腧穴，但并非是两个主治作用完全相同的腧穴。每个腧穴都具有多向性，其功能主治与其所在部位、所属经脉等相关，互为"同功穴"的腧穴都是建立在针对同一病症的基础上而言的。如针灸学中有申脉穴主治头痛、眩晕、失眠、目赤痛、项强等，照海穴主治失眠、痫症、

---

① 石学敏.针灸学［M］.北京：人民卫生出版社，2011：192.

咽喉干痛、月经不调、痛经、带下等,故申脉、照海穴是失眠症的"同功穴"。

病症间的"同功穴"可能存在交叉,例如神庭、百会是头痛的"同功穴",神门、内关是心悸的"同功穴",神庭、百会、神门、内关、三阴交是失眠的"同功穴",是故一个腧穴可为多个病症的"同功穴",每个病症间"同功穴"存在重叠或交叉,这也是穴位主治作用多样的体现。

三、同功穴的外延

"同功穴"的外延主要体现在对穴性的研究。近年来,越来越重视穴性的研究,其实质是通过研究腧穴与人体之间相互影响的规律和原理以找出腧穴的固有属性。"同功穴"的提出为穴性的研究补充了新的研究思路和理论依据。

(一) 穴性

一般认为,穴性是腧穴在治疗疾病过程中所显现出来的特性。有研究认为,广义的穴性是指腧穴的近治作用、远治作用、特殊治疗作用,或某些腧穴本身所具备的特殊治疗作用。狭义的穴性是指腧穴在治疗疾病的过程中,不同的穴位在不同方法的刺激下表现出的功能特异性。也有研究认为,穴性即腧穴的特性,包括性质、功能和作用。这几种观点各有优点,但亦有不足之处。

笔者认为,穴性是指腧穴对人体某些病症具有相应治疗作用的特性和性能,主要研究的是腧穴与机体之间的相互作用和规律,以及腧穴对疾病的疗效和对机体的内在影响。穴性是腧穴所具有的能同时解释其生理与病理表现的固有属性,包括部位属性和功能属性,是诸如治疗特性等穴位相对于人体其他点位的特异性产生的基础。外界的影响可以与它相互作用,但不是它产生的缘由。

腧穴并不是孤立存在的,而是相互联系的。它们之间在治疗作用上既有共性,又有相对的特异性。而目前研究多是侧重于腧穴的特异性,对于共性的研究却相对缺乏,"同功穴"的提出来源于"相同主治功能",以"同功穴"为出发点,从共性角度观察经穴在形态结构、生物物理、病理反应、刺激效应、治疗效应等方面体现出的共同点,是腧穴研究的新方向。

（二）穴性与同功穴

从主治归纳穴性是现阶段穴性研究的趋势，且治疗特性一直是穴性研究的中心。文献中较明确的观点有两个：一是腧穴的主治就是穴性在发挥作用，二是穴性是穴位主治的实质。笔者认为，主治与穴性之间是有确切联系的，穴性为本，主治为末，功能是穴性的体现，主治是功能的作用之一，穴性决定主治，主治是其运用和发挥。

"同功穴"来源于"相同主治功能"，从"同功穴"入手研究穴性，可为穴性的研究补充新的研究思路和理论依据。例如，通过以往的研究，笔者归纳出以下腧穴的穴性：四神聪可镇静安神，明目聪耳；神道可镇静安神，通络止痛；神庭可镇静安神，清头散风；心俞可宁心安神，调理气血；神门可宁心安神，宽胸理气。整理后可见，以上穴位在穴性上有一共性，即安神。

四、同功穴与腧穴配伍

（一）腧穴配伍的效应研究

长期的临床实践证明，绝大多数情况下腧穴配伍的使用效果往往优于单穴。近年来，临床针灸研究者也针对腧穴配伍后产生的协同效应进行了深入研究。秦庆广等[1]发现针刺曲池、上巨虚、天枢及大肠俞均增加了远程结肠的运动频率和波幅，针刺曲池＋上巨虚对结肠的运动表现为协同作用。研究证明，配伍取穴对结肠运动有改善作用，且对于肠运动方面改善有所侧重，但其局限性在于没有观察病理状态下对肠运动的影响。

观察病理状态下配伍取穴的作用，对研究腧穴配伍效应有重要意义。苗晋玲等[2]证实，不同腧穴对高脂血症脂肪性肝病大鼠肝脏均有明显的保护作用，研究分为曲池组、中脘组、丰隆组、曲池＋中脘组、曲池＋丰隆组、中脘＋丰隆组、曲池＋中脘＋丰隆组，以曲池＋中脘＋丰隆3穴配伍疗效最优。王朝辉

① 秦庆广，王海萍，刘坤，等.针刺对肠运动的调节：穴位的协同与拮抗作用[J].世界中医药，2013，8（3）：262-266.

② 苗晋玲，张国鑫，张中原，等.不同腧穴组方对高脂血症大鼠肝脏形态学影响的观察[J].山西中医学院学报，2014，15（2）：24-29.

等[①]探讨不同腧穴配伍防治应激性胃溃疡的效应规律,寻求防治应激性胃溃疡的较佳腧穴配伍。从合募配穴和俞募配穴治疗胃腑病的理论依据、实验研究进行分析,结果表明,合募配穴适用于急症、热证、腑病,俞募配穴更适用于治疗慢性胃腑病症;合募配穴(足三里配中脘)防治应激性胃溃疡疗效确切。查炜等[②]观察电针足三里、大椎、命门 3 穴不同配伍对荷瘤环磷酰胺化疗小鼠抗氧化系统作用的影响,结果显示,不同配穴其作用有着明显差异,足三里配命门优于足三里配大椎,而 3 穴同用更优于其他配伍。

多个腧穴配伍,会产生协同、抑制或拮抗效应[③-④]。配伍后产生协同作用是治疗疾病的目的,而选取具有相同主治作用的腧穴是腧穴配伍发挥协同效应的关键。针对不同配伍腧穴间的协同效应机制深入研究[⑤],可为配伍选穴提供科学依据。如用霍乱毒素亚单位 B 结合荧光素 488 和 594 双标记示踪技术揭示京骨穴和大钟穴在大鼠神经系统中的特异性联系[⑥],发现与原穴京骨和络穴大钟相关的感觉神经元可能在 L_3~L_6 的 4 个节段的脊神经节内与支配膀胱的感觉神经元相互重叠或者汇聚。此研究从神经解剖学角度研究京骨和大钟原络配穴,两穴相关的神经元在脊髓节段和区域分布上所表现出的相似性和特异性是起到协同增效作用的机制。

(二) 腧穴配伍与配穴

关于腧穴配伍与配穴的概念,笔者查阅了古今大量文献及中医教材,认为二者有混淆之嫌。例如有学者[⑦]认为"腧穴配伍法包括主辅配伍、特效腧穴配

① 王朝辉,张娇娇,王富春.不同腧穴配伍防治应激性胃溃疡的效应规律[J].中国针灸,2014,34(2):149-151.

② 查炜,尚明华,孙亦农.不同配穴针灸对荷瘤 CTX 化疗小鼠抗氧化系统的影响[J].南京中医药大学学报(自然科学版),2001,17(5):312-314.

③ 钟峰,曾芳,郑晖,等.腧穴配伍拮抗作用的研究现状[J].中国针灸,2011,31(12):1093-1096.

④ 李学惠."内关""神门""心俞"间协同作用与拮抗作用实验研究[J].中国针灸,2002,22(12):819-821.

⑤ 赖新生,苏沛珠,黄泳,等.针刺外关穴与外关配伍非穴的 fMRI 脑功能成像比较[J].天津中医药,2009,26(2):113-115.

⑥ 周艳丽,高希言,王培育,等.针刺不同腧穴对失眠大鼠下丘脑 γ-氨基丁酸和 γ-氨基丁酸 A 受体的影响[J].针刺研究,2012,37(4):302-307.

⑦ 李忠仁.腧穴配伍研究概况[J].中国针灸,2010,30(5):437-440.

伍、按部配伍等",然也有学者 ① 有 "传统腧穴配伍理论如原络配穴、前后配穴、上下配穴等" 的观点,虽都是描述腧穴配伍方法,但时而 "配伍" 时而 "配穴",二词使用有所混淆。另外,在《针灸学》等针灸教材中明确记载 ② "穴位配伍的方法归纳为两类,即按经脉配穴、按部位配穴",而在治疗各论的处方中俱出现 "主穴" 与 "配穴",前后两个 "配穴" 意义不同,却同名使用,实不合理。综合分析,不难发现 "腧穴配伍" 与 "配穴" 术语无规范统一的概念描述,且混淆使用。

1. 腧穴配伍　腧穴配伍来源于中药配伍理论。中药配伍,是指两味或两味以上的中药配合使用 ③。《神农本草经》中,"有单行者,有相须者,有相使者,有相畏者,有相恶者,有相反者,有相杀者,凡此七情,合和时视之"。指出除单行是单用一味药治病外,相须、相使、相畏、相恶、相反和相杀都属药物配伍应用的范畴。广义的配伍也包括方剂配伍 ④,即《素问》中:"主病之为君,佐君之为臣,应臣之为使";"君一臣二,制之小也;君一臣三佐五,制之中也;君一臣三佐九,制之大也"。一个或多个中药有规律地组合就是一个方剂。

关于腧穴配伍的概念,笔者前已述及,从腧穴配伍与中药配伍的概念中不难发现,二者内涵有所差异:相同之处在于都是通过正确适宜的配伍来提高临床疗效,并非是两种或两种以上的腧穴或中药随便拼凑使用,是有理论根据,经过实践考验的;不同之处在于相互配伍的腧穴需要针对某一病症具有相同的主治功能,方能称为 "腧穴配伍",而相互配伍的中药不拘于此点,相须、相使、相畏、相杀、相恶和相反都属中药配伍应用的范畴。现今许多学者在理解腧穴配伍时,错误地认为相互配伍的腧穴应该具有不同的主治功能,这样才能够达到增效、广效的作用,实际上是将腧穴配伍与中药配伍混淆了。

2. 配穴　配穴是相对主穴而言,针对辨证或兼症选取的,主穴与配穴是处方的基本要素,共同构成针灸处方,故欲掌握配穴的概念,必先对主穴及处方有整体的把握与了解。针灸处方是在辨证论治的基础上,集理、法、方、穴、术于一体的主穴与配穴的组合,针灸处方同中药方剂一样,注重主穴、配穴的

①　王今觉. 从文献谈 "君臣佐使" 概念与应用原则 [J]. 中国中医基础医学杂志,2004,10(5):63-65.

②　梁繁荣. 针灸学 [M]. 上海:上海科学技术出版社,2006:195.

③　李忠仁. 腧穴配伍研究概况 [J]. 中国针灸,2010,30(5):437-440.

④　王今觉. 从文献谈 "君臣佐使" 概念与应用原则 [J]. 中国中医基础医学杂志,2004,10(5):63-65.

先后及主次轻重之分,主穴、配穴的确定是影响临床疗效的关键因素,犹如对症下药,药不对症无以起疴,穴不对病无以疗疾,徒增痛楚。

主穴,顾名思义,是针灸处方中的主要穴位,也是针对疾病主症而选取的一组腧穴。主症即为疾病的主要症状与体征,主症可以是一个单独的症状,如便血、脱肛、咳嗽等,也可能是两三个相关症状共同组成的,如心下痞、呕吐。临床上,一旦明确了主症,便抓住主症确立主要治疗原则和治疗方法。根据主症选主穴,使治疗有的放矢,目标更为明确,也是临床思维中较为普遍的方法。例如治疗腰痛时,根据腰部疼痛这一主症,选取阿是穴、大肠俞、委中穴,共奏通经止痛之效。

配穴,是相对主穴而言,针对辨证或兼症选取的。"方从法出,法随证立",证候是病症发展到一定阶段所有症状的总称,是辨证论治的基础,也是对引起主症的病因病机的客观体现;兼症,是主症发展和变化过程中出现的继发症状,或同时出现的相关症状。在制定针灸处方过程中,应辨清错综复杂的临证表现以确定主穴、配穴,使主次分明,条理清楚,标本兼治,顾全整体。

如程莘农治疗胃虚受寒型胃脘痛[⑤],以背俞及任脉经穴脾俞、中脘、气海为主穴,按证取内关、足三里、三阴交、公孙为配穴。又如吴焕淦[⑥]在治疗慢性前列腺炎时,以中极、膀胱俞、三阴交、阴陵泉、太冲为主穴,脾虚湿困、脏腑气化不利者加中极、足三里、支沟、曲泉等,肝胆湿热、下注膀胱者可加曲池、丰隆、中渚等。

3. 配伍与配穴关系　配伍理论可以体现于配穴之中,配穴可以是单穴,但大多是由两个或两个以上腧穴配伍组成的,即配穴可以体现配伍理论,配伍理论也可指导配穴。配穴所要达到的辅助作用,是通过腧穴或腧穴配伍方式的选择来实现的。

以邱茂良治疗郁病为例[⑦],主穴根据主症取百会、印堂穴,配穴根据兼症选取,肝气郁结型配太冲、合谷穴;肝郁化火型配后溪、申脉穴;心胆失调型配内关、阳陵泉穴……分析可知,治疗郁病的处方由主穴与配穴组成,主穴为百会

⑤　杨金生,程凯,王莹莹.程莘农针灸辨治痛症临床要点总结[J].北京中医药,2012,31(4):271-274.

⑥　吴焕淦,方剑乔,江庆淇.针灸治疗疑难病症的现代研究[M].上海:上海科学技术出版社,2002.

⑦　吴中朝,何崇.邱茂良教授消化道疾病针灸"三宜"治略[J].中国针灸,2012,32(4):377-381.

与印堂的局部配伍,共奏疏肝通络之功,肝气郁结之证型,配穴选取四关穴,即合谷与太冲的远端配伍,两穴相配,一阳一阴,一腑一脏,一上一下,起到疏肝解郁、安神定志、调和气血的作用;肝郁化火证型,配穴为后溪、申脉,二穴局部配伍,可增强清热醒神之功;心胆失调证型,配穴为内关、阳陵泉的合络配穴,共奏调理心胆之效。

腧穴配伍与配穴的关系同样体现于处方的确定中,《针灸大成》中有"先审病者是何病? 属何经? 用何穴? 审于我意",《百症赋》中也提出"先究其病源,后攻其穴道",颇富深意地道出了处方确定之顺序及提高临床疗效的关键。一是审病辨证确定病机、主症、证型,二是进一步根据主症、辨证来选取相应腧穴配伍,换言之,是依主穴与配穴所能起到的治疗作用来配伍以达到协同增效之目的。

赵京生《针灸关键概念术语考论》[①]中说:"概念术语作为学科理论体系的基本构成单元,其研究乃是学科基础性工作中的基础,本应先行……然而,这方面的工作长期被忽视,系统研究基本是空白。概念术语的内涵模糊,界限欠明,规范缺乏,对其理论内容的认识就缺失前提。"指出概念术语的模糊混淆及中医工作者对这一现象的长期忽视。笔者认为,腧穴配伍与配穴概念的澄清及关系的梳理,将为正本清源、还中医本来面目、恢复准确的中医概念作出贡献。

五、同功穴配伍方法

选穴是影响腧穴配伍的关键因素,明确穴性、掌握选穴配伍方法,选取相同或相近主治功效的"同功穴"是提高配伍协同增效的关键。

(一) 明确穴性是腧穴配伍的基本要素

穴性是腧穴性质的简称,是指腧穴因其所在部位、经脉属性不同而显现的穴位之间的差异性以及反映在治疗作用方面的特异性。从所属经脉来讲,如内庭、足三里归属于胃经,均可治疗脾胃疾病,是其普遍性的体现,然内庭、足三里同属于五输穴,内庭为荥穴,偏于清泻胃热,足三里为合穴,偏于治疗胃脘疾病。《难经》中提出"井主心下满,荥主身热,俞主体重节痛,经主喘咳寒热,

① 赵京生.针灸关键概念术语考论[M].北京:人民卫生出版社,2012.

合主逆气而泄",这便是腧穴自身特异性的表现。从所在部位来讲,中脘、建里都属于上腹部,均可治疗胃脘部疾病,是其普遍性的体现。然中脘属募穴,偏于健脾和胃,建里属任脉,偏于消食导滞,二者主治的不同,又突显其自身特异性。

与穴性相关的内容最早出现在《内经》中,从"热俞、水俞、寒热俞"等概念可以看出《内经》中已经对腧穴的穴性进行了简单的分类,治疗热病可以用热俞穴,治疗水病可以用水俞穴,当时已认识到一些腧穴的特性是与特定性质的疾病相关联的,这是从病因病机方面论穴性。"原穴""背俞穴"是从脏腑学方面论述穴性。五脏俞、六腑俞以及络穴是从经络学方面论述穴性[①]。诸如此类,其共性在于都是用腧穴特性为一群腧穴分类。

在对穴性研究方法的选择上,多数学者都不约而同地提到按研究药性的方法研究穴性,并按描述药性的方法描述穴性。如在《穴性赋》[②]中,从气、血、虚、实、寒、热、风、湿八个方面来概括腧穴的穴性,即"经穴性质,气分为先……穴有血门,亦当牢记……虚者补之,穴要审真……实则泻之,症要辨清……寒则温之,须了于心……热则清之,阴阳有别……原夫百病,首中于风……大凡湿症,艾灸最良"。虽然腧穴与中药都是在中医基础理论指导下辨证运用的治疗手段,作用原理都是平衡人身的阴阳,但实质上二者有诸多不同。腧穴通过一定的施术可以直接调整气血阴阳,发挥治疗和保健作用,腧穴对疾病的治疗在一定范围内呈现出随病理状况而改变的特点,"双向作用"就是明显的例子。中药则不然,中药有四气五味、升降浮沉、归经、有毒无毒之分,这是中药具有的一些特性的表现,因此,中药治病是以药物的特性纠正疾病的阴阳偏盛,因而不具有单一穴位广泛适用性。若用穴性与药性一样的观点来描述穴性则不可避免地会出现以偏概全的缺陷。

因此,在临证选穴及配伍时,充分熟识腧穴的普遍性、特异性,将有助于提高临床选穴配伍的疗效。

(二) 按部选穴和循经取穴是腧穴配伍的基本方式

1. 按部选穴　按部选穴,分为近部选穴和远部选穴。

(1)近部选穴:近部选穴就是在病变局部或邻近的范围内选取相关穴位的

---

①　陈峰. 试论《内经》对穴性的认识[J]. 浙江中医杂志,2003,38(8): 323-325.

②　曾昭旺,郑望. 针灸疗法歌诀[M]. 哈尔滨:黑龙江科学技术出版社,1990: 82.

方法,在受病的脏腑、五官、肢体部位选取腧穴,旨在就近调整受病部位的气血阴阳,是"腧穴所在,主治所及"的具体体现。针灸治疗具有明确的针对性,从《灵枢·经筋》"足太阳之筋,起于足小指上……其病小指支跟踵痛,腘挛,脊反折……治在燔针劫刺,以知为数,以痛为腧",到《百症赋》治疗偏头痛取悬颅、颔厌,耳聋取听会、翳风,口㖞取颊车、地仓,均体现出以痛为腧,针对病变部位的选穴原则。《素问·调经论》中"病在筋,调之筋;病在骨,调之骨"的论述,也体现了近部选穴的原则。当病变局部出现痛点、压痛点时,在局部选阿是穴也是临床上常用的近部选穴方法。

(2)远部选穴:远部选穴就是在病变部位所属和相关的经络上,距病位较远的部位选取穴位的方法,是"经络所过,主治所及"治疗规律的体现。如胃痛选足阳明胃经的足三里,上牙痛选足阳明胃经的内庭,下牙痛选手阳明大肠经的合谷穴等。远部选穴是经络辨证在处方中运用的重要表现形式之一,临床应用十分广泛。在临床上,尤其是运用四肢肘膝关节以下的穴位治疗头目、五官、躯干、脏腑病症最为常用,《四总穴歌》之"肚腹三里留,腰背委中求,头项寻列缺,面口合谷收"是经典的远部选穴方法。《灵枢·终始》之"病在上者下取之,病在下者高取之,病在头者取之足,病在腰者取之腘"的论述正体现了远部选穴的原则。临床上常将近部与远部选穴配合应用,如面瘫,局部选颊车、地仓、颧髎,近部选翳风、风池,远部选合谷等。

2. 循经取穴　循经取穴是指根据经脉循行所过部位的病变、经脉所属脏腑的病变选择相应经脉上的腧穴进行治疗的方法,是"经脉所过,主治所及"的具体体现。《内经》中记载400余首针灸处方,其中运用循经取穴的处方多达356首,占处方总数的86.4%。从《灵枢·终始》中记载的"从腰以上者,手太阴阳明皆主之;从腰以下者,足太阴阳明皆主之",到《标幽赋》中记载的"心胀咽痛,针太冲而必除;脾冷胃疼,泻公孙而立愈",再到《四总穴歌》,无不贯穿古人"循经取穴"的治疗原则。其中《针灸大成》尤其重视循经取穴,在辨证施治和补泻手法的选择方面都强调以经络理论为指导,重视循经治疗;该书提出"宁失其穴,勿失其经"的学术观点,并一再强调"求穴在乎按经""变证虽多,但依经用法,件件皆除也"。现代众多文献中,临床研究和动物实验的结果也证实了循经取穴在针灸临床上具有优越性。

从古至今,按部选穴和循经选穴是选穴配伍的基本方式,一直指导着针灸临床的取穴组方。

（三）辨证选穴和对症选穴是选穴配伍的基本要求

1. **辨证选穴**   辨证选穴,是指根据疾病的证候特点,分析病因病机而辨证选取腧穴的方法。这一取穴原则是根据中医辨证论治理论和腧穴主治功能而提出的。《针灸大成》曰:"能识本经之病,又要认交经正经之理,则针之功必速矣。"临床上有许多病症,如发热、失眠、多梦、自汗、盗汗、虚脱、昏迷等疾病均无明显局限的病变部位,而呈现全身症状,不适合用按部和循经选穴方法,此时就应根据病症的性质,进行辨证分析,将其归属于某一脏腑和经脉,再选取适当的腧穴进行治疗。如因心肾不交导致的失眠,辨证归心、肾两经,故取心经神门、肾经太溪等腧穴。

2. **对症选穴**   对症选穴是根据疾病的特殊或主要症状而选取腧穴的方法,在临床上往往有特殊疗效。如崩漏选隐白、腰痛选后溪、脱肛选百会、便秘选支沟、哮喘选定喘等。从《灵枢·邪气脏腑病形》中记载的"小肠病者,小腹痛,腰脊控睾而痛……取之巨虚下廉",到《针灸甲乙经》"目痛口僻,泪出,目不明,四白主之",再到《备急千金要方》"解溪,阳跷主癫疾",均体现对症选穴这一原则。

由此可见,辨证选穴和对症选穴是选穴配伍的基本要求,始终贯穿于针灸临床实践,是中医整体观念、辨证论治原则在针灸配伍中的具体运用。

六、同功穴与针灸处方

针灸处方是现代针灸治疗过程中用于指导临床的治疗方案体系,腧穴配伍是针灸处方的重要组成部分,是组成针灸组穴的基本单位,同功穴是针对同一病症而言组成腧穴配伍的基本单位,三者之间概念的范围以及具体含义既存在着差异,又互相关联,其效应特点也紧密联系在一起。

（一）针灸处方的组成要素

一般认为针灸处方有四个方面的要素,包括针灸组穴、针灸方法、施术手法以及针灸时机。其中针灸组穴是针灸处方的腧穴部分,由单穴或者多个腧穴配伍组合而成,对针灸处方起着决定性的作用,其他是针灸操作的部分,根据疾病的性质选择具体的针灸方法、针灸手法以及施治的时间。

1. **针灸组穴**   针灸组穴可以是单穴,例如一些急性病症,急性腰扭伤选水沟、昏迷选涌泉或十宣等，或者一些症状比较单一的疾病，如胃痛取中脘、牙痛取合谷等，但更多的是以腧穴配伍的形式出现的，即两个或两个以上的腧穴。其中又分为主穴、配穴和加减穴。详见下文"（二）针灸处方思路"。

2. 针灸方法　针灸治疗方法种类繁多，主要包括针法、灸法、腧穴特种疗法（如电针、穴位贴敷、激光针、微波针等），临床可根据不同病症选取适宜的治疗方法。除此之外，还可以利用拔罐、刮痧、电针、穴位注射（水针）、穴位磁疗、穴位敷贴等等不同的物理及化学刺激方式，根据病性在腧穴上进行相应的操作，以发挥针灸组穴的治疗作用。

3. 施术手法　施术手法主要指各种针灸方法的操作方法，其中主要的是补泻方法，包括补法、泻法或平补平泻，应根据疾病的病性，即阴阳、寒热、表里、虚实等，以及所要达到的治疗目的进行，如寒证则多深刺、用补法，热证则多浅刺、用泻法，等等。相同的穴位采用不同的操作手法可起到不同的治疗效果，如合谷与复溜可因补泻手法的不同对汗液排泄起到相反的调节作用等。从某种角度来讲，施术手法决定着腧穴作用的方向，同一腧穴可以具有双向调节作用，如天枢既可以止泻又可以通便，最终发挥怎样的作用，就取决于针刺时所采用的补泻手法。

4. 针灸时机　针灸时机，又称针刺治疗的时效性。既包括每次针灸治疗的时间、每两次治疗的间隔、每个疗程的时间、每两个疗程的间隔等，也包括按照经气在经脉中循行的盛衰以及疾病发病的时间等，选用子午流注针法等与时间相关的针法进行治疗。此部分内容关系到针灸疗法的刺激量，不可忽视。

每次针灸治疗时间一般为 15~20 分钟。根据病情的不同，每次针灸治疗的时间也有所区别。例如急性疼痛性疾病，在疼痛发作时，可以适当延长治疗的时间：如三叉神经痛，可以每次在疼痛发作时留针 1 小时以上；对于顽固性头痛，可以采用埋针"静以久留"的方式，在腧穴上埋针，持续 3~5 天；对于小儿不能很好配合针灸治疗的，可以采用快速进针，得气后快速出针的治疗方式。

两次治疗的间隔时间也随疾病不同而有所不同。一般情况下是每日针刺治疗 1 次，但有些持续疼痛类的疾病，如三叉神经痛，可在疼痛发作时进行针刺，一日可针刺数次。

每个疗程的时间一般为每日 1 次，7~10 次为一疗程，一些特殊病症的疗程会有所不同。如急性腰扭伤，只需要治疗 1 次即可获愈；而有些慢性疾病则需要持续治疗,如中风后遗症,往往需要 30 天 1 个疗程。

针刺治疗的时机也包括在疾病的不同时段进行治疗。例如治疗痛经或月经不调,一般在月经来潮前 3~5 天开始治疗,直至月经周期结束;而穴位敷贴治疗哮喘,一般选在每年的三伏天进行治疗;等等。

(二) 针灸处方思路

针灸的临床应用与中医各科一样,都是在中医整体观和辨证论治理论的指导下来诊治疾病的,但是针灸的临床应用又具有自身的特点,这就决定了针灸处方与中药处方的思路存在一定差异。中药处方往往从证候角度出发,针对证候确定主方,"以证立方,随症加减";而针灸的临床选穴配伍更强调对症与辨证相结合的思维,有着明显的"对症"治疗特色,往往根据主症与兼症的特点,再结合证候的特点选穴配伍,"对症取穴,辨证施术"。

1. 主症选主穴　主症选主穴,即是抓住疾病的主要症状和体征,针对性选取治疗这类主症的腧穴作为针灸处方中的主穴。抓主症的根本目的,就是围绕主症进行辨病辨证,识别病症本质,进行针对性治疗,以求提高临床疗效。主穴是指针灸处方中起主要治疗作用的腧穴,与配穴共同构成针灸处方,主穴对于治疗疾病具有较强的靶向性,因此医者必须熟练掌握腧穴主治范围,以求迅速明确治疗主症的腧穴。

古代医家就已有抓主症选主穴的意识,如《针灸资生经》:"凡有喘与哮者,为按肺俞,无不酸疼,皆为谬刺肺俞,令灸而愈。"《针灸大成》:"大便泄泻不止,中脘、天枢、中极。"现代针灸临床中特别注重针对主症的治疗,如失眠患者往往以夜间入睡困难、睡时易醒或早醒、醒后难以入睡为主症,一般选取百会、四神聪、神门、照海、申脉、安眠为主穴以安神定志[1];又如胃痛选公孙、内关、中脘、足三里为主穴以和胃止痛[2]。此外,在现代针灸学教材中,对各病症的主穴也都有明确的界定,如石学敏《针灸学》[3]中治疗腰痛主穴选取阿是穴、大肠俞、委中,治疗便秘主穴选取大肠俞、天枢、归来、支沟、上巨虚等。

2. 辨证选配穴　辨证选配穴,即在确定了主症之后,结合疾病的次要症

① 孔红兵,燕炼钢,汪瑛,等.针灸治疗失眠症 52 例临床观察[J].中医药临床杂志,2011,23(12):1040-1041.

② 李志方.温针灸治疗脾胃虚寒型胃痛的临床效果[J].临床合理用药杂志,2017,10(20):105-106.

③ 石学敏.针灸学[M].北京:中国中医药出版社,2002.

状即兼症,分析疾病的证型,再根据证候类型及特点确定配穴,配穴用以增强主穴的治疗作用,或协助主穴治疗伴发症状。

辨证论治是中医基础理论的主要特色之一,是中医治疗疾病的灵魂,针灸选穴同样要遵循辨证的原则,其中尤以经络、脏腑辨证应用最广。运用经络、脏腑辨证,对病情进行具体分析,确定病变属于何经、何脏腑,同时辨别疾病寒、热、虚、实的性质,从而作出临床诊断,并明确治疗方法,然后根据治法,结合腧穴的主治作用,进行临床取穴配穴,再结合针灸的性能确定宜针宜灸、当补当泻的针灸处方。经络辨证是针灸治疗疾病的颇具特色的辨证方法,尤其对头面、肢节、皮外科病等病位较明显、局限的疾患最为适宜。如头痛一症,阳明头痛位于前额部,取局部穴印堂配阳明经穴合谷;厥阴头痛位于头顶,取局部穴百会配厥阴经穴太冲;太阳头痛位于头项部,取局部穴风池配太阳经穴后溪等。脏腑辨证主要适合于以全身症状为主要表现的脏腑病和一些无明显局限病变部位的疑难病,在确定脏腑病位基础上辨别证候是关键,如胃脘痛,其病位在胃,主穴选取中脘、足三里,肝气犯胃者加太冲,饮食伤胃者加梁门,脾胃气虚者加气海等。此外,还需利用八纲辨证对疾病的阴阳、表里、寒热、虚实等疾病性质进行分析研究,综合判断,才能进一步确立合理的针刺手法等。

现代临床各医家非常重视辨证取配穴,张天仁等[①]观察针刺治疗咳嗽性哮喘疗效,治疗组 60 例行针刺治疗,主穴选足三里、大椎、肺俞和脾俞,辨证选配穴,肺脾气虚加中脘、太渊;痰热壅肺,风哮、痰哮、瘀哮加鱼际、尺泽;脾肾阳虚加肾俞、太溪。王永翠[②]观察针刺治疗胃痛急症临床疗效,主穴选取梁丘、足三里、中脘,配穴:受寒饮冷加灸神阙,肝郁气滞加期门、太冲,脾胃虚寒加脾俞、胃俞、章门,胃阴不足加三阴交等。在现代针灸学相关教材中,辨证选穴极为普遍,如杜元灏《针灸治疗学》[③]中呕吐一病,处方主穴:中脘、胃俞、内关、足三里,外邪犯胃加外关、公孙,饮食停滞加梁门、天枢,肝气犯胃加太冲、期门,痰饮内停加丰隆、阴陵泉,脾胃虚寒加脾俞、神阙,胃阴不足加关元、三阴交。

3. 随症加减穴　随症加减穴,就是随着疾病的进一步发展或向愈,其症状会有所增加或减少,因此治疗时应根据实际情况灵活加减穴位,一方面配合

①　张天仁,陈以国.针刺治疗咳嗽性哮喘随机平行对照研究[J].实用中医内科杂志,2015,29(5):154-156.

②　王永翠.针刺治疗胃痛急症 30 例临床观察[J].中西医结合心血管病电子杂志,2014,2(7):45.

③　杜元灏.针灸治疗学[M].北京:人民卫生出版社,2012:144.

主穴、配穴巩固治疗,并对症候群进行整体的调理,另一方面,还可以对兼症进行针对性治疗。

在疾病的整个进程中,其症状和体征并非一成不变,而是随着病情的演变,其症状和体征也会有所变化,因此在治疗过程中所选取的穴位也要根据症状和体征的变化进行相应的调整。如《针灸大成》云:"腹内疼痛,内关、三里、中脘……如不愈,复刺后穴,关元、水分、天枢。"《素问·刺腰痛》的最后部分,详细记述了腰痛具有不同兼症时的配穴方案:"腰痛上寒,不可顾,刺足阳明;上热,刺足太阴;中热而喘,刺足少阴。大便难,刺足少阴。少腹满,刺足厥阴。"现代针灸临床中,疾病在不同时期的伴随症状及体征不同,选取穴位就不相同,如肥胖症患者,伴有月经不调可加三阴交、中极、子宫、次髎,伴有失眠可加安眠、百会、心俞、神门、三阴交等,伴有便秘可加大横、腹结、支沟等;又如气虚便秘的患者以排便困难为主症,兼见面色淡白,因临厕经常努挣而伴有心悸,针刺选穴一般主穴多取天枢、大肠俞、上巨虚、支沟以通腑助便,配穴取脾俞、气海健运脾气,再加内关以调整心悸一症,而当心悸症状随治疗逐渐减轻直至消失时,可不再加用内关。

4. 善用效验穴　善用效验穴,是指在临证选穴时,针对某些特定病症,选取具有特殊治疗作用的腧穴,即效验穴。效验穴既可以作为主穴应用,也可以作为配穴应用,它贯穿于整个选穴方案之中,能够进一步提高临床疗效。

效验穴最早雏形应源于明代李梴《医学入门》中"治病要穴"一词,该书中针灸篇总结治病要穴一节,分部列举出临床对症经验要穴,各穴后均标注功能主治,对应疾病证候多与现在"经验效穴"相同[1]。效验穴一般涵盖三方面内容:

(1)特定穴:特定穴是指十四经中具有特定名称、特殊作用的腧穴,其不仅在数量上约占总穴数的57.3%[2],在针灸临床应用上也占有重要地位。特定穴在临床主治方面具有相对特异性。

(2)古代医家根据临床经验总结并被沿用至今的效验穴,如《拦江赋》中无汗症选合谷、复溜,《随身备急方》记载艾灸至阴穴矫正胎位不正等。很多效验穴都与古代流传至今的针灸歌赋相关,如《百症赋》《肘后歌》等都明确列出疾病和对应的效验穴。

---

① 张田宁,周美启."经验效穴"探析[J].中国针灸,2013,33(1):70-71.

② 冯起国,裴景春,任路.《针灸逢源》处方配穴规律探讨[J].辽宁中医杂志,1999,26(2):79.

(3) 近现代医家根据临床经验总结并被广泛应用的效验穴,一方面是原有腧穴于近现代发现可用于治疗某些病症,如条口穴治疗肩周炎效果显著;另一方面是在近现代发现的并重新命名的具有特殊治疗作用的腧穴,如阑尾穴治疗阑尾炎、定喘穴治疗咳痰喘嗽等。

这些效验穴从临床经验得来,又被广泛应用于临床,并逐渐成为临床选穴的重要依据。

(三) 腧穴配伍与针灸处方的关系

1. 腧穴配伍是针灸处方的基本要素　腧穴配伍与针灸处方中的穴位组成关系密切,是构成针灸处方的基本要素,有时腧穴配伍就仅仅表现为穴位,这一现象在古代文献中尤为明显,是古人取穴精练的特点的表现,这也是造成今人混淆腧穴配伍与针灸处方的原因所在。在内容上,两者都是以腧穴为基本单元构成的,但是腧穴配伍的组成结构较为单一,而针灸处方中的穴位组成所包含的内容更加丰富,临床治病应以"根据主症取主穴,根据辨证、兼症取配穴"的原则选取相应腧穴。临证配穴一定要避免医者从简的思想。单纯的腧穴配伍多为针对某一病症的穴位选取,而针灸处方中穴位的选取不仅包括针对某一病症的配伍,还应该包括针对整个疾病病因和兼症的辨证选穴。相对于腧穴配伍而言,针灸处方的内容更加广泛和复杂,腧穴配伍应从处方整体出发。

2. 针灸处方是腧穴配伍的具体应用　腧穴配伍在临床的应用必须依赖针灸处方的其他要素,没有治疗方法,腧穴配伍无法达到其治疗疾病的目的,即针灸处方是腧穴配伍的具体应用方案。例如补合谷、泻三阴交可活血祛瘀通经,泻合谷、补三阴交可调气养血固经,说明了处方中治疗方法的重要性。腧穴配伍只有存在于完整的针灸处方中才能具体地应用到临床。

腧穴配伍与针灸处方概念不同,内涵不同,二者关系紧密:腧穴配伍是针灸处方的基本要素,针灸处方是腧穴配伍的具体应用。明确腧穴配伍和针灸处方的概念、内涵及关系有利于规范针灸治疗方案和推进针灸标准化进程,使中医针灸得到更好的传承与发扬,对针灸学的发展具有深远意义。

(四) 同功穴与针灸处方、腧穴配伍的关系

基于以上对针灸处方、腧穴配伍以及"同功穴"的概念的分析,笔者认为"同功穴"是腧穴配伍的基础,腧穴配伍是处方的基础,针灸处方是由根据主症

选取的主穴、根据辨证选取的配穴、根据兼症选取的加减穴以及根据病性选取的治法组成的,主穴、配穴、加减穴可由腧穴配伍组成,而腧穴配伍则是由"同功穴"组成,"同功穴"、腧穴配伍与针灸处方的关系如图1所示。

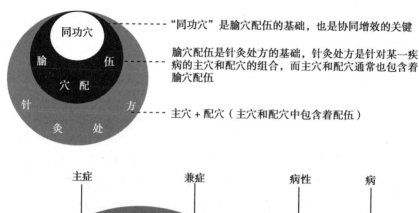

"同功穴"是腧穴配伍的基础,也是协同增效的关键

腧穴配伍是针灸处方的基础,针灸处方是针对某一疾病的主穴和配穴的组合,而主穴和配穴通常也包含着腧穴配伍

主穴 + 配穴（主穴和配穴中包含着配伍）

图1　同功穴、腧穴配伍与针灸处方的关系

七、同功穴研究展望

（一）从文献角度出发,建立同功穴选穴与配伍规律谱

《席弘赋》云"凡欲行针须审穴",故欲要配伍恰当,保证临证组方得心应手、疗效确定,必先熟悉了解腧穴的功能主治。现代临床文献及针灸教材中对于腧穴的主治病症的记载有越来越多的趋势,且看不出明显的规律性,给临床应用带来一定的困难。在文献中所记载的腧穴主治范围越大,人们对治疗病症的取穴规律越难把握。如《经络腧穴学》中神门"主治失眠、健忘、呆痴、癫狂病、心痛、心烦、惊悸",三阴交"主治月经不调、崩漏、带下、阴挺、经闭、难产、

产后血晕、恶露不尽、不孕、遗精、阳痿、阴茎痛、疝气、小便不利、遗尿、水肿、肠鸣腹胀、泄泻、便秘、失眠、眩晕、下肢痿痹、脚气"。

而笔者转换思路，从"腧穴的共性"角度分析，进一步深入挖掘古代与现代文献，梳理并归纳内、外、妇、儿、五官等科众多病症的"同功穴"及其分布规律、主治特点，筛选出治疗某一病症的最佳"同功穴"配伍方案，寻找"同功穴"的配伍规律，并基于数据挖掘技术平台，建立"同功穴"选穴规律谱与配伍规律谱，分别根据使用频次筛选出一级、二级、三级规律谱。其中一级规律谱，"同功穴"选穴及配伍的使用频次很高，二级使用频次相对较高，三级使用频次较低。"同功穴"选穴规律谱与配伍规律谱可执简驭繁地指导临床取穴，使对症治疗有的放矢，靶向性更强，有助于提高针灸临床疗效。

(二) 从临床角度出发，明确同功穴的效应

针灸处方是在中医理论，尤其是经络腧穴理论的指导下，依据选穴原则和配穴方法，选取腧穴并进行配伍，确立刺灸法而形成的治疗方案。其中选穴原则即为针对某种病症"同功穴"的选择原则，所以"同功穴"的选择直接影响着临证处方，对临床疗效起着至关重要的作用。临床上如合理使用"同功穴"配伍，则可提高临床疗效，起到协同增效、事半功倍的效果。鉴于此，笔者认为，应在建立"同功穴"选穴与配伍规律谱的基础上，结合针灸学科自身特点，深入开展"同功穴"配伍的临床研究，明确"同功穴"配伍、非"同功穴"配伍以及单穴之间的效应差异，为腧穴配伍理论提供依据。

(三) 从现代研究出发，探讨同功穴及其配伍的效应机制

1. **关于同功穴共性的研究**　每个腧穴由于其所处的位置、经脉及归属的脏腑不同而具有不同的性质，即腧穴在形态结构、物理反应、刺激效应等多方面都与其他腧穴或非腧穴存在着"特异性"，这一方面成为近几十年来广大医务工作者研究的热点，即只研究某一腧穴为什么能治疗某种病，而忽视了某一病症为什么有许多腧穴可以治疗的共性问题。笔者认为只有更加充分地认识与研究腧穴的共性，并在共性中寻找其特异性，才能更好地发挥腧穴配伍的协同效应，达到增强临床疗效的目的，"同功穴"的提出便是基于此目的。

穴位的效应在人体内具有多靶点、多层次的作用特点，分析评价"同功穴"的效应规律及其机制，尚需利用现代科学技术中有效的研究方法和技术手段加以证明。所以笔者要以现代先进技术为平台，借助分子生物学、生物化

学、基因学等技术手段,深入挖掘"同功穴"间共性的内在因素。例如笔者曾经利用神经示踪技术观察到委中穴与环跳穴的相关神经元在脊神经节中的分布有所重叠,在细胞水平揭示了两穴间的共性因素。值得注意的是,委中穴与环跳穴是由同一神经节段所支配的,在神经系统中有一定联系,而治疗胃脘痛的"同功穴"如中脘、内关、足三里穴,它们之间的神经联系相对较少,很难以神经学说对其进行阐述。笔者今后的研究也将以它们如何发挥共性效应为切入点进行深入探讨,相信这项研究将为腧穴的探讨提供定量客观的资料,也从中医整体观念入手,为进一步探索生命科学开辟新的思路。

2. 关于同功穴配伍效应与机制的研究 现今腧穴的效应和特异性研究方面相对比较成熟,但在腧穴配伍研究机制方面还相对欠缺。"同功穴"的提出为腧穴配伍研究提供了新的思路与方法,因此,笔者将以现代先进技术为平台,加大对"同功穴"配伍效应与机制的研究力度,揭示影响"同功穴"配伍效应的各种内在因素,深入认识"同功穴"配伍对机体内部物质和信息的干预影响,从微观角度探讨"同功穴"配伍的有效性。

"同功穴"即为针对某一病症,具有相同主治作用的一类腧穴,"同功穴"是腧穴配伍的基本要素,而腧穴配伍是针灸处方的基础。现今对腧穴配伍及处方的临床与实验研究较为成熟,但是多侧重于穴位的"特异性"及单个穴位的主治功能方面的研究,很少以穴位的共性为侧重点对配伍与处方进行整体系统地研究。"同功穴"的提出为"一穴多症"到"一症多穴"提供新的思路,也为腧穴配伍研究提供了新的思路。笔者期望"同功穴"能成为研究腧穴共性的切入点,并作为研究临床对症取穴的支撑点、研究腧穴配伍的关键点,对经络学说研究和针灸学理论发展产生一定的影响。

各 论

第一章 全身症状

一、口臭

口臭是指口内呼出秽浊臭气,又名口气。本症病因有胃热上蒸、胃肠食积、痰热壅肺。胃热上蒸常表现为口臭、口渴饮冷,口唇红赤,口舌生疮,或牙龈红肿赤痛,小便短赤,大便干,舌红苔黄,脉数有力。胃肠食积常表现为口中酸臭,脘腹胀满,嗳气频作,不思饮食,大便或利或秘,矢气臭秽,舌苔厚腻,脉弦滑。痰热壅肺常表现为口气腥臭,兼胸满胀痛,咳嗽吐浊,或咳吐脓血,咽干口苦,不欲饮水,舌苔黄腻,脉象滑数。

【同功穴配伍】

1. 主症选主穴 地仓、颊车、内庭(在参考古今大量文献基础上,结合笔者个人经验确定)。

2. 辨证选配穴 ①胃热上蒸加厉兑;②胃肠食积加中脘、足三里、天枢;③痰热壅肺加曲池、合谷。

3. 随症加减穴 ①口渴加廉泉;②便秘加腹结;③腹胀加足三里、天枢。

方解释义:地仓、颊车为局部取穴,疏泄局部病邪,内庭为远部取穴,疏通腑气。厉兑配合内庭以清泻脾胃积热,中脘、足三里、天枢可消食导滞,曲池、合谷疏泄肺热。廉泉可生津止渴,腹结为局部取穴,可通腑泄热,足三里配伍天枢可调畅中焦气机。

【针灸技法】

地仓平刺 1~1.5 寸透向颊车,颊车平刺 1~1.5 寸透向地仓,得气后,均施捻转泻法,内庭直刺 0.5~0.8 寸,得气后施提插捻转泻法。

①胃热上蒸:厉兑浅刺 0.1~0.2 寸,或点刺出血;②胃肠食积:中脘、天枢直刺 1~1.5 寸,足三里直刺 1~2 寸,得气后三穴均用轻插重提泻法;③痰热壅肺:曲池直刺 1~1.5 寸,得气后用轻插重提泻法,合谷直刺 0.5~1 寸,得气后用捻转泻法。

①口渴:廉泉向舌根部斜刺 0.5~0.8 寸,用捻转补法;②便秘:腹结直刺

1~2寸,用轻插重提泻法;③腹胀:足三里、天枢操作如前法。

以上腧穴留针30分钟,日1次,一般5~10次可愈。

【医案举例】

燕某,男,58岁,2023年6月15日初诊。主诉:口臭6个月。伴便秘,小腹胀,纳食尚可,小便正常。查体:神志清楚,面色正常,舌红,苔黄,脉洪数。诊断:口臭(胃热上蒸)。治疗:先取地仓、颊车,得气后用捻转泻法,后取腹结、天枢、足三里,针用捻转泻法,继取厉兑,三棱针常规消毒后,点刺出血。针刺1次后,口臭症状缓解,但仍有便秘、腹胀,继续治疗7次后痊愈。

二、流涎

流涎是指口角自流清涎。舌为心苗,舌藏于口,唾、涎出于舌下,因此,心神的疾患亦可反映于唾涎,如心脾两亏,神不归舍的疾患,常有涎多唾漏征兆。此外,肝藏魂,主疏泄,肝郁疏泄失职,唾涎会变少。而肝虚疏泄无制又致流涎,流涎还常是一些遗传性精神病的征兆,流涎伴有弄舌者,常为大脑发育不良,智力低下的预兆。

流涎的病因有风中于络、风痰上涌、脾虚不足和脾胃热蒸。风中于络者可见口角流涎,面部麻木不仁,口眼㖞斜,眼睑闭合不全,恶风寒,迎风流泪,舌苔白,脉浮弦。风痰上涌者可见口中流涎,半身麻木不遂,口眼㖞斜,伸舌偏,言语謇涩,或见神志不清,头晕目眩,喉中痰涎壅盛,舌苔厚腻,脉弦滑。脾虚不足者可见口角流涎不知,食少纳呆,面色苍白,神怯,或腹胀满闷,或便溏,舌淡苔薄,脉弱。脾胃热蒸者可见口中流涎,舌痛或口中糜烂溃疡,口干,口苦,小便赤涩,大便秘结,心烦,食少纳呆,舌尖红赤,舌苔黄腻,脉滑数。

【同功穴配伍】

1. 主症选主穴　涌泉、廉泉、承浆、地仓。

2. 辨证选配穴　①风中于络加颊车、合谷;②风痰上涌加阴陵泉、风池;③脾虚不足加脾俞、足三里;④脾胃热蒸加内庭、厉兑。

3. 随症加减穴　①吞咽困难加金津、玉液;②齿龈肿痛加下关、颊车;③迎风流泪加睛明;④食少纳呆加中脘、足三里。

方解释义:足少阴根于涌泉,结于廉泉,可见肾中藏纳之液,通过自身的经脉,由足上行至舌根,而舌下之廉泉,又是足少阴经经气流注归结之处,肾之阴液由经脉上行,自廉泉出于舌之端。取涌泉、廉泉固摄痰液,"经脉所过,主治所及",两穴配伍玉液可治疗吞咽困难。承浆、地仓为局部取穴,疏散面部气血,止涎。颊车为局部取穴,疏散病邪,合谷祛风散邪;阴陵泉为祛痰要穴,风池祛风散寒;脾俞配足三里补益气血,濡养经筋;内庭、厉兑清泻脾胃内热。下关、颊车为局部取穴,可清热泻火。睛明为足太阳膀胱经之井穴,可将膀胱经之气转化为液态而湿润眼球。中脘为胃募、足三里为胃之合穴,合募配穴治疗六腑病,可健脾和胃。

【针灸技法】

涌泉直刺 0.5~1 寸,针刺时要防止刺伤足底动脉;廉泉向舌根斜刺 0.5~0.8 寸;承浆斜刺 0.3~0.5 寸;地仓斜刺 0.5~0.8 寸,得气后均施平补平泻。

①风中于络:颊车斜刺 0.3~0.5 寸,施平补平泻,合谷直刺 0.5~1 寸,施捻转补法;②风痰上涌:阴陵泉直刺 1~2 寸,施提插泻法,风池向鼻尖方向斜刺 0.8~1.2 寸,施捻转泻法;③脾虚不足:脾俞斜刺 0.5~0.8 寸,施捻转补法,足三里直刺 1~2 寸,施提插补法;④脾胃热蒸:内庭斜刺 0.5~0.8 寸,施捻转泻法,厉兑点刺 0.1~0.2 寸,或点刺出血。

①吞咽困难:金津、玉液点刺出血;②齿龈肿痛:下关直刺 0.5~1 寸,颊车操作同上,得气后均施泻法;③迎风流泪:睛明直刺 0.3~0.8 寸,针刺时嘱患者闭目,医者押手向外轻轻固定眼球,刺手持针,于眶缘与眼球之间进针,不施手法;④食少纳呆:中脘直刺 1~1.5 寸,足三里操作同上,均施提插补法。

以上腧穴每次留针 30 分钟,每日 1 次,一般 3~5 次可愈。

【医案举例】

李某,女,44 岁,2022 年 2 月 27 日初诊,主诉:口角流涎 2 天,伴左侧口眼㖞斜,眼睑闭合不全,抬眉不利,饮食正常。查体:神志清楚,语言清晰,舌淡,苔薄白,脉浮。诊断:流涎(风中于络)。治疗:先针涌泉、廉泉、承浆、地仓,得气后施平补平泻,继针阳白、攒竹,得气后施平补平泻,最后针颊车、合谷,得气后施平补平泻。治疗 3 次后,患者口角流涎症状好转,但仍有口眼㖞斜、抬眉不利,继续按上述腧穴针刺,治疗 5 次后,患者流涎等症状基本消除。

三、恶风

恶风是指患者惧怕、憎恶外界的风,不但怕寒冷之风,即使温暖之风亦同样感觉不舒而憎恶。如恶风之人,若以吹风机对其吹风也极其不舒而憎恶,但若居于无风之处,即使温度较低,亦没有不舒之感。也就是说,恶风主要是惧怕外界的风吹拂于身,有风则恶,无风则不恶,关键在于风而不在于寒。

恶风常有外感和内伤之分,外感者可恶风寒,或恶风热,常伴有头涨头痛,身痛,腰痛,鼻塞流涕,喷嚏,咳嗽,喉痒,无汗,脉象多浮紧。内伤主要是气虚,常见恶风,自汗,面色苍白,气短懒言,神疲,倦怠乏力,舌苔薄白,脉象浮缓。

【同功穴配伍】

1. 主症选主穴 风府、风门、大椎。

2. 辨证选配穴 ①外感恶风加风池、外关、合谷;②气虚恶风加太渊、三阴交。

3. 随症加减穴 ①无汗或少汗加合谷、复溜;②头痛加太阳、印堂;③咳嗽加列缺、太渊;④鼻塞加迎香、通天;⑤咽痛音哑加鱼际、少商。

方解释义:风为百病之长,又为阳邪,泻风府、风门为疏散风邪,补大椎能助阳解表,以除头身之痛。泻风池、外关、合谷以解表疏风;太渊为肺经原穴,为肺脏原气所注,三阴交补脾气,共奏补土生金之功。补合谷泻复溜可以发汗;取太阳、印堂可止头痛;取迎香、通天以清阳明风热而透鼻窍。少商(刺血)、鱼际能泻肺经之火,以利咽喉。列缺为肺经络穴,太渊为肺经原穴,二穴为本经原络配穴,可宣肺止咳。

【针灸技法】

大椎穴毫针直刺 0.5~0.8 寸,得气后用捻转补法;风府向鼻尖方向刺 0.5~0.8 寸,风门向脊柱方向斜刺 0.5~0.8 寸,均用捻转泻法。

①外感恶风:风池向鼻尖方向直刺 0.5~0.8 寸,用捻转泻法,外关直刺 0.5~0.8 寸,行捻转补法,合谷直刺 0.5~0.8 寸,行捻转泻法;②气虚恶风:三阴交用 1.5 寸毫针直刺,用重插轻提补法,太渊穴以指切进针法避开桡动脉,直刺 0.3~0.5 寸,捻转补法。

①无汗或少汗:合谷直刺 0.5~0.8 寸,用捻转补法,复溜直刺 1~1.2 寸,行提插泻法;②头痛:太阳直刺 0.5~0.8 寸,行捻转泻法,印堂穴用提捏进针法,向鼻根方向斜刺 0.5~0.8 寸;③咳嗽:列缺穴沿皮刺 0.3~0.6 寸,行捻转泻法,太渊穴操作同上;④鼻塞:迎香、通天均斜刺 0.5~0.8 寸,用均匀捻转平补平泻手法;⑤咽痛音哑:鱼际直刺 0.5~0.8 寸,行捻转泻法,少商穴宜点刺出血。

以上腧穴每次留针 30 分钟,每日 1 次,一般 3~5 次可愈。

【医案举例】

李某,女,24 岁,2018 年 10 月 25 日初诊。主诉:恶风头痛 2 天。伴鼻塞、流涕、乏力、咳嗽、咳痰、发热,饮食二便正常。查体:神清语明,面色无华,舌质淡红,舌苔薄白,脉浮紧。诊断:恶风(外感)。治疗:先取风门、风府,针用捻转泻法,后取大椎穴,针用捻转补法,继取迎香、合谷(均取双侧),迎香穴针刺得气后用捻转泻法,直至患者泪出为止,合谷穴针刺捻转泻法,再取肺俞、太渊、天突,肺俞、天突施捻转泻法,太渊平补平泻,最后取通天、迎香施捻转泻法,针灸 1 次后头痛鼻塞大减,仍微有恶风,2 次后症状全部消失。

四、恶寒

恶寒,是指患者自觉怕冷,多加衣被或近火取暖而仍感寒冷。恶寒,是患者自觉体内有寒冷感,而不是憎恶外界的寒冷,即恶寒主要是抵御不了发自身体内部的寒冷感觉。

本证有外感恶寒、内伤恶寒两类,外感者可见于感冒、伤寒、温病、疟疾等病;内伤有阳虚恶寒、痰饮恶寒、郁火恶寒等。

【同功穴配伍】

1. **主症选主穴**　风池、大椎、合谷。

2. **辨证选配穴**　①表寒证加风门、列缺、迎香;②表热证加鱼际、尺泽、外关。

3. **随症加减穴**　①发热加大椎、曲池;②鼻塞加迎香、通天;③咳嗽加列缺、太渊;④头项痛加天柱、玉枕。

方解释义:风寒外束,毛窍闭塞,肺气失宣,故取手太阴络穴列缺配以原穴太渊,原络配穴法以宣肺利窍,迎香和通天以通鼻窍;太阳主表,外感风寒,先犯太阳,故取风门以疏调太阳经气,祛风散寒,天柱、玉枕可解头项痛;太阴、阳明互为表里,取手阳明经原穴合谷以宣肺解表,更有阳维脉与足少阳之会穴风池以祛风解表,四穴相配,以达祛风散寒、宣肺解表的功效。风热灼肺,清肃失司,取手太阴荥穴鱼际,配合穴尺泽清泄肺热、化痰止咳而利咽喉;风池、大椎、外关,用以疏风解表,以祛邪热。

【针灸技法】

风池向鼻尖方向斜刺 0.8~1.2 寸,施捻转泻法;大椎向上斜刺 0.5~1 寸,针后可加罐;合谷直刺 0.5~1 寸,施提插泻法。

①表寒:风门斜刺 0.5~0.8 寸,可灸,列缺向斜下刺 0.5~0.8 寸,迎香平刺 0.3~0.5 寸,得气后可施捻转补法;②表热:鱼际直刺 0.5~0.8 寸,尺泽直刺 0.8~1.2 寸,外关直刺 0.5~1 寸,得气后施提插泻法。

①发热:大椎点刺放血,曲池直刺 1~1.5 寸,施提插泻法;②鼻塞:迎香、通天斜刺 0.5~0.8 寸,用均匀捻转平补平泻手法;③咳嗽:列缺操作同上,太渊避开桡动脉直刺 0.3~0.5 寸;④头项痛:天柱斜刺 0.5~0.8 寸,玉枕平刺 0.3~0.5 寸,均施平补平泻。

以上腧穴每次留针 30 分钟,每日 1 次,一般 1~3 次可愈。

【医案举例】

孔某,女,47 岁,2020 年 8 月 16 日初诊,主诉:自觉体内寒冷 3 天。伴鼻塞、流涕、发热,无汗。既往身体健康,无家族病史,神经根型颈椎病 3 个月。查体:神清语明,舌质淡红,舌苔薄白,脉浮紧。诊断:恶寒(表寒)。治疗:先取风门、合谷,施捻转泻法,再取大椎,施捻转补法,继取列缺、迎香,施捻转泻法,针 1 次后恶寒好转,汗出,不发热,仍有鼻塞、流涕,继针列缺、迎香、通天,针 2 次后诸症消失。

五、发热

发热是指体温升高的一种症状,可分为外感发热和内伤发热。外感发热与外感六淫疫毒之邪有关;内伤发热则由脏腑功能失调,气血阴阳失衡所致,以低热为主,或自觉发热但体温并不升高。

外感发热可分为风寒、风热、暑湿等证。内伤发热可分为气郁发热、血瘀发热、湿阻发热、气虚发热、阴虚发热和阳虚发热。

本症常见于普通感冒、流行性感冒及其他上呼吸道感染、发热、肿瘤、慢性感染性疾病、内分泌疾病等出现的发热,以及某些原因不明的发热。

【同功穴配伍】

1. 主症选主穴 曲池、大椎、外关。

2. 辨证选配穴 ①风寒加风池、风府;②风热加尺泽、鱼际;③暑湿加合谷、足三里;④气郁发热加太冲;⑤血瘀发热加膈俞、血海;⑥湿阻发热加中脘、阴陵泉;⑦气虚发热加气海、脾俞;⑧阴虚发热加太溪;⑨阳虚发热加腰阳关。

3. 随症加减穴 ①恶寒加风池;②鼻塞喷嚏加迎香;③无汗、自汗加合谷、复溜;④头痛加百会;⑤烦躁易怒加行间;⑥心悸加内关;⑦便秘加天枢、支沟;⑧抽搐加水沟。

方解释义:阳盛则热,曲池为手阳明大肠经之合穴,能清泻阳明和气分之热,大椎为六阳之会,具有祛风清热、宣肺定喘之功效,外关为手少阳三焦经之络穴,能祛风泻热。风池、风府为祛风之要穴,取之以祛风散寒;尺泽、鱼际为肺经之合穴,取之有"实则泻其子"之功效,鱼际为肺经之荥穴,"荥主身热",两穴相伍以祛风热;合谷为大肠经之原穴,主气,取之以清暑解表,足三里为胃经之合穴,取之以和中祛湿;太冲为肝经之原穴,可解郁除热;膈俞、血海两穴相伍可祛除瘀血以清热;中脘可和中、阴陵泉以祛湿;气海配伍脾俞以补气除热;太溪为肾经之原穴,具有滋阴清热之功;腰阳关具有补阳之功。迎香为治疗鼻病之要穴;补合谷轻扬走表而托邪,泻复溜玄府不固,故而汗出,泻合谷、补复溜以止汗;百会为诸阳之会,取之以止痛;行间可泻肝经之火而除烦;内关为宁心之要穴;天枢为大肠经之募穴,具有通腑之功,支沟为治疗便秘之要穴;水沟具有息风止痉之功效。

【针灸技法】

曲池直刺 1~1.5 寸,得气后施提插泻法;大椎点刺放血;外关直刺 0.5~1寸,施提插泻法。

①风寒:风池向鼻尖方向斜刺 0.8~1.2 寸,风府向下颌方向缓慢斜刺0.5~1 寸,施捻转补法;②风热:尺泽直刺 0.8~1.2 寸,鱼际直刺 0.5~0.8 寸,得气后施提插泻法;③暑湿:合谷直刺 0.5~1 寸,足三里直刺 1~2 寸,施提插泻法;④气郁发热:太冲直刺 0.5~0.8 寸,施捻转泻法;⑤血瘀发热:膈俞点刺出血,血海直刺 1~1.5 寸;⑥湿阻发热:中脘直刺 1~1.5 寸,阴陵泉直刺 1~2寸;⑦气虚发热:气海直刺 1~1.5 寸,脾俞斜刺 0.5~0.8 寸,施捻转补法;⑧阴虚发热:太溪直刺 0.5~1 寸,施捻转泻法;⑨阳虚发热:腰阳关直刺 0.5~1 寸,施捻转补法。

①恶寒:风池穴操作同上;②鼻塞喷嚏:迎香向内上方斜刺 0.3~0.5 寸;③无汗自汗:合谷、复溜直刺 0.5~1 寸,无汗者施提插补合谷泻复溜,自汗者施提插泻合谷补复溜;④头痛:百会平刺 0.5~0.8 寸;⑤烦躁易怒:行间直刺0.5~0.8 寸,施捻转泻法;⑥心悸:内关直刺 0.5~1 寸,施捻转泻法;⑦便秘:天枢直刺 1~1.5 寸,支沟直刺 0.5~1 寸,施提插泻法;⑧抽搐:水沟向上斜刺0.3~0.5 寸,施提插捻转强刺激。

以上腧穴每次留针 30 分钟,每日 1 次,一般 1~3 次可愈。

【医案举例】

张某,女,27 岁,2019 年 2 月 13 日初诊。主诉:持续低热 5 天。伴两侧腹股沟淋巴结肿大,不疼,左侧偏大,平素睡眠差,多梦易醒,头晕,乏力,便秘。

查体：神志清楚,语言清晰,体温37.6℃,舌质红,苔微黄,脉弱。诊断：发热(阳虚发热)。治疗：先取曲池,得气后施提插泻法,再取外关,施提插泻法,继取大椎点刺放血,又取四神聪、神门、三阴交,四神聪施小幅度、快频率提插捻转泻法,神门施捻转补法,三阴交施平补平泻,又取百会,施平补平泻,继取天枢、支沟施提插捻转泻法。针1次后,不发热,睡眠好转,大便通畅,仍有头晕、乏力,针气海、脾俞,施捻转补法,针3次后诸症消除。

六、无汗

无汗,指当汗出而汗不出者。正如《素问·脉要精微论》所记载,"阳气有余为身热无汗……阴阳有余则无汗而寒"。春夏阳气疏泄,气血趋向于表,故有汗出；秋冬阴气匿藏,气血趋向于里,故少汗或无汗,此乃自然之势。

无汗的病因有风寒表实、表寒里热和寒湿束表。风寒表实者常见全身无汗,恶寒发热,头痛鼻塞,身痛且重,喷嚏流涕,咽痒咳嗽,舌苔薄白,脉浮紧。表寒里热者常见全身无汗,发热恶寒,身体烦痛,鼻塞身重,烦躁口渴咽痛,咳嗽痰黄,小便黄赤,大便秘结,苔薄黄,脉浮数。寒湿束表者常见全身无汗,头重如裹,肢体困重,肢节烦痛,畏寒微热,尤以日晡为甚,舌苔白腻,脉浮迟。

【同功穴配伍】

1. 主症选主穴　合谷、复溜。

2. 辨证选配穴　①风寒表实加风池、合谷、肺俞；②表寒里热加曲池、外关、合谷；③寒湿束表加中脘、足三里、三焦俞。

3. 随症加减穴　①伴恶寒加风门、风府；②伴流涎加廉泉、承浆、地仓；③颜面部无汗加下关、颊车、太阳。

方解释义：复溜属肾经经穴,补合谷轻扬走表而托邪,泻复溜玄府不固,故而汗出。配风池、合谷、肺俞祛风散寒解表；配曲池、外关、合谷疏泄里热；配中脘、足三里、三焦俞祛湿散寒。风府、风门为祛风散寒之要穴；廉泉、承浆、地仓为局部选穴以止流涎；下关、颊车、太阳为局部取穴,促进局部气血运行以使汗出。

【针灸技法】

合谷直刺0.5~1寸,施提插补法,复溜直刺0.5~1寸,施提插泻法。

①风寒表实：风池向鼻尖方向斜刺0.8~1.2寸,合谷操作同上,肺俞斜刺0.5~0.8寸,施捻转补法；②表寒里热：曲池直刺1~1.5寸,施提插泻法,外关直

刺 0.5~1 寸,施捻转补法,合谷操作同上;③寒湿束表:中脘直刺 1~1.5 寸,足三里直刺 1~2 寸,三焦俞斜刺 0.5~0.8 寸,施捻转补法。

①恶寒:风门斜刺 0.5~0.8 寸,风府向下颌缓慢刺入 0.5~1 寸,施捻转补法;②流涎:廉泉向舌根斜刺 0.5~0.8 寸,承浆斜刺 0.3~0.5 寸,地仓斜刺 0.5~0.8 寸,施平补平泻;③颜面无汗:下关直刺 0.5~1 寸,颊车直刺 0.3~0.5 寸,太阳直刺或斜刺 0.3~0.5 寸,或点刺出血,施平补平泻。

以上腧穴每次留针 30 分钟,每日 1 次,一般 3~5 次可愈。

【医案举例】

周某,男,49 岁,2021 年 9 月 16 日初诊。主诉:无汗 3 天,伴头痛,恶寒,流清涕。查体:神志清楚,语言清晰,舌淡,苔白,脉浮紧。诊断:无汗(风寒表实型)。治疗:先针合谷,得气后施提插捻转补法,继针复溜,得气后施提插捻转泻法,又针太阳、印堂,得气后施提插捻转泻法,最后针风池、风府,得气后施捻转泻法。治疗 1 次后,患者无汗症状好转,但仍有头痛、流清涕的症状,遂按上述处方继续针刺。治疗 3 次后,患者诸症消除。

七、自汗

自汗是指人体不因劳累、天热及穿衣过暖或服用发散药物等因素而自然汗出。自汗可分为营卫不和、风湿伤表、气虚和阳虚等证。营卫不和者可见汗出恶风,周身酸楚,时寒时热,舌苔薄白,脉缓。风湿伤表者可见自汗断续,汗出不多,恶风畏寒,头身困重,肢体麻木,小便短少,舌苔薄白,脉浮缓或濡滑。气虚者可见汗出恶风,动则益甚,平素不耐风寒,易于感冒,体倦乏力,舌淡,苔薄白,脉细弱。阳虚者可见自汗,动则尤甚,形寒肢冷,食少纳呆,脘腹冷痛,喜热饮,大便溏薄,面色萎黄或淡白,舌淡苔白,脉虚弱。

【同功穴配伍】

1. 主症选主穴 大椎、复溜、合谷、气海、三阴交。

2. 辨证选配穴 ①营卫不和加外关;②风湿伤表加风门、中脘;③气虚加足三里、肺俞、脾俞;④阳虚加肾俞、关元。

3. 随症加减穴 ①汗出过多加阴郄、后溪;②恶风加风池、风府;③盗汗加阴郄。

方解释义:卫气者,司开合也。卫气具调摄汗液之功,汗出过多当为卫气生化之源不足,卫阳不固,调摄少力,也有禀赋不足者。补大椎以调诸阳之会;

《针灸大成》曰多汗,先泻合谷,次补复溜,故推之;气海,乃元气之海也,并补脾经三阴交,以治其本。配外关和解营卫;配风门、中脘祛风除湿止汗;配足三里、肺俞、脾俞益气固表敛汗;配肾俞、关元补肾止汗。阴郄、后溪以滋阴止汗多,阴郄又是止盗汗之要穴;风池风府为祛风之要穴。

【针灸技法】

大椎向上斜刺 0.5~1 寸,复溜直刺 0.5~1 寸,施提插补法,合谷直刺 0.5~1 寸,施提插泻法,气海、三阴交直刺 1~1.5 寸,施提插补法。

①营卫不和:外关直刺 0.5~1 寸,施平补平泻;②风湿伤表:风门斜刺 0.5~0.8 寸,中脘直刺 1~1.5 寸,施捻转泻法;③气虚:足三里直刺 1~2 寸,施提插补法,肺俞、脾俞斜刺 0.5~0.8 寸,施捻转补法;④阳虚:肾俞直刺 0.5~1 寸,关元直刺 1~1.5 寸,施提插补法,两穴可灸。

①汗出过多:阴郄避开尺动、静脉,直刺 0.3~0.5 寸,后溪直刺 0.5~1 寸,施捻转泻法;②恶风:风池向鼻尖方向斜刺 0.8~1.2 寸,风府向下颌斜刺,缓慢刺入 0.5~1 寸,施平补平泻;③盗汗:阴郄操作同上。

以上腧穴每次留针 30 分钟,每日 1 次,一般 3~5 次可愈。

【医案举例】

孔某,男,38 岁,2023 年 2 月 22 日初诊。主诉:无故出汗 7 天。伴胸闷气短,腰酸背痛,便秘,急躁易怒,口干。查体:神志清楚,语言清晰,舌红,苔薄白,脉浮。诊断:自汗(营卫不和)。治疗:先取大椎、复溜,施提插补法,合谷施提插泻法,膻中平补平泻,气海、三阴交施提插补法,又取委中施提插捻转补法,天枢、支沟施提插捻转泻法,金津、玉液点刺放血,太冲施提插捻转泻法。2023 年 3 月 5 日复诊,自汗好转,胸闷好转,口苦口干、睡眠均改善,继施前方针刺,3 次后痊愈。

八、盗汗

盗汗,是指入睡时汗出、醒来即止而言,又称"寝汗"。可分为心血不足、阴虚内热、脾虚湿阻和邪阻半表半里等证。心血不足者常表现为盗汗常作,心悸少寐,面色不华,气短神疲,舌淡苔白,脉虚。阴虚内热者常表现为盗汗频作,午后潮热,两颧发红,五心烦热,形体消瘦,女子月经不调,男子梦遗滑精,舌红少苔,脉细数。脾虚湿阻常表现为盗汗常作,头痛如裹,肢体困倦,纳呆口腻,舌苔薄白腻,舌质淡,脉濡缓。邪阻半表半里常表现为盗汗,病程较短,寒热往来,胸胁满闷,口苦,欲呕,舌苔薄白或薄黄,脉弦滑或弦数。

【同功穴配伍】

1. 主症选主穴　阴郄、复溜、合谷、后溪。

2. 辨证选配穴　①心血不足加内关、神门、足三里；②阴虚内热加肾俞、肺俞、三阴交；③脾虚湿阻加脾俞、中脘；④邪阻半表半里加三焦俞、外关。

3. 随症加减穴　①潮热加三阴交、太溪；②寒热往来加陶道。

方解释义：心主血脉，在液为汗，汗为阴液所生。阴郄为心经之郄穴，可急补心阴而降心火。小肠是津液产生的重要器官，"主液所生病"，后溪为小肠经之输穴，五行属木，故能促进小肠化生津液，而补益心阴，心阴充则心阳敛，故盗汗可除。合谷为手阳明大肠经的原穴，先泻合谷使阳热从大肠而去，热邪既有去路，可使肺清肃，肺气自复，卫表玄府可固。汗多则阴必受损，复溜为肾经的经穴，在五行中属金，金可生水，后补复溜以补真阴。一泻一补，泻阳热有助于阴生，补阴有助于降火，阴阳平衡，肺卫坚固，毛窍可摄，汗自止也。另外，后溪通督脉，督脉主阳，针刺后溪可疏调督脉阳气，促进阴液之化生，以取阳中求阴之义。三阴交滋阴降火，并补三阴。三阴交、太溪有滋阴清热之功效，陶道乃治疗寒热往来之要穴。

【针灸技法】

阴郄避开尺动、静脉直刺 0.3~0.5 寸，合谷直刺 0.5~1 寸，施捻转泻法，复溜直刺 0.5~1 寸，施提插泻法，后溪直刺 0.5~1 寸，施平补平泻。

①心血不足：内关直刺 0.5~1 寸，神门避开尺动、静脉直刺 0.3~0.5 寸，足三里直刺 1~2 寸，三穴均施捻转补法；②阴虚内热：肾俞直刺 0.5~1 寸，肺俞斜刺 0.5~0.8 寸，三阴交直刺 1~1.5 寸，均施捻转补法；③脾虚湿阻：脾俞斜刺 0.5~0.8 寸，中脘直刺 1~1.5 寸，均施捻转补法；④邪阻半表半里：三焦俞斜刺 0.5~0.8 寸，外关直刺 0.5~1 寸，均施捻转泻法。

①潮热：三阴交操作同上，太溪直刺 0.5~1 寸，施捻转泻法；②寒热往来：陶道向上斜刺 0.5~1 寸，施捻转泻法。

以上腧穴每次留针 30 分钟，每日 1 次，一般 3~5 次可愈。

【医案举例】

王某，女，44 岁，2019 年 3 月 7 日初诊。主诉：夜间盗汗 1 年。伴气短乏力，心烦，平素急躁易怒。查体：舌红苔厚腻，脉弦。诊断：盗汗（心血不足）。治疗：先取阴郄、复溜施提插捻转泻法，再合谷施捻转泻法，后溪施平补平泻，继取内关、神门、足三里，均施捻转补法，又取太冲施提插捻转泻法。针 3 次后盗汗即止，仍觉心烦，上述处方加针膻中，针 5 次后即愈。

九、震颤

震颤,亦称"振掉""颤震",是肢体和头部振振摇动,甚者欲擗于地,不能自制的症状。《证治准绳》说明本病属风象,与肝有关,此论一直为后世所宗。清《张氏医通》进一步指出本病主要是风、火、痰为患,并分别立方。可见于帕金森病、特发性震颤等运动障碍以及酒精中毒、甲状腺功能亢进具有震颤症状者。

本症可分为虚实两方面,虚者常由髓海不足和气血亏虚引起,实者常由风阳内动、痰热动风或瘀血夹风引起。髓海不足者常表现为头摇肢颤,善忘,甚或神呆,或伴有头晕目眩,耳鸣,或溲便不利,寤寐颠倒,甚或啼笑反常,言语无序,舌质淡红,苔薄白,脉多沉弱或弦细;气血亏虚者常表现为头摇肢颤,乏力,或伴有头晕眼花,面色无华,心悸而烦,动则短气懒言,纳呆,自汗出,甚则畏寒肢冷,溲便失常,舌质淡,苔薄,脉沉细无力。风阳内动者常表现为肢颤、头摇不能自主,或伴有眩晕、头涨、面红、口干口苦,急躁易怒,心情紧张时颤动加重,或项强不舒,舌质红,苔薄,脉弦或弦数;痰热动风者常表现为肢体震颤,头摇不止,咳吐黄稠痰,或形体肥胖,或伴有肢体麻木,头晕目眩,躁扰不宁,口黏口苦,或胸闷泛恶,肢体困重,呕吐痰涎,痰涎如缕如丝,吹拂不断,舌体胖大,有齿痕,舌质红,苔厚腻,或白、或黄,脉弦滑或弦滑数;瘀血夹风者常表现为手足震颤,肌肉强直,或伴有动作减少,迟缓,肢体屈伸不利,或头部摇动,或肢体疼痛不已,舌质暗红,或有瘀点瘀斑,苔薄,脉涩或细涩,或弦涩。

【同功穴配伍】

1. 主症选主穴　百会、四神聪、风池、合谷、太冲、阳陵泉。

2. 辨证选配穴　①髓海不足加肝俞、肾俞、三阴交;②气血亏虚加气海、血海、足三里;③风阳内动加蠡沟;④痰热动风加丰隆、中脘、阴陵泉;⑤瘀血夹风加血海、膈俞。

3. 随症加减穴　①震颤甚者加大椎;②僵直甚者加大包、期门。

方解释义:本病病位在脑,病脏主要在肝。百会、四神聪均位于颠顶部,通过督脉内入络脑,乃局部取穴以醒脑、宁神、定惊;风池祛风、宁神定痉;合谷属手阳明,可通经络、行气血;太冲乃肝经原穴,可平肝息风,与合谷相配属"开四关"法,可通行气血、调和阴阳;肝藏血、主筋,阳陵泉为筋之会穴,可养血柔筋、疏经通络。诸穴合用,共奏柔肝息风、宁神定颤之效。加肝俞、肾俞、三阴交补益肝肾；加气海、血海、足三里益气养血；蠡沟为肝经之络脉，加之以柔肝止痉；加丰隆、中脘、阴陵泉化痰通络；加血海、膈俞以活血化瘀；加大椎以息风止痉；加大包、期门以疏经通络止痉。

【针灸技法】

百会、四神聪平刺 0.5~0.8 寸，可施重灸，风池向鼻尖斜刺 0.8~1.2 寸，合谷直刺 0.5~1 寸，太冲直刺 0.5~0.8 寸，阳陵泉直刺 1~1.5 寸，均施平补平泻。

①髓海不足：肝俞斜刺 0.5~0.8 寸，施捻转补法，肾俞直刺 0.5~1 寸，三阴交直刺 1~1.5 寸，施提插补法；②气血亏虚：气海、血海直刺 1~1.5 寸，足三里直刺 1~2 寸；③风阳内动：蠡沟平刺 0.5~0.8 寸；④痰热动风：丰隆、中脘直刺 1~1.5 寸，阴陵泉直刺 1~2 寸，均施提插泻法；⑤瘀血夹风：血海操作同上，膈俞斜刺 0.5~0.8 寸，施平补平泻。

①震颤甚者：大椎向上斜刺 0.5~1 寸，深刺，使患者产生触电感并向四肢放射为度，有此感觉则迅速出针，不提插、不捻转、不留针，或用三棱针刺大椎，再加拔火罐，使之出血少许；②僵直甚者：大包、期门斜刺 0.5~0.8 寸，施平补平泻，期门加灸。

以上腧穴每次留针 30 分钟，每日 1 次，一般 10~20 次可愈。

【医案举例】

刘某，女，73 岁，2023 年 3 月 8 日初诊。主诉：左手颤动 1 个月，伴头晕，急躁易怒，胸闷气短，口苦咽干，手脚凉，食欲差，大便干，3~4 天一行。查体：血压 145/100mmHg，神志清楚，语言清晰，舌质红，苔薄，脉弦数。诊断：震颤（风阳内动）。治疗：百会、四神聪施平补平泻，再取阳陵泉、太冲施平补平泻，继取风池施平补平泻，又取蠡沟，施提插捻转泻法，最后针天枢施提插捻转泻法。针 5 次后，针时左手颤动不明显，不针时仍颤动，但颤动幅度减轻，头晕、胸闷气短、便干好转，仍有手脚冰凉症状，遂艾灸关元，每日 5 壮。15 次后，左手基本不颤动。

十、浮肿

浮肿是指通身水肿，按之凹陷者。浮肿可由风寒袭肺、风热犯肺、水湿困脾、脾阳虚、肾阳虚和气血两虚引起。风寒袭肺者可见眼睑先肿，来势迅速，继而四肢及全身皆肿，畏风恶寒，或伴发热，骨节酸痛，溲少，舌苔薄白，脉浮紧。风热犯肺者可见突然眼睑和面部浮肿，发热恶风，咳嗽，咽红肿痛，尿短少，舌边尖微红,苔薄黄,脉浮数。水湿困脾者可见肢体浮肿,起病缓慢,病程较长,肿势多由四肢而起,腹部、下肢明显,身重困倦,胸闷泛恶,口淡,溲清而短,舌苔白腻,脉沉缓或沉迟。脾阳虚者可见水肿,腰腹以下为甚,反复不愈,按之凹陷不起,神倦肢冷,纳减便溏,小便量少,色清,舌质淡,苔薄白水滑,脉沉缓。肾阳虚者可见全身水肿,肿势多先由腰足始,腰以下肿明显,两足内侧尤剧,腰膝酸软沉重,阴囊湿冷,怯寒肢冷,小便量少色清,舌淡胖,苔薄白,脉沉细弱。气血两虚者可见渐见面部、四肢浮肿,面色㿠白或萎黄,唇淡白,头晕心悸,气短,纳少体倦,精神不振,舌质淡少苔,脉虚细无力。

【同功穴配伍】

1. **主症选主穴** 阴陵泉、三焦俞、水分、足三里。

2. **辨证选配穴** ①风寒袭肺加肺俞、列缺;②风热犯肺加尺泽、外关、合谷;③水湿困脾加脾俞、气海、三阴交;④脾阳虚加章门;⑤肾阳虚加肾俞、关元;⑥气血两虚加脾俞、关元。

3. **随症加减穴** ①小便不利加关元、中极、三阴交;②恶寒发热加风池、大椎、合谷;③腰膝酸软加肾俞、委中。

方解释义:三焦俞通调水道,阴陵泉健脾利水,使在里的水湿下输膀胱,足三里健脾以助运化水湿,水分为分利水道、利尿行水的效穴。诸穴相配,水道可通,肿胀可除。肺俞配尺泽宣肺,外关配合谷发汗疏风,使在表的风水得从汗解;脾俞、三阴交、三焦俞调整气化功能,气海益元气,配伍章门以升脾阳;章门、肾俞温补肾阳,重灸关元助阳化气;中极为膀胱经之募穴,配伍关元、三阴交可温肾助阳;风池为祛风之要穴,大椎配伍合谷以祛风散寒;肾俞配伍委中以补肾助阳。

【针灸技法】

阴陵泉直刺 1~2 寸,三焦俞斜刺 0.5~0.8 寸,水分直刺 1~1.5 寸,三穴施捻转泻法,足三里直刺 1~2 寸,施提插补法。

①风寒袭肺:肺俞斜刺 0.5~0.8 寸,列缺向上斜刺 0.5~0.8 寸,施平补平泻;②风热犯肺:尺泽直刺 0.8~1.2 寸,外关、合谷直刺 0.5~1 寸,均施提插泻法;③水湿困脾:脾俞斜刺 0.5~0.8 寸,气海、三阴交直刺 1~1.5 寸,均施捻转泻法;④脾阳虚:章门直刺 0.8~1 寸,施捻转补法;⑤肾阳虚:肾俞直刺 0.5~1 寸,关元直刺 1~1.5 寸,施提插补法;⑥气血两虚者:脾俞斜刺 0.5~0.8 寸,关元操作同上,施捻转补法。

①小便不利:关元、中极、三阴交均直刺 1~1.5 寸,施提插补法;②恶寒发

热:风池向鼻尖斜刺 0.8~1.2 寸,大椎向上斜刺 0.5~1 寸,合谷直刺 0.5~1 寸,施平补平泻;③腰膝酸软:肾俞操作同上,委中直刺 1~1.5 寸,施捻转补法。

以上腧穴每次留针 30 分钟,每日 1 次,一般 5~10 次可愈。

【医案举例】

于某,女,25 岁,2022 年 1 月 19 日初诊。主诉:左侧面部浮肿 3 天。伴面部疼痛,瘙痒,自觉发热。查体:神志清楚,语言清晰,舌淡红,苔薄白,脉浮数。诊断:浮肿(风热犯肺)。治疗:先针阴陵泉、三焦俞、水分,得气后施提插捻转泻法,继针足三里,得气后施提插捻转补法,又针肺俞、列缺,得气后施平补平泻,最后针风池、大椎、合谷,得气后施平补平泻。治疗 3 次后,患者左侧面部浮肿症状好转,但仍有瘙痒症状,遂加针曲池、委中、血海,得气后施提插捻转泻法,治疗 5 次后,患者诸症消除。

十一、消瘦

消瘦,又称"风消""脱肉""脱形""大肉消脱""羸瘦",是指肌肉瘦削,体重过轻,甚则骨瘦如柴而言。在正常生理状态下,人体的胖瘦有很大的差异,若形体较瘦,而精神饱满,面色明润,舌脉如常,身无所苦者,非病理变化,不属此例。

消瘦可由脾胃气虚、气血虚弱、肺阴不足、胃热炽盛、肝火亢盛、虫积引起。脾胃气虚者常表现为形体消瘦,食欲不振,食少纳呆,食后腹胀,大便溏薄,体倦乏力,面色萎黄,舌淡苔白,脉虚弱。气血虚弱者常表现为形体消瘦,面黄无华,倦怠乏力,头晕目眩,心悸失眠,舌淡苔薄,脉细弱。肺阴不足者常表现为形体消瘦,干咳痰少,痰中带血,或咯血,口燥咽干,潮热盗汗,午后颧红,五心烦热,舌红少津,脉细数。胃热炽盛者常表现为形体消瘦,口渴饮冷,消谷善饥,舌苔黄燥,脉弦数有力。肝火亢盛者常表现为形体消瘦,烦躁不安,急躁易怒,胁肋灼痛,口苦目赤,小便短赤,大便燥结,舌红苔黄,脉弦数。虫积者常表现为形体消瘦,面色萎黄,胃脘嘈杂,绕脐疼痛,时作时止,食欲不振,或喜食异物,大便溏薄,舌淡苔白,脉弱无力。

【同功穴配伍】

1. 主症选主穴 足三里、中脘、天枢、关元。

2. 辨证选配穴 ①脾胃气虚加脾俞、胃俞;②气血虚弱加气海、下巨虚;③肺阴不足加肺俞、太溪;④胃热炽盛加内庭、曲池;⑤肝火亢盛加太冲、合谷;

⑥虫积加迎香、大横。

3. 随症加减穴 ①头晕加百会、四神聪;②口渴多饮加胃脘下俞;③脐疼加天枢;④烦躁易怒加行间。

方解释义:以多气多血之胃经及脾经穴位为主。足三里为胃经下合穴,"合治内腑",可疏调胃气、健运脾胃,亦有疏通腑气、增强分清泌浊之功效;中脘为腑之会、胃之募,可升清降浊,调理胃肠,健运中州;天枢与关元分别为大肠、小肠之募,取之可温补下元,助脏腑气化之功更强。脾俞、胃俞补益中州;气海、下巨虚补益气血;肺俞、太溪滋肺阴;加内庭、曲池清泄胃火;太冲、合谷清肝泻火;迎香、大横杀虫消积。百会、四神聪可清利脑窍,胃脘下俞为治疗消渴之要穴,有生津止渴之功;天枢为局部取穴,可通络止痛;行间为肝经之荥穴,有疏肝解郁之功。

【针灸技法】

足三里直刺1~2寸,中脘、天枢、关元直刺1~1.5寸,均施提插补法,均可灸。

①脾胃气虚:脾俞、胃俞斜刺0.5~0.8寸,施捻转补法,可灸;②气血虚弱:气海、下巨虚直刺1~1.5寸,施提插补法,可灸;③肺阴不足:肺俞斜刺0.5~0.8寸,太溪直刺0.5~1寸,施捻转补法;④胃热炽盛:内庭直刺或斜刺0.5~0.8寸,可点刺放血,曲池直刺1~1.5寸,施提插泻法;⑤肝火亢盛:太冲直刺0.5~0.8寸,合谷直刺0.5~1寸,均施提插泻法;⑥虫积:迎香斜刺0.3~0.5寸,大横直刺1~1.5寸,施平补平泻。

①头晕:百会、四神聪平刺0.5~0.8寸,施平补平泻;②口渴多饮:胃脘下俞斜刺0.5~0.8寸;③脐疼:天枢直刺1~1.5寸,施捻转泻法;④烦躁易怒:行间直刺0.5~0.8寸,施捻转泻法。

以上腧穴每次留针30分钟,每日1次,一般5~10次可愈。

【医案举例】

王某,女,59岁,2019年10月14日初诊。主诉:近半年消瘦5kg。伴气短乏力,血压偏低,面黄无华,不欲饮食,体温低于常人。既往肠息肉5年病史。查体:神志清楚,语言清晰,舌淡苔薄,脉细弱。诊断:消瘦(气血虚弱)。治疗:针足三里、中脘、天枢、关元,均施提插捻转补法,又取气海、下巨虚,施提插捻转补法,治疗5次后,患者自觉纳食增加,血压正常,仍有气短乏力,遂灸气海、关元,治疗7次后,患者自述诸症正常。

十二、疲劳

疲劳是指精神困倦,肢体懈怠的临床症状。又称为"怠惰""体惰"。疲劳是临床上极为常见的症状,几乎各种急慢性病症均可出现不同程度的疲乏。

疲劳可由暑热伤气、脾虚湿困和气血两虚引起。暑热伤气者可见肢体倦怠乏力,精神委顿,少气懒言,身热汗出,心烦口渴,食少便溏,面垢苔浊,脉虚数。脾虚湿困者可见倦怠懒言,身重,口苦舌干,大便溏薄,洒洒恶寒,胸脘满闷,食减,尿少,舌苔厚腻,脉濡。气血两虚者可见神疲肢倦,少气懒言,语音低怯,眩晕失眠,自汗心悸,手足麻木,面白无华,唇舌爪甲色淡,脉沉细无力。

【同功穴配伍】

1. 主症选主穴　气海、血海、心俞、脾俞、足三里。

2. 辨证选配穴　①暑热伤气加曲池、肺俞;②脾虚湿困加阴陵泉、三阴交;③气血两虚加膻中、三阴交、中脘。

3. 随症加减穴　①失眠者,加神门、照海;②健忘者,加印堂、水沟;③肝气郁结者,加太冲、内关;④头晕加百会;⑤心悸加内关;⑥潮热盗汗、五心烦热加劳宫;⑦两颧潮红加太溪;⑧遗精阳痿加关元;⑨月经不调、月经过多或崩漏不止加灸关元、三阴交、隐白。

方解释义:养血补虚为治疗疲劳第一要旨。取气海、血海气血双补;心俞、脾俞为五脏背俞穴,用补法可调补五脏气血阴阳。足三里补益气血,调理脾胃,以助气血生化之源。曲池、肺俞清暑益气;阴陵泉、三阴交健脾除湿;三阴交、中脘补益气血。神门、照海镇静安神;印堂、水沟醒神益脑;太冲、内关解郁疏肝;百会补脑止晕;内关宁心定悸;劳宫清热除烦;太溪益肾滋阴;关元固肾培元;灸关元、三阴交、隐白理脾调经。

【针灸技法】

气海、血海直刺 1~1.5 寸,施提插补法;心俞、脾俞斜刺 0.5~0.8 寸,施捻转补法;足三里直刺 1~2 寸,施提插补法。

①暑热伤气:曲池直刺 1~1.5 寸,肺俞斜刺 0.5~0.8 寸,施平补平泻;②脾虚湿困:阴陵泉直刺 1~2 寸,施提插泻法,三阴交直刺 1~1.5 寸,施提插补法;③气血两虚:膻中平刺 0.3~0.5 寸,三阴交操作同上,施捻转补法,中脘直刺 1~1.5 寸,施提插补法。

①失眠:神门避开尺动、静脉,直刺 0.3~0.5 寸,照海直刺 0.5~0.8 寸,均施

捻转补法;②健忘:印堂提捏进针,从上向下平刺 0.3~0.5 寸,水沟向上斜刺 0.2~0.3 寸;③肝气郁结:太冲直刺 0.5~0.8 寸,内关直刺 0.5~0.8 寸,施捻转泻法;④头晕:百会平刺 0.5~0.8 寸;⑤心悸:内关操作同上;⑥潮热盗汗、五心烦热:劳宫直刺 0.3~0.5 寸;⑦两颧潮红:太溪直刺 0.5~1 寸,施捻转泻法;⑧遗精阳痿:关元直刺 1~1.5 寸,施提插补法,可灸;⑨月经不调、月经过多或崩漏不止:灸关元、三阴交、隐白。

以上腧穴每次留针 30 分钟,每日 1 次,一般 5~10 次可愈。

【医案举例】

郑某,男,31 岁,2019 年 9 月 23 日初诊。主诉:易疲劳 3 年。伴嗜睡,身重,饮食多或进食油腻后易便溏。既往身体健康,无家族史。查体:语言清晰,神志清楚,舌质淡,苔厚腻,脉濡。诊断:疲劳(脾虚湿困)。治疗:先针气海、足三里,得气后施提插捻转补法,继取心俞、脾俞,施捻转补法,再取阴陵泉、三阴交,施提插捻转泻法,并艾灸气海、足三里。治疗 5 次后,患者疲劳感减轻,身重略有好转,但仍便溏,上述处方继续针刺,治疗 10 次,患者诸症消除。

十三、风疹

风疹常表现为高出于皮肤表面的斑丘疹,鲜红色或苍白色风团,伴有瘙痒和灼热感,其发生和消退都比较迅速,故称“风疹”。俗称“风疙瘩”,《素问》称“瘾疹”,《诸病源候论》称“白疹”与“赤疹”。本症任何年龄均可出现,与性别及季节差异等无关。主要是卫外不固,外邪侵袭腠理而发病。相当于西医学的荨麻疹。

风疹可分为外感风寒、外感风热、气虚不固、胃肠积热。外感风寒者可见皮疹色淡红,亦有白色者,遇冷或吹风后突然发作,得温后症状减轻,畏寒,口不渴,常在冬季发作,舌淡苔薄白,脉浮数。外感风热者可见皮疹色红,高于皮肤表面,遇热症状加剧,夏季多见,舌红苔薄黄,脉浮数。气虚不固者可见平时汗多体弱,汗出后发疹,皮疹较小,很少连成片,发疹时微恶风,自汗,经常反复发作,舌淡苔薄,脉细无力。胃肠积热者可见发疹时脘腹刺痛或胀痛,腹痛拒按,口渴心烦,食欲不振,恶心,大便干结或溏泻,小便短赤,发疹常与进食过敏性食物或药物有关,舌红苔薄黄,脉滑数。

【同功穴配伍】

1. 主症选主穴　合谷、曲池、膈俞、三阴交。

2. 辨证选配穴　①外感风寒加外关、风池；②外感风热加大椎、鱼际；③气虚不固加气海、关元；④胃肠积热加内庭、中脘。

3. 随症加减穴　①多汗加复溜；②腹痛拒按加中脘、天枢；③口渴心烦加太溪、内关；④食欲不振加脾俞、胃俞；⑤恶心呕吐加内关、中脘；⑥大便干结或溏泻加天枢、上巨虚；⑦小便短赤加中极、膀胱俞。

方解释义：合谷、曲池均有疏散外邪、祛风止痒、治疗风疹的作用，膈俞、三阴交联合应用可以行血和营，润燥疏风，四穴合用，内外兼治，消疹祛风。外关、风池疏风、解表、散寒；大椎、鱼际可疏风清热；气海、关元善培补元气；内庭、中脘可调理脾胃，清泻胃火。复溜可收湿敛汗；中脘、天枢健脾和胃，通腑止痛；太溪、内关可滋阴、清热、除烦；脾俞、胃俞可健脾胃，助运化；内关、中脘可降逆止呕；天枢、上巨虚可调节大肠之传导；中极、膀胱俞善清热、利小便。

【针灸技法】

合谷直刺0.5~1寸，曲池、三阴交直刺1~1.5寸，均施平补平泻，膈俞斜刺0.5~0.8寸，或点刺放血。

①外感风寒：外关直刺0.5~1寸，风池向鼻根斜刺0.8~1.2寸，均施平补平泻；②外感风热：大椎向上斜刺0.5~1寸，鱼际直刺0.5~0.8寸，均施平补平泻；③气虚不固：气海、关元直刺1~1.5寸，施提插补法，可灸；④胃肠积热：内庭直刺或斜刺0.5~0.8寸，中脘直刺1~1.5寸，施捻转泻法。

①多汗：复溜直刺0.5~1寸，施捻转补法；②腹痛拒按：中脘、天枢直刺1~1.5寸，施提插泻法；③口渴心烦：太溪、内关直刺0.5~1寸，施捻转泻法；④食欲不振：脾俞、胃俞斜刺0.5~0.8寸，施平补平泻；⑤恶心呕吐：内关操作同上，中脘直刺1~1.5寸；⑥大便干结或溏泻：天枢、上巨虚直刺1~1.5寸，大便干结者两穴施提插泻法，溏泻者施提插补法；⑦小便短赤：中极、膀胱俞直刺1~1.5寸，施平补平泻。

以上腧穴每次留针30分钟，每日1次，一般5~10次可愈。

【医案举例】

田某，女，54岁，2019年2月13日初诊。主诉：皮肤瘙痒10天。伴有斑丘疹，遇冷风吹后加重，得温后好转。既往血脂偏高。查体：神志清楚，语言清晰，舌质淡，苔白，脉浮。诊断：风疹（外感风寒）。治疗：先针合谷，得气后施平补平泻，继取曲池、三阴交，得气后施平补平泻，再取外关，施提插捻转泻法，再取膈俞点刺放血，膈俞点刺放血每隔2天进行，最后针风池，得气后施捻转泻法。针3次后，皮肤瘙痒症状大幅度减轻，按上述处方继续针刺，7次后痊愈。

十四、癫症

癫是神志异常的一种表现,其病始发表现为情志不乐,不久则神痴而语无伦次。俗称"文痴"。古代对癫、痫未明确区分为二症,后世将发作无时,发时抽搐昏扑,口吐白沫,醒后神志如常者称为痫症,而与癫相区别。本症相当于今单纯型精神分裂症、妄想型精神分裂症、神经官能症等病。

本症多由痰气郁结,心脾两虚等所致。痰气郁结者常表现为精神抑郁,神情淡漠,神志痴呆,语无伦次,或喃喃独语,喜怒无常,不思饮食,舌苔腻,脉弦滑。心脾两虚者常表现为神志恍惚,魂梦颠倒,心悸易惊,善悲欲哭,肢体困乏,饮食量少,舌色淡,脉细无力。

【同功穴配伍】

1. 主症选主穴　肝俞、脾俞、水沟。

2. 辨证选配穴　①痰气郁结加太冲、丰隆;②心脾两虚加三阴交、足三里。

3. 随症加减穴　①白天发作加申脉;②夜晚发作加照海;③悲泣加太渊;④心悸易惊加内关。

方解释义:本症多因肝气郁滞,脾气不升,气滞痰结,神明逆乱,故取肝俞以疏肝解郁,配脾俞以益气健脾去痰;脑为元神之府,督脉入脑,取督脉之水沟穴,可醒脑开窍。太冲可疏肝行气,丰隆以化痰浊;癫症日久可出现心脾亏损,取三阴交、足三里以补益心脾。申脉通于阳跷脉、照海通于阴跷脉,跷脉主矫健、敏捷,故取二穴;"五脏有疾应取之十二原",肺魄伤则悲泣,故取肺之原穴太渊;内关有宁心定惊之功效。

【针灸技法】

肝俞、脾俞斜刺 0.5~0.8 寸,施平补平泻,水沟向上斜刺 0.3~0.5 寸,施提插捻转强刺激,以眼球湿润为度。

①痰气郁结:太冲直刺 0.5~0.8 寸,丰隆直刺 1~1.5 寸,均施提插泻法;②心脾两虚:三阴交直刺 1~1.5 寸,足三里直刺 1~2 寸,均施提插补法。

①白天发作:申脉直刺 0.3~0.5 寸,施捻转泻法;②夜晚发作:照海直刺 0.5~0.8 寸,施捻转泻法;③悲泣:太渊避开桡动脉直刺 0.3~0.5 寸;④心悸易惊:内关直刺 0.5~1 寸。

以上腧穴每次留针 30 分钟,每日 1 次,一般 10~20 次可愈。

【医案举例】

李某,男,47岁,2023年5月10日初诊。主诉:情志不畅伴语无伦次10月(家属代述)。伴情绪低落,不欲饮食,大便稀溏。查体:神情淡漠,语无伦次,舌苔腻,脉弦滑。诊断:癫症(痰气郁结)。治疗:先针水沟,施提插捻转泻法,以眼球湿润为度,再针肝俞、脾俞,施捻转补法,继针太冲、丰隆,得气后施提插捻转泻法。针5次后,情绪稍有好转,其余诸症未见好转,按上述处方继续针刺;治疗10次后,情绪好转,说话稍有逻辑,饮食增加,但仍有大便稀溏;治疗20次后,情志正常,说话有逻辑,大便正常。

十五、狂症

狂,是指神志失常,狂乱不安,妄作妄动,骂詈歌笑,喧扰不宁而言。本症相当于西医学中的精神分裂症、狂躁症等病。

狂症可分为痰火上扰、阳明热盛、肝胆郁火、瘀血内阻。痰火上扰者常见起病急骤,性情急躁,两目怒视,叫骂不休,毁物殴人,亲疏不避,头痛失眠,面红目赤,大便秘结,舌质红,苔黄腻,脉弦滑数。阳明热盛者常见面红耳赤,弃衣而走,登高而歌,逾垣上屋,或数日不食,腹满不得卧,便秘,尿黄,苔黄,脉沉数有力。肝胆郁火者常见狂躁易怒,心神烦乱,惊悸不安,神不守舍,或咏或歌,或言或笑,胸胁胀痛,口苦发干,舌红苔黄,脉弦数。瘀血内阻者常见胸中憋闷,精神不宁,狂扰不安,言语不休,或沉默寡言,甚则终日骂詈,少腹胀满,疼痛拒按,舌质红紫或见瘀斑,脉沉实有力。

【同功穴配伍】

1. 主症选主穴　水沟、百会、大陵。

2. 辨证选配穴　①痰火上扰加神门、中脘;②阳明热盛加内庭、厉兑;③肝胆郁火加太冲、胆俞;④瘀血内阻加合谷、太冲、血海、膈俞。

3. 随症加减穴　①大便燥结加支沟、天枢;②失眠加四神聪、神门、三阴交。

方解释义:脑为元神之府,督脉为阳脉之海,督脉入脑,取督脉之水沟与百会,水沟醒神开窍,百会升提人体阳气,二穴合用可醒脑开窍,安神定志;大陵为心包经原穴,可加强醒神开窍的作用。神门、中脘清心豁痰;内庭、厉兑清泻胃火;太冲、胆俞疏肝泻火;合谷、太冲合为四关穴,行气化瘀,醒脑开窍,血海、膈俞活血化瘀,诸穴相配,共奏活血化瘀、醒脑开窍之功。天枢为大肠经之募穴,有泻腑通便之功,支沟为治疗便秘之经验穴;四神聪、神门、三阴交相配伍为天地人配穴,能镇静安神、引阳入阴。

【针灸技法】

水沟向上斜刺 0.3~0.5 寸,施提插捻转强刺激,百会平刺 0.5~0.8 寸,施平补平泻,大陵直刺 0.3~0.5 寸,施平补平泻。

①痰火上扰:神门避开尺动、静脉,直刺 0.3~0.5 寸,中脘直刺 1~1.5 寸;②阳明热盛:内庭直刺或斜刺 0.5~0.8 寸,厉兑点刺出血;③肝胆郁火:太冲直刺 0.5~0.8 寸,胆俞斜刺 0.5~0.8 寸,施捻转泻法;④瘀血内阻:合谷直刺 0.5~1 寸,太冲操作同上,血海直刺 1~1.5 寸,均施捻转泻法,膈俞斜刺 0.5~0.8 寸,或点刺出血。

①大便燥结:支沟直刺 0.5~1 寸,天枢直刺 1~1.5 寸,施提插泻法;②失眠:四神聪平刺 0.5~0.8 寸,神门避开尺动、静脉直刺 0.3~0.5 寸,两穴施平补平泻,三阴交直刺 1~1.5 寸,施捻转补法。

以上腧穴每次留针 30 分钟,每日 1 次,一般 10~20 次可愈。

【医案举例】

赵某,女,51 岁,2021 年 4 月 4 日初诊。主诉:突然性情暴躁 2 月。伴坐卧不安,面红目赤,睡眠不佳。查体:神志不清,语言清晰,舌红,苔黄腻,脉弦滑。诊断:狂症(痰火上扰)。治疗:先针水沟、百会、大陵,得气后施平补平泻,继针神门、中脘,得气后施提插捻转泻法,最后针四神聪、神门、三阴交,浅刺四神聪,施小幅度快频率提插捻转,中刺神门,施捻转补法,深刺三阴交,施提插捻转补法。治疗 5 次后,患者性情暴躁好转,睡眠不佳等症状好转。治疗 15 次后,患者诸症基本消除。

十六、痫症

痫,俗称"羊痫风"。大发作时的特征为猝然昏倒,不省人事,手足搐搦,口吐涎沫,两目上视,喉中发出如猪、羊等叫声,醒后疲乏无力、饮食起居一如常人,时发时止,发无定时,小发作则表现为瞬间的神志模糊,可出现目睛直视,一时性失神,或口角牵动、吮嘴等。

痫症可由痰火、风痰、痰瘀、血虚和肾虚引起。痰火痫者常表现为突然昏倒,四肢抽搐,口吐黏沫,气粗息高,直视,或口作五畜声,魂梦惊惕,胸膈阻塞,情志抑郁,胁肋胀痛,心烦失眠,头痛目赤,面红,口苦,便秘,尿赤。发无定时,或一日三五发,或数日数月后再发,醒后疲乏,一如常人。往往情绪易于波动,一触即发。舌质红、苔黄腻,脉弦滑数有力。风痰痫者常表现为发作前每有短时头晕,胸闷、泛恶,随即猝然仆倒,不知人事,手足搐搦强直,两目上视,口噤,口眼牵引,喉中发出五畜之声,将醒之时,口吐白沫或流清涎,醒后惟觉疲惫不堪,有时醒后又发,时发时止,或数日数月再发,疲劳时发作更频,每于感寒则易诱发,体壮者脉多滑大,舌苔白厚腻。痰瘀痫者常表现为发时头晕头痛,旋即尖叫一声,瘛疭抽搐,口吐涎沫,脸面口唇青紫,口干,但欲漱水不欲咽,多有颅脑外伤病史,每遇阴雨天易发,舌质紫有瘀血点,脉弦或弦涩。血虚痫者常表现为痫厥屡发,发前头晕心悸,手足搐动,发时突然昏倒不省人事,口噤目闭,吐白沫,抽搐时间长短不定,醒后如常人,伴见心悸怔忡、双目干涩等症状,或于月经期前后发作频繁,唇甲淡白,脉细滑,舌质色淡或舌尖红,苔薄白少。肾虚痫者常表现为反复发作数年不愈,突然昏倒,神志昏愦,面色苍白,四肢抽搐,或头与眼转向一侧,口吐白沫,二便自遗,出冷汗,继则发出鼾声而昏睡,移时渐渐苏醒,平素或腰膝酸软,足跟痛,或遗精阳痿早泄,或白带多,甚或智力渐退,脉沉细滑,舌质淡,苔薄少。

【同功穴配伍】

1. 主症选主穴　水沟、身柱、鸠尾、阳陵泉、本神、十宣。

2. 辨证选配穴　①痰火加丰隆、行间;②风痰加丰隆、风池;③痰瘀加百会、膈俞;④血虚加脾俞、足三里;⑤肾虚加肾俞、太溪。

3. 随症加减穴　①夜间发作为主加照海;②强直 - 阵挛发作者加百会;③自主神经性发作者配心俞、肝俞、肾俞;④部分运动性发作者加合谷、太冲;⑤发后疲乏加气海、关元。

方解释义:脑为元神之府,督脉入络脑,故取督脉之水沟、身柱以醒脑开窍、宁神定志;鸠尾为治疗痫症之效穴,阳陵泉为筋会,具有舒筋活络之功,本神、十宣可开窍醒神。丰隆为祛痰之要穴,配伍行间以化痰去火,配伍祛风要穴风池以祛风化痰;百会清利脑窍,膈俞可化痰;脾俞、足三里可补益气血;肾俞、太溪可补肾温阳。照海通阴跷脉,跷脉主运动,主矫健,取之助运动;百会合水沟可醒脑开窍;心俞、肝俞、肾俞可补益心、肝、肾之气;合谷配伍太冲以开四关而定痉;气海、关元可补气温阳。

【针灸技法】

水沟向上斜刺 0.3~0.5 寸,施提插捻转强刺激,身柱向上斜刺 0.5~1 寸,可灸,鸠尾直刺 0.3~0.6 寸,阳陵泉直刺 1~1.5 寸,本神平刺 0.5~0.8 寸,均施平补平泻,十宣点刺出血。

①痰火:丰隆直刺 1~1.5 寸,行间直刺 0.5~0.8 寸,施提插泻法;②风痰:丰隆操作同上,风池向鼻尖斜刺 0.8~1.2 寸,施捻转泻法;③痰瘀:百会平刺 0.5~0.8 寸,膈俞斜刺 0.5~0.8 寸,施平补平泻;④血虚:脾俞斜刺 0.5~0.8 寸,足三里直刺 1~2 寸,施捻转补法;⑤肾虚:肾俞直刺 1~1.5 寸,太溪直刺 0.5~1 寸,施提插补法。

①夜间发作为主:照海直刺 0.5~0.8 寸,施捻转泻法;②强直-阵挛发作:百会平刺 0.5~0.8 寸,施平补平泻;③自主神经性发作:心俞、肝俞斜刺 0.5~0.8 寸,施捻转补法;④部分运动性发作:合谷直刺 0.5~1 寸,太冲直刺 0.5~0.8 寸,施提插泻法;⑤发后疲乏:气海、关元直刺 1~1.5 寸,施提插补法,可灸。

以上腧穴每次留针 30 分钟,每日 1 次,一般 10~20 次可愈。

【医案举例】

马某,男,58 岁,2021 年 11 月 7 日初诊。主诉:突然晕倒,口吐白沫 3 小时。伴急躁易怒,喉中痰鸣,心烦,大便干,头晕。有高血压病史 10 年。查体:神志清楚,语言清晰,舌红,苔黄,脉滑。诊断:痫症(痰火)。治疗:先于十宣点刺放血,继针水沟,得气后施强刺激,以眼球湿润为度,又针身柱、鸠尾、阳陵泉、本神,得气后施平补平泻,最后针丰隆、行间,得气后施提插捻转泻法。治疗 5 次后,患者未出现突然晕倒症状,头晕症状好转,但仍有心烦,遂加针内关。治疗 10 次后,患者心烦等症状减轻,又按上述处方继续针刺 10 次后,患者症状消除。

十七、善惊

善惊,是指遇事容易受惊吓,或经常自觉惊慌、心悸而言。本症可见于抑郁症、恐怖症、焦虑症、神经衰弱、精神发育迟缓等病。

善惊可由阴血不足、心火旺盛、心胆气虚、肝郁血虚、痰火扰心引起。阴血不足者可见潮热盗汗,虚烦失眠,遇事易惊,手足心热,面色无华,舌红少苔,脉细。心火旺盛者可见面红目赤,烦躁易惊,口舌生疮,舌红脉数。心胆气虚者可见气短乏力,语言低微,胆怯怕事,心慌易惊,舌质淡,苔薄白,脉弱。肝郁血虚者可见情志抑郁,胸胁胀满,烦躁易怒,面色苍白,舌苔薄,质暗或淡,脉细弱。痰火扰心者可见口干口苦,心烦意乱,夜寐易惊,舌质色红,苔黄厚腻,脉滑数。

【同功穴配伍】

1. 主症选主穴　内关、胆俞、肝俞、心俞。

2. 辨证选配穴　①阴血不足加三阴交、血海；②心火旺盛加神门；③心胆气虚加丘墟；④肝郁血虚加太冲、三阴交；⑤痰火扰心加丰隆、神门。

3. 随症加减穴　①心悸加巨阙；②烦躁加太冲；③失眠加四神聪、神门、三阴交；④口干口苦加日月。

方解释义："心胸若有病，速与内关谋"，内关为治疗本症的主穴。胆俞、心俞以补心胆之气，安神定志。取肝俞疏泄肝经郁滞，配太冲以疏肝解郁。三阴交、血海补气养血；心胆气虚加丘墟可以增强安神定志之效。心火旺盛时，取心包经络穴内关，配心经原穴神门，以清心泻火、宁心安神。巨阙为心之募穴，心俞为心之背俞穴，俞募配穴治疗五脏病；太冲可疏肝而除烦；四神聪、神门、三阴交相伍，可镇静安神、引阳入阴；胆俞、日月为俞募配穴以疏肝。

【针灸技法】

内关直刺 0.5~1 寸，胆俞、肝俞、心俞斜刺 0.5~0.8 寸，施平补平泻。

①阴血不足：三阴交、血海直刺 1~1.5 寸，施提插补法；②心火旺盛：神门避开尺动、静脉直刺 0.3~0.5 寸；③心胆气虚：丘墟直刺 0.5~0.8 寸，施捻转补法；④肝郁血虚：太冲直刺 0.5~0.8 寸，三阴交直刺 1~1.5 寸，施捻转补法；⑤痰火扰心：丰隆直刺 1~1.5 寸，神门避开尺动、静脉直刺 0.3~0.5 寸，施捻转泻法。

①心悸：巨阙直刺 0.3~0.6 寸，施平补平泻；②烦躁：太冲直刺 0.5~0.8 寸，施提插泻法；③失眠：四神聪平刺 0.5~0.8 寸，神门、三阴交操作同上，施平补平泻；④口干口苦：日月斜刺或平刺 0.5~0.8 寸，施平补平泻。

以上腧穴每次留针 30 分钟，每日 1 次，一般 10~20 次可愈。

【医案举例】

温某，女，52 岁，2023 年 2 月 26 日初诊。主诉：易惊 5 个月。伴睡眠差、气短、惊吓后心悸、眼花。既往无家族病史，子宫肌瘤术后 3 年。查体：神志清晰，语言清晰，但语声低微，舌质淡，苔薄白，脉弱。诊断：善惊（心胆气虚）。治疗：先针内关，得气后施提插捻转补法，再针心俞、肝俞、胆俞，得气后施捻转补法，继针丘墟，得气后施捻转补法。针 5 次后，易惊好转，气短好转，但便秘、眼花，遂在上述处方基础上，加针天枢、睛明、瞳子髎、鱼腰，得气后施平补平泻。针 15 次后，诸症消除。

十八、善悲

善悲，又名喜悲。是指经常悲伤欲哭，不能自制的病症。多系气虚不足，内脏虚躁所致。《金匮要略》称为"喜悲伤欲哭"。本症可见于西医学癔病、更年期综合征、神经官能症等病。

善悲的症状常见于心肺气虚、脏躁。心肺气虚者常表现为心慌气短，咳嗽声低，动则自汗，善悲欲哭，舌淡苔薄，脉弱。脏躁者常表现为心烦不得眠，坐卧不安，悲伤欲哭，甚则精神失常，大便秘结，舌红少津，脉细。

【同功穴配伍】

1. **主症选主穴** 少府、通里、行间。

2. **辨证选配穴** ①心肺气虚加心俞、太渊；②脏躁加太冲、太溪。

3. **随症加减穴** ①心悸加巨阙、心俞；②常哭加肺俞、中府；③便秘加支沟。

方解释义：少府为心经荥穴，取此穴可以补心气、助心火，使心火温煦神明，悲恐自止；通里为心经络穴，通于脏腑，可补益心气，行气活血，宁心安神；行间为肝经荥穴，以疏肝理气，开郁解结。心俞为心经俞穴，太渊为肺经原穴，二穴相配可补益心肺之气；太冲疏肝解郁，太溪温煦肾水，使心不受阴寒，以免水气凌心而致善悲不乐。巨阙与心俞、肺俞、中府为俞募配穴，具有宁心定志、调节肺气之功；支沟为治疗便秘之要穴。

【针灸技法】

少府、通里直刺 0.3~0.5 寸，行间直刺 0.5~0.8 寸，施平补平泻。

①心肺气虚：心俞斜刺 0.5~0.8 寸，施捻转补法，太渊避开桡动脉直刺 0.3~0.5 寸，施迎随补法；②脏躁：太冲直刺 0.5~0.8 寸，太溪直刺 0.5~1 寸，得气后施提插捻转泻法。

①心悸：巨阙直刺 0.3~0.6 寸，心俞斜刺 0.5~0.8 寸，施平补平泻；②常哭：肺俞、中府斜刺 0.5~0.8 寸，施捻转补法；③便秘：支沟直刺 0.5~1 寸，施捻转泻法。

以上腧穴每次留针 30 分钟，每日 1 次，一般 5~10 次可愈。

【医案举例】

刘某，女，16 岁，2021 年 10 月 24 日初诊。主诉：悲伤 8 个月，加重 2 个月，经前加重，平素学习压力大，心烦，睡眠不佳。查体：神志清楚，语言清晰，舌红少津,脉细。诊断:善悲(脏躁)。治疗:先针少府、通里、行间,得气后施平补平泻,继针太冲、太溪,得气后施提插捻转泻法,又针巨阙、心俞,得气后施捻转泻法,最后针四神聪、神门、三阴交,浅刺四神聪,施小幅度快频率提插捻转,再中刺神门,施捻转补法,又深刺三阴交,施提插捻转补法。治疗3次后,患者善悲症状好转,心烦及睡眠好转。按上述处方继续针刺5次后,诸症消除。

十九、善恐

善恐,是指未遇到恐惧之事而产生了恐惧之感,始终神志不安,如人将捕之的症状。本症以虚证为主,为精血不足之症。本症可见于西医学中神经衰弱、神经性耳鸣、精神分裂症、中风后遗症等病。

善恐可分为肾精不足、气血虚弱、肝胆不足。肾精不足者可见腰膝酸软,精神萎靡,心慌不安,遗精盗汗,失眠不寐,苔少质红,脉细弱。气血虚弱者可见身倦乏力,自汗气短,心慌善恐,触事易恐,面色无华,舌淡苔薄,脉细弱。肝胆不足者可见两胁不舒,优柔寡断,胆怯善恐,苔薄质淡,脉弱。

【同功穴配伍】

1. 主症选主穴　足三里、大钟、太冲、阳陵泉。

2. 辨证选配穴　①肾精不足加太溪、肾俞;②气血虚弱加关元、气海;③肝胆不足加胆俞、肝俞。

3. 随症加减穴　①腰膝酸软加委中;②心慌加内关;③胆小加胆俞、日月。

方解释义:脾胃为后天之本,气血生化之源,足三里为胃经合穴,取本穴可以健运脾胃,补益气血,气血充沛则神有所养,解除惶恐之症;大钟为肾之络穴,可滋补肾精,固摄精津,则恐惧不生;阳陵泉为胆经合穴,配肝经之原穴太冲,可安神定志,养血安魂,恐惧渐减。肾俞、太溪补益肾精,固摄肾精,以祛恐惧;恐则气下,故以关元、气海调理一身之气,补益气血,气血充沛,惶恐得除;肝俞、胆俞可安神定志。"腰背委中求",委中可强腰壮膝;内关为手厥阴心包经之络穴,具有宁心定志之功;胆俞、日月为俞募配穴,可壮胆。

【针灸技法】

足三里直刺1~2寸,大钟直刺0.3~0.5寸,太冲直刺0.5~0.8寸,阳陵泉直刺1~1.5寸,施平补平泻。

①肾精不足：太溪直刺 0.5~1 寸，肾俞直刺 1~1.5 寸，施提插补法，可灸；②气血虚弱：关元、气海直刺 1~1.5 寸，可灸；③肝胆不足：胆俞、肝俞斜刺 0.5~0.8 寸，可灸。

①腰膝酸软：委中直刺 1~1.5 寸，或点刺放血；②心慌：内关直刺 0.5~1 寸，施捻转补法；③胆小：胆俞、日月斜刺 0.5~0.8 寸，施平补平泻。

以上腧穴每次留针 30 分钟，每日 1 次，一般 5~10 次可愈。

【医案举例】

杨某，女，66 岁，2022 年 2 月 9 日初诊。主诉：突发惊恐不安 2 月。伴两胁胀痛，犹豫不决，易受惊吓。查体：神志清楚，语言清晰，舌淡红，苔薄，脉弱。诊断：善恐（肝胆不足）。治疗：先针足三里、大钟、太冲、阳陵泉，得气后施提插捻转补法，继针胆俞、肝俞，得气后施捻转补法。治疗 3 次后，患者惊恐等症状好转，遂按上述处方继续治疗，治疗 10 次后，诸症消除。

二十、善太息

善太息是指患者自觉胸中憋闷，每以长声嘘气为舒的一种症状。又称"叹息"。

太息常伴胸闷，惟胸闷而欲太息为舒，而胸闷常因气机不利所致。肝郁则失其条达，致气机郁滞，气虚则气运不能舒展致气机不利。肝郁气滞者常表现为胸闷不舒，长嘘叹气，胁肋胀满，神情漠然，纳少，口苦，眩晕，苔白，脉弦。气虚者常表现为常欲叹息，短气自汗，倦怠乏力，纳少食呆，舌质淡，舌体胖，苔白，脉细。

【同功穴配伍】

1. **主症选主穴** 期门、内关、太冲、膻中。

2. **辨证选配穴** ①肝郁善太息加肝俞、大包；②气虚善太息加足三里、膏肓。

3. **随症加减穴** ①眩晕加百会、四神聪；②乏力加气海；③神情淡漠加神门、太冲。

方解释义：期门为肝之募穴，又是足太阴、阴维之会，刺之可疏肝气、健脾气、调气活血；内关为心包经的络穴，又是八脉交会穴之一，通于阴维，维络诸阴，主治心胸疾病，刺之可宽胸散结，理气止痛；太冲为肝经输穴、原穴，能平肝理气、解郁安神；膻中为八脉交会穴之气会，可宽胸理气，降气通络。配肝俞、大包宽胸散结,疏肝理气;足三里、膏肓健脾益气。百会、四神聪可清利头目止眩晕;气海可补益中气;神门、太冲可疏肝解郁,宁心安神。

【针灸技法】

期门斜刺或平刺 0.5~0.8 寸,内关直刺 0.5~1 寸,均施平补平泻;太冲直刺 0.5~0.8 寸,得气后施提插捻转泻法,膻中平刺 0.3~0.5 寸,施平补平泻。

①肝郁善太息:肝俞、大包斜刺或平刺 0.5~0.8 寸,施捻转泻法;②气虚善太息:足三里直刺 1~2 寸,膏肓斜刺 0.5~0.8 寸,施提插捻转补法。

①眩晕:百会、四神聪向后平刺 0.5~0.8 寸,施平补平泻;②乏力:气海直刺 1~1.5 寸,施提插捻转补法;③神情淡漠:神门避开尺动、静脉直刺 0.3~0.5 寸,太冲直刺 0.5~1 寸,均施平补平泻。

以上腧穴每次留针 30 分钟,每日 1 次,一般 5~10 次可愈。

【医案举例】

刘某,女,22 岁,2019 年 5 月 24 日初诊。主诉:善太息 1 月。伴月经量少,气短乏力,手脚冰凉。查体:神志清楚,语言清晰,舌淡,苔白,脉细。诊断:善太息(气虚)。治疗:先针期门、内关,得气后施平补平泻,继针太冲,得气后施提插捻转泻法,又针膻中,得气后施平补平泻,最后针足三里、膏肓,得气后施提插捻转补法,治疗 3 次后患者善太息症状好转,但仍手脚冰凉,遂加针巨阙、关元,治疗 5 次后,患者善太息症状基本消除。

二十一、神昏

神昏即不省人事,神志昏乱,呼之不应,触之不觉,不易苏醒。疾病过程中出现神昏,多为危急重症。神昏的深度常与疾病的严重程度有关。神昏按轻重可分为,神志恍惚:表情冷漠或情绪烦躁,辨物不清,恍惚,强呼可应;神志迷蒙:意识蒙眬,强呼可醒,旋即入睡;昏迷:呼之不应,刺之不明,目正睛圆,或目合口开,手撒肢冷,二便自遗,为脱证;或双手握固,牙关紧闭,舌卷囊缩,呼吸气粗,为闭证。

神昏可出现在热陷心包、腑热熏蒸、热毒攻心、暑邪上冒、湿热蒙蔽、热盛动风、风痰内闭、阴虚风动、瘀血乘心、阴竭阳脱和内闭外脱中。热陷心包者可见高热烦躁,神昏谵语,目赤唇焦,舌謇,发疹发斑,四肢厥冷,小便黄,大便干结,舌质红绛,脉洪而数。腑热熏蒸者可见高热或日晡潮热,神志不清,谵语,循衣摸床,面红耳赤,腹部胀满,按之坚硬,大便秘结或热结旁流,小便黄赤,舌苔老黄或焦躁起刺,脉洪大或沉伏有力。热毒攻心者可见高热烦躁,神昏谵语,头面红肿,咽肿喉烂,斑疹紫黑,衄血便血,疮疡或丹毒漫延,流注四窜,舌绛苔焦或生芒刺,脉滑而数或六脉沉细而数。暑邪上冒者可见猝然昏仆,身热肢厥,气粗如喘,面色潮红,或见面垢,冷汗不止,小便短赤,脉虚数而大。湿热蒙蔽者可见身热不扬,口苦黏腻,渴不欲饮,面目发黄,胸腹痞闷,四肢困重,下痢赤白,甚至神志昏沉,时明时昧,或昏迷不醒,舌红苔黄垢腻,脉滑数或濡细。热盛动风者可见高热肢厥,神志昏迷,全身抽搐,角弓反张,颈项强直,两目上翻,面红目赤,小便短赤,大便秘结,舌质红,脉弦数。风痰内闭者可见突然昏仆,不省人事,震颤抽搐,口角流涎,喉中痰鸣,面色晦暗,胸闷呕恶,口眼㖞斜,半身不遂,舌苔白腻,脉弦滑。阴虚风动者可见时有头晕眼花,潮热颧红,手足震颤、蠕动,肢体麻木或震颤,进而突然昏倒,言语謇涩,半身不遂,口眼㖞斜,舌红少津,脉弦细而数。瘀血乘心者可见神志不清,谵言妄语,狂躁不安,舌謇短缩,身体灼热,少腹硬满,肌肤甲错,面唇爪甲青紫,大便色黑易解,小溲尚清,舌质紫暗,脉沉涩。阴竭阳脱者可见昏睡不醒,汗多肢温,呼吸急促,小便极少,逐渐转为面色苍白,气短息微,冷汗淋漓,汗质稀冷,四肢厥逆,二便自遗,舌淡苔白,脉微欲绝,或虚细无根。内闭外脱者可见神志昏乱,呼吸气粗,汗出面白,鼾声大作,目闭口开,撒手遗尿,四肢厥冷,舌红或淡红,脉沉伏,或虚数无力。多见于西医肝性脑病、酒精中毒、中毒性痢疾等疾病。

【同功穴配伍】

1. 主症选主穴 水沟、涌泉、劳宫。

2. 辨证选配穴 ①热陷心包加中冲、大椎;②腑热熏蒸加曲池、合谷;③热毒攻心加膈俞、委中;④暑邪上冒加外关、大椎;⑤湿热蒙蔽加阴陵泉、三阴交;⑥热盛动风加合谷、行间;⑦风痰内闭加丰隆、太冲;⑧阴虚风动加太冲、太溪;⑨瘀血乘心加三阴交、内关;⑩阴竭阳脱加百会、关元;⑪内闭外脱加风池、气海。

3. 随症加减穴 ①震颤加合谷、太冲;②偏身瘫痪加肩髃、手三里、外关、风市、阳陵泉、悬钟、三阴交;③高热加大椎;④呕吐加内关;⑤头痛加百会、四神聪、印堂、太阳;⑥口吐白沫加鸠尾、十二井穴。

方解释义:水沟为急救常用穴,为醒神开窍之要穴;涌泉为肾经井穴,具有醒脑开窍、泻热通络的作用;劳宫为心经荥穴,能清泻心火,开窍安神。配中冲、大椎清心开窍、泻热醒神;曲池、合谷清热泻火,通腑开窍;膈俞、委中清热解毒,凉血开窍;外关、大椎清暑祛湿,开窍醒神;阴陵泉、三阴交清热利湿,醒神开窍;合谷、行间清热泻火,平肝息风;丰隆、太冲开窍化痰,疏肝息风;太冲、太溪滋阴息风;三阴交、内关化瘀开窍,宁心安神;百会、关元滋阴敛阳;风池清利脑窍,气海培本固元,是强壮补虚的要穴。合谷配伍太冲开四关,以止震颤;肩髃、手三里、外关、风市、阳陵泉、悬钟、三阴交为局部取穴,可通经活络;大椎清热泻火;内关为止呕之要穴;百会、四神聪、印堂、太阳可清脑利窍,通经止痛;鸠尾为治疗口吐白沫之要穴,十二井穴可醒神开窍。

【针灸技法】

水沟向上斜刺 0.3~0.5 寸,施强刺激,涌泉直刺 0.5~1 寸,斜刺时要防止刺伤足底动脉,可灸,劳宫直刺 0.3~0.5 寸,施捻转泻法。

①热陷心包:中冲、大椎点刺放血;②腑热熏蒸:曲池直刺 1~1.5 寸,合谷直刺 0.5~1 寸,均施提插泻法;③热毒攻心:膈俞、委中点刺放血;④暑邪上冒:外关直刺 0.5~1 寸,大椎点刺放血,加拔火罐;⑤湿热蒙蔽:阴陵泉、三阴交直刺 1~1.5 寸,施提插泻法;⑥热盛动风:合谷直刺 0.5~1 寸,行间直刺 0.5~0.8寸,施提插泻法;⑦风痰内闭:丰隆直刺 1~1.5 寸,太冲直刺 0.5~0.8 寸,施提插捻转泻法;⑧阴虚风动:太冲直刺 0.5~0.8 寸,太溪直刺 0.5~1 寸,施捻转补法;⑨瘀血乘心:三阴交操作同上,内关直刺 0.5~1 寸,施提插泻法;⑩阴竭阳脱者:百会、关元重灸;⑪内闭外脱:风池向鼻尖斜刺 0.8~1.2 寸,气海直刺 1~1.5寸,捻转补法。

①震颤:合谷直刺 0.5~1 寸,太冲直刺 0.5~0.8 寸,施平补平泻;②偏身瘫痪:肩髃直刺 0.8~1.5 寸,施苍龟探穴,手三里直刺 0.8~1.2 寸,施青龙摆尾,外关直刺 0.5~1 寸,风市、阳陵泉、三阴交直刺 1~1.5 寸,悬钟直刺 0.5~0.8 寸;③高热:大椎点刺出血;④呕吐:内关直刺 0.5~1 寸;⑤头痛:百会、四神聪平刺 0.5~0.8 寸,印堂提捏进针,从上向下平刺 0.3~0.5 寸,太阳直刺 0.3~0.5 寸,施平补平泻;⑥口吐白沫:鸠尾直刺 0.3~0.6 寸,十二井穴点刺出血。

以上腧穴每次留针 30 分钟,每日 1 次,一般 1 次可醒。

【医案举例】

张某,男,22 岁,2020 年 7 月 23 日初诊。主诉:突然晕倒 2 小时,伴高热,面色红,气粗如喘。查体:神志不清,不能言语,舌红,苔黄,脉虚数。诊断:神昏(暑邪上冒)。治疗:先针水沟,施强刺激,以眼球湿润为度,继针涌泉、劳宫,得气后施提插捻转泻法。又针外关,得气后施提插捻转泻法,最后于大椎点刺放血后加拔火罐。治疗 1 次后,患者症状好转,但仍有高热,遂继续针刺,治疗 2 次后,患者诸症消除。

二十二、烦躁

烦躁,即心中烦热不安、手足躁扰不宁的症状。烦躁一症,不外虚实两端。属实者,多因邪热、痰火、瘀血为患;属虚者,多为阴虚火旺。然不论虚实,又多与心经有火有关。心藏神,主神明,神明被心火所扰,则烦躁不宁。阳明腑实者常表现为壮热烦躁,大便不通或热结旁流,腹满硬痛或脐周疼痛,拒按,或见谵语,舌苔黄燥,甚或焦黑生芒刺,脉洪大或沉实。热入营血者常表现为身热夜甚,烦躁不寐,甚或发狂,斑疹透露,吐血衄血,或尿血便血,舌质红绛,脉细数。表寒郁热者常表现为恶寒发热,无汗烦躁,头身疼痛,口渴,舌苔薄白微黄,脉浮紧。少阳郁热者常表现为胸胁满闷,烦躁谵语,惊惕不安,小便不利,全身困重,不可转侧,苔薄黄,脉弦数。痰火内扰者常表现为发热面赤,气急烦闷,躁扰不宁,痰黄黏稠,大便秘结,小便短赤,舌质红,苔黄腻,脉滑数。瘀血冲心者常表现为心烦躁扰,面唇青紫,眼窝暗黑,心胸刺痛,或少腹硬满疼痛,小便自利,大便色黑易解,舌质紫暗,有瘀点,脉沉涩或结代。阴虚火旺者常表现为虚烦不寐,躁扰不宁,心悸怔忡,健忘多梦,腰膝酸软,颧红唇赤,手足心热,潮热盗汗,咽干口燥,尿黄便干,舌红少苔,脉细数。气血不足者常表现为心烦不寐,躁扰不宁,多思善虑,健忘多梦,头晕乏力,面色无华,舌淡苔薄白,脉细。本症多见于更年期综合征。

【同功穴配伍】

1. **主症选主穴** 神门、内关、灵道。

2. **辨证选配穴** ①阳明腑实加冲阳、解溪;②热入营血加内关、劳宫;③表寒郁热加列缺、曲池;④少阳郁热加阳池、外关;⑤痰火内扰加丰隆、太冲;⑥瘀血冲心加血海、膈俞;⑦阴虚火旺加太溪、少府;⑧气血不足加足三里、脾俞。

3. **随症加减穴** ①便秘加天枢、支沟;②心悸加内关、膻中;③发热加大椎;④腰膝酸软加太溪、肾俞;⑤乏力加气海;⑥心胸刺痛加巨阙、关元;⑦痰黄加丰隆。

方解释义:神门为心经输穴、原穴,主心之脏病,刺之可宁心安神、消烦除躁;内关为心包经的络穴,又是八脉交会穴之一,通于阴维,维络诸阴,刺之可宁心除烦,安神去躁;灵道是手少阴心经之经穴,心主神明,刺之可宁心除烦。配冲阳、解溪清泻胃火,安神除躁;劳宫、内关清热泻火,凉营除烦;列缺、曲池祛风散寒,清热除烦;阳池、外关清热除烦;丰隆、太冲清热化痰,散结除烦;血海、膈俞活血化瘀,宁心安神;太溪、少府滋阴清热除烦;足三里、脾俞健脾益气,养血除烦。天枢、支沟可通腑泄热;内关、膻中可宽胸理气;大椎点刺放血可清热泻火;太溪、肾俞为俞原配穴,可强腰壮膝;气海可补中益气;巨阙为心募、关元小肠募,两穴相伍可加强心脏搏动功能;丰隆为祛痰之要穴。

【针灸技法】

神门、灵道避开尺动、静脉直刺 0.3~0.5 寸,内关直刺 0.5~1 寸,均施平补平泻。

①阳明腑实:冲阳避开动脉直刺 0.3~0.5 寸,解溪直刺 0.5~1 寸,均施提插捻转泻法;②热入营血:内关直刺 0.5~1 寸,劳宫直刺 0.3~0.5 寸,均施提插捻转泻法;③表寒郁热:列缺斜刺 0.5~0.8 寸,曲池直刺 1~1.5 寸,施提插捻转泻法;④少阳郁热:阳池直刺 0.3~0.5 寸,外关直刺 0.5~1 寸,均施提插捻转泻法;⑤痰火内扰:丰隆直刺 1~1.5 寸,太冲直刺 0.5~0.8 寸,均施提插捻转泻法;⑥瘀血冲心:血海直刺 1~1.5 寸,膈俞斜刺 0.5~0.8 寸,可点刺放血;⑦阴虚火旺:太溪直刺 0.5~1 寸,施提插捻转补法,少府直刺 0.3~0.5 寸,施提插捻转泻法;⑧气血不足:足三里直刺 1~2 寸,脾俞斜刺 0.5~0.8 寸,施提插捻转补法。

①便秘:天枢直刺 1~1.5 寸,支沟直刺 0.5~1 寸,施提插捻转泻法;②心悸:内关直刺 0.5~1 寸,膻中平刺 0.3~0.5 寸,施平补平泻;③发热:大椎点刺放血;④腰膝酸软:太溪、肾俞直刺 0.5~1 寸,施提插捻转补法;⑤乏力:气海直刺 1~1.5 寸,施提插捻转补法;⑥心胸刺痛:巨阙直刺 0.3~0.6 寸,关元直刺 1~1.5 寸,施提插捻转泻法;⑦痰黄:丰隆直刺 1~1.5 寸,施提插捻转泻法。

以上腧穴每次留针 30 分钟,每日 1 次,一般 5~10 次可愈。

【医案举例】

张某,女,67 岁,2021 年 3 月 9 日初诊。主诉:烦躁、焦虑 2 个月。伴心悸、多梦,失眠,潮热盗汗。查体:神志清楚,语言清晰,舌红,少津,脉弦细。诊断:烦躁(阴虚火旺)。治疗:先针神门、内关、灵道,得气后施平补平泻,继针三阴交、太溪,得气后施提插捻转补法,最后针四神聪,得气后施小幅度快频率提插捻转泻法。治疗 3 次后,患者烦躁、焦虑等症状好转,心悸、潮热盗汗、失眠症状好转,但有胸闷的症状,遂在上述处方的基础上加刺膻中,治疗 5 次后,患者诸症消除。

二十三、失语

失语,《金匮要略》中称"口不能言",是指患者的语言交流能力受损或丧失。失语与失音有别,前者是患者丧失语言交流能力;后者是以患者声音嘶哑为特征,重者声哑不出。

引起失语的病因虽然复杂,但总以肾经不足,肝气郁结,血脉不通,风邪留而不去为致病之本,以风、火、痰、湿、气、血为致病之标。与心、肝、脾、肾经有关。具体可分为风痰闭窍、肝气郁结、肾精不足、瘀血阻络。风痰闭窍者可见突然昏仆,不省人事,失语,喉中痰鸣,口角流涎,胸闷呕恶,或半身不遂,舌苔白腻,脉弦滑。肝气郁结者可见精神抑郁,表情痛苦,突然失语,移时恢复,或心烦易怒,胸胁胀痛,妇女乳房胀痛,月经不调,食少纳呆,舌苔薄白,脉弦。肾精不足者可见失语,头晕耳鸣,腰膝酸软,二便失禁,发白齿落,动作迟缓,舌质淡,苔薄,脉沉细。瘀血阻络者可见头痛如锥刺,失语,或半身不遂,口眼㖞斜,面色晦暗,肌肤甲错,舌质紫暗有瘀斑,脉涩。

【同功穴配伍】

1. 主症选主穴 廉泉、少海、金津、玉液。

2. 辨证选配穴 ①风痰闭窍加肝俞、丰隆;②肝气郁结加期门、太冲;③肾精不足加命门、太溪;④瘀血阻络加血海、膈俞。

3. 随症加减穴 ①突然昏迷加水沟、十二井穴;②口角流涎加地仓;③头痛加百会、印堂、太阳;④精神抑郁加神门、神庭。

方解释义:廉泉属任脉、阴维之会,刺之可清利咽喉、通调舌络;少海为心经原穴,心开窍于舌,心血充足则舌得濡养而言语自如,心血养神,血虚则神失所养,可致失语,故补心之原穴少海,养血益气,安神开窍;金津、玉液为局部取穴,通络开窍。配期门、太冲疏肝解郁,理气散结;肝俞、丰隆理气化痰,开窍解郁;血海、膈俞活血化瘀,通络开窍;命门、太溪滋阴补精,益髓开窍。水沟属于督脉,配伍十二井穴有醒脑开窍之功;地仓为局部选穴,具有祛风通络之功效,疏散面部气血而止涎;百会、印堂、太阳可利脑通络止痛;神门、神庭可醒脑、调神而开郁。

【针灸技法】

廉泉向舌根斜刺 0.5~0.8 寸,少海直刺 0.5~1 寸,施平补平泻,金津、玉液点刺出血。

①风痰闭窍:肝俞斜刺 0.5~0.8 寸,丰隆直刺 1~1.5 寸,施平补平泻;②肝气郁结:期门斜刺 0.5~0.8 寸,太冲直刺 0.5~0.8 寸,施平补平泻;③肾精不足:命门、太溪直刺 0.5~1 寸,施捻转补法;④瘀血阻络:血海直刺 1~1.5 寸,膈俞斜刺 0.5~0.8 寸或点刺出血,施平补平泻。

①突然昏迷:水沟向上斜刺 0.3~0.5 寸,施提插捻转强刺激,十二井穴点刺出血;②口角流涎:地仓直刺或斜刺 0.5~0.8 寸;③百会平刺 0.5~0.8 寸,印堂从上向下斜刺 0.3~0.5 寸,太阳直刺 0.3~0.5 寸;④精神抑郁:神门避开尺动、静脉直刺 0.3~0.5 寸,神庭平刺 0.5~0.8 寸,施平补平泻。

以上腧穴每次留针 30 分钟,每日 1 次,一般 10~20 次可愈。

【医案举例】

黄某,男,71 岁,2023 年 3 月 1 日初诊。主诉:失语 4 个月,"脑梗死"后出现失语,伴舌体僵硬,胸胁胀痛,情绪急躁,便秘,睡眠不佳,食少纳呆。既往无家族病史,有高血压病史 20 年。查体:血压 165/110mmHg,舌红,苔薄白腻,脉弦。诊断:失语(肝气郁结)。治疗:先于金津、玉液点刺放血,再针刺廉泉、少海,得气后施平补平泻,继针期门、太冲,得气后施提插捻转泻法,又针天枢、支沟,得气后施提插捻转泻法,最后针四神聪、神门和三阴交,四神聪施小幅度、快频率提插捻转泻法,神门施捻转补法,三阴交施重插轻提补法。针 5 次后,能发出声音,但语言不清晰,便秘、睡眠及饮食好转,按上述处方继续针刺 15 次后,语言较清晰,余症消除。

二十四、心烦

心烦,又名烦心,是指心中烦热郁闷之状。心烦病位在心,多由心热所致。

本症多见于更年期综合征。可分为心火炽盛、阴虚火旺、血热扰神、胃肠燥热、暑湿热郁、阳虚阴盛等证。心火炽盛者常表现为心烦失眠,甚则狂乱,发热口渴,口舌生疮,赤烂疼痛,面赤溲黄,大便干结,舌红苔黄,脉滑数。阴虚火旺者表现有心烦心悸,失眠多梦,潮热盗汗,口渴颧红,舌红少津,脉细数。血热扰神者常表现为心烦心悸,或躁扰不宁,或有谵语,身热夜甚,渴不多饮,斑疹显露,舌色深绛,少津少苔,脉细数。胃肠燥热者常表现为心烦口渴,蒸蒸发热,腹中胀痛,大便不通,或为谵语,或见发斑吐衄,口齿咽喉肿痛,舌红苔黄,脉滑数。暑湿热郁者常表现为心烦面垢,口渴身热,汗出不彻,神疲懒言,肢体倦怠,关节酸痛,舌红苔黄腻,脉滑数。阳虚阴盛者常表现为心烦不得眠,心悸易惊,或躁扰不宁,夜而安静,身冷恶寒,舌淡苔薄,脉沉细。

【同功穴配伍】

1. 主症选主穴 神门、内关、少府、大陵。

2. 辨证选配穴 ①心火炽盛加曲泽;②阴虚火旺加本神、通里;③血热扰神加劳宫、灵道;④胃肠燥热加冲阳、解溪;⑤暑湿热郁加脾俞、意舍;⑥阳虚阴盛加心俞、关元。

3. 随症加减穴 ①失眠多梦加申脉、照海;②胸痛加巨阙、心俞;③潮热盗汗加阴郄、三阴交;④口渴加廉泉。

方解释义:神门为心经输穴、原穴,主心之脏病,刺之可宁心安神、宽胸理气;少府为心经荥穴,具有清心泻火、行气活血的作用;内关为心包经的络穴,又是八脉交会穴之一,通于阴维,维络诸阴,主治心胸疾病,刺之可宁心安神、理气止痛、宽胸散结;大陵为心包经输穴、原穴,可清心热、散邪火而宁心神。诸穴合用,共奏宁心、安神、除烦之效。少府配曲泽泻火除烦,清心安神;本神、通里滋阴清热,宁心安神;劳宫、灵道清热泻火,凉血安神;脾俞、意舍健脾利湿,解暑除烦;冲阳、解溪清泻胃火,凉心安神;心俞、关元温阳散寒,通络安神。泻申脉、补照海调节阴阳跷脉以助安眠。巨阙为心之募穴,心俞为心之背俞穴,俞募配穴可通心络而止痛。泻阴郄可止盗汗,补三阴交以滋阴补肾。廉泉可生津止渴。

【针灸技法】

神门避开尺动、静脉直刺0.3~0.5寸,内关直刺0.5~1寸,少府、大陵直刺0.3~0.5寸,施平补平泻。

①心火炽盛:曲泽直刺1~1.5寸或点刺出血,施捻转泻法;②阴虚火旺:本神平刺0.5~0.8寸,通里直刺0.3~0.5寸,施捻转泻法;③血热扰神:劳宫、灵道直刺0.3~0.5寸,施捻转泻法;④胃肠燥热:冲阳避开动脉直刺0.3~0.5寸,解溪直刺0.5~1寸,施捻转泻法;⑤暑湿热郁:脾俞、意舍斜刺0.5~0.8寸,施捻转泻法;⑥阳虚阴盛:心俞斜刺0.5~0.8寸,关元直刺1~1.5寸,施捻转补法,可灸。

①失眠多梦:申脉直刺0.3~0.5寸,施捻转泻法,照海直刺0.5~0.8寸,施捻转补法;②胸痛:巨阙直刺0.3~0.6寸,心俞斜刺0.5~0.8寸,施平补平泻;③潮热盗汗:阴郄避开尺动、静脉直刺0.3~0.5寸,施捻转泻法,三阴交直刺1~1.5寸,施捻转补法;④口渴:廉泉向舌根斜刺0.5~0.8寸,施平补平泻。

以上腧穴每次留针30分钟,每日1次,一般3~5次可愈。

【医案举例】

苏某,女,31岁,2023年3月12日初诊。主诉:心烦1个月。伴头晕,失眠,气短,易受惊吓,月经色黑,口渴。查体:神志清楚,语言清晰,舌红少津,脉细数。诊断:心烦(阴虚火旺)。治疗:先针内关,施提插捻转泻法,再针神门,施提插捻转补法,继针少府、大陵,得气后施平补平泻,再针本神、通里,施提插捻转泻法,又针廉泉,施平补平泻,最后针申脉,施捻转泻法,照海施捻转补法。针3次后,心烦好转,睡眠、口渴改善,但仍气短,遂加针膻中、气海,得气后施平补平泻,针5次后痊愈。

二十五、嗜睡

嗜睡即指不论昼夜,时时欲睡,呼之即醒,醒后欲寐的症状。可分为心脾两虚、湿困脾阳、肾精不足、肾阳虚衰等证。心脾两虚者常表现为倦怠多寐,面色无华,纳呆泄泻,心悸气短,妇女月经不调,色淡量多,舌质淡嫩,苔白,脉细弱。湿困脾阳者常表现为困倦欲睡,头重如裹,四肢困重,足跗浮肿,口黏不渴,中脘满闷,食纳减少,大便不实,舌苔白腻,脉濡缓。肾精不足者常表现为怠惰善眠,耳鸣耳聋,善忘,思维迟钝,神情呆滞,做事精力不支,舌质淡,脉细弱。肾阳虚衰者常表现为疲惫欲卧,精神萎靡,尿少浮肿,腰部冷痛,胫膝发冷,畏寒蜷缩,唇甲青紫,舌质紫暗,苔白润,脉细弱。

【同功穴配伍】

1. **主症选主穴**　风池、四神聪、合谷、三阴交。

2. **辨证选配穴**　①心脾两虚加心俞、脾俞;②湿困脾阳加阴陵泉、脾俞;③肾精不足加太溪、悬钟;④肾阳虚衰加命门、肾俞。

3. **随症加减穴**　①打鼾加廉泉、阴陵泉;②乏力加气海;③语言障碍加廉泉;④头晕加百会、四神聪;⑤昏迷加水沟。

方解释义:三阴交为肝、脾、肾三经交会穴,能通调肝、脾、肾三脏,养血活血,醒神开窍;风池醒脑开窍;合谷为大肠经原穴,四总穴之一,镇静安神,通络开窍;四神聪为经外奇穴,化瘀通络,开窍醒神。配心俞、脾俞健脾益气,养血宁心;阴陵泉、脾俞温运脾阳,健脾利湿;太溪、悬钟填精益髓;命门、肾俞补肾壮阳。廉泉为局部取穴,疏通经络气血,开窍利音,阴陵泉健脾利湿;气海补益元气;百会、四神聪醒神止眩,水沟开窍醒神。

【针灸技法】

风池向鼻尖斜刺 0.8~1.2 寸,四神聪平刺 0.5~0.8 寸,合谷直刺 0.5~1 寸,三阴交直刺 1~1.5 寸,施平补平泻。

①心脾两虚:心俞、脾俞斜刺 0.5~0.8 寸,施捻转补法;②湿困脾阳:阴陵泉直刺 1~1.5 寸,脾俞斜刺 0.5~0.8 寸,施捻转泻法;③肾精不足:太溪直刺 0.5~1 寸,悬钟直刺 0.5~0.8 寸,施提插补法;④肾阳虚衰:命门、肾俞直刺 0.5~1 寸,施捻转补法。

①打鼾:廉泉向舌根斜刺 0.5~0.8 寸,阴陵泉直刺 1~1.5 寸,施平补平泻;②乏力:气海直刺 1~1.5 寸,可灸;③语言障碍:廉泉操作同上;④头晕:百会、四神聪平刺 0.5~0.8 寸;⑤昏迷:水沟向上斜刺 0.3~0.5 寸,施提插捻转强刺激。

以上腧穴每次留针 30 分钟,每日 1 次,一般 3~5 次可愈。

【医案举例】

朱某,女,14 岁,2022 年 2 月 27 日初诊。主诉:嗜睡半年,伴乏力,四肢困重,口黏不渴,中脘满闷,食纳不佳。查体:神志清楚,语言清晰,舌苔白腻,脉濡滑。诊断:嗜睡(湿困脾阳)。治疗:先针四神聪、合谷、三阴交,得气后施平补平泻,继针风池,得气后施平补平泻,又针阴陵泉、脾俞,得气后施提插捻转泻法。治疗 3 次后,患者嗜睡症状好转,四肢困重等症状好转,但仍有乏力,遂在上述处方的基础上加针气海,治疗 5 次后,患者嗜睡、乏力等症状消失。

二十六、痴呆

痴呆是指神情呆滞,智力低下而言,是智能活动发生严重障碍的表现。本症又称呆痴,常见于阿尔茨海默病、小儿脑瘫等病。

痴呆一症,病因不外虚实两类。属实者,因于气滞、痰湿;属虚者,缘于阴亏、血少、髓虚。气郁血虚者常表现为呆滞如愚,精神恍惚,频频叹气,悲伤欲哭,胸胁胀闷,虚烦不眠,舌质淡,脉弦细。湿痰阻窍者常表现为精神抑郁,表情呆钝,喃喃独语,或默默无言,闭门独居,不欲见人,胸闷呕恶,口多痰涎,舌苔白腻,脉沉滑。髓海不足者常表现为发育迟缓,智力低下,呆滞愚笨,骨软痿弱,囟门迟闭,步履艰难,发稀齿少,怠惰喜卧,舌质淡,脉细弱。肝肾亏虚者常表现为目光晦暗,言语迟钝,四肢麻木,举动不灵,头晕目眩,腰膝酸软,耳鸣耳聋,手足心热,颧红,盗汗,舌红无苔,脉细数。

【同功穴配伍】

1. **主症选主穴**　四神聪、风池、三阴交、内关、悬钟。

2. **辨证选配穴**　①气郁血虚加期门、血海;②湿痰阻窍加丰隆、脾俞;③髓海不足加太溪、肾俞;④肝肾亏虚加太溪、肝俞。

3. **随症加减穴**　①健忘加神门;②头晕目眩加百会、印堂、太冲;③步履艰难加承山。

方解释义:三阴交为肝、脾、肾三经交会穴,能通调肝、脾、肾三脏,养血活血,醒神开窍;风池醒脑开窍;四神聪为经外奇穴,化瘀通络,开窍醒神;内关属心包经的络穴,又为八脉交会穴之一,通于阴维,维络诸阴,具有宁心安神之效;悬钟为八会穴之髓会,可滋阴通脉、益髓壮骨。配期门、血海疏肝解郁、养血开窍;丰隆、脾俞健脾利湿,开窍化痰;太溪、肾俞填精益髓;太溪、肝俞滋补肝肾,醒神开窍。神门安神益智;百会、印堂、太冲清利头目;承山舒筋活络。

【针灸技法】

四神聪平刺0.5~0.8寸,施提插捻转平补平泻法,风池向鼻尖方向刺0.8~1.2寸,施提插捻转泻法;三阴交直刺1~1.5寸,行提插捻转补法;内关直刺0.5~1寸,行提插捻转平补平泻法;悬钟直刺0.5~0.8寸,行提插捻转补法。

①气郁血虚:期门平刺或斜刺0.5~0.8寸,施捻转泻法,血海直刺1~1.5寸,施捻转补法;②湿痰阻窍:丰隆直刺1~1.5寸,脾俞斜刺0.5~0.8寸,施捻转泻法;③髓海不足:太溪、肾俞直刺0.5~1寸,施提插补法;④肝肾亏虚:肝俞斜刺0.5~0.8寸,施捻转补法,太溪直刺0.5~1寸,施提插捻转补法。

①健忘:神门避开尺动、静脉直刺0.3~0.5寸,施提插捻转补法;②头晕目眩:百会平刺0.5~0.8寸,印堂从上向下平刺0.5~0.8寸,太冲直刺0.5~0.8寸,施平补平泻;③步履艰难:承山直刺1~2寸,平补平泻。

以上腧穴每次留针30分钟,每日1次,一般10~20次可愈。

【医案举例】

付某,男,70岁,2021年9月21日初诊。主诉:痴呆1年。伴健忘,潮热盗汗,腰膝酸软。查体:神志不清,语言欠佳,舌红,少苔,脉弦细。诊断:痴呆(肝肾亏虚)。治疗:先针四神聪、风池、三阴交、内关、悬钟,得气后施平补平泻,继针太溪、肾俞,得气后施提插捻转补法,又针神门,得气后施捻转补法。治疗10次后,患者痴呆及健忘等症状好转,治疗20次后,患者症状基本消除。

二十七、健忘

健忘是记忆力衰退的一种表现,对往事容易忘记;严重者,言谈不知首尾,事过转瞬即忘。本症与智力低下所致的易忘不同,后者是生性迟钝,天资不足。

健忘一症与心、脾、肾之关系比较密切。因心藏神,主神明,肾藏精,通于脑,脾主意与思,故心脾气血不足、肾精亏虚及心肾不交、痰浊扰心、瘀血攻心等俱可导致健忘。心脾两虚者常表现为面色㿠白,健忘怔忡,多梦少寐,气短神怯,食少倦怠,腹胀便溏,妇女月经不调,苔白质淡,脉细弱。心肾不交者可见常常善忘,虚烦不眠,心悸怔忡,头晕耳鸣,腰酸腿软,多梦遗精,潮热盗汗,夜间尿多,舌红苔少,脉细数。瘀血攻心者可见突然健忘,舌强语謇,但欲漱水不欲咽,腹满而痛,疼痛拒按,面唇爪甲青紫,小便清长,大便色黑,脉结代。肾精亏虚者可见恍惚健忘,神情呆滞,毛发早白,枯脆易脱,齿浮动摇,骨软痿弱,步履艰难,舌淡苔白,脉虚。痰浊扰心者可见健忘嗜卧,神志恍惚,头晕目眩,心悸失眠,胸闷不舒,喉中痰鸣,辘辘有声,苔白腻,脉弦滑。

【同功穴配伍】

1. 主症选主穴　悬钟、膈俞、内关、三阴交。

2. 辨证选配穴　①心脾两虚加通里、脾俞;②心肾不交加神门、太溪;③瘀血攻心加血海、上星;④肾精亏虚加太溪、肾俞;⑤痰浊扰心加丰隆、神门。

3. 随症加减穴　①嗜睡加四神聪、百会;②失眠加申脉、照海;③善悲加少府、通里;④言语不利加廉泉;⑤不思饮食加中脘、足三里。

方解释义:悬钟为八会穴之髓会,可滋阴通脉、益髓健脑;膈俞为八会穴之血会,养血和血,健脑开窍;三阴交为肝、脾、肾三经交会穴,能通调肝、脾、肾三脏,养血活血,健脑益智;内关属心包经的络穴,又为八脉交会穴之一,通于阴维,维络诸阴,具有安神健脑之效。配通里、脾俞健脾益气,养心益脑;神门、太溪交通心肾;血海、上星活血化瘀,醒神开窍;太溪、肾俞填精益髓;丰隆、神门健脾化痰,养心益智。百会、四神聪可开窍醒神;申脉照海通跷脉以安眠;少府为心经荥穴,取此穴可补心气、助心火,使心火温煦神明,悲恐自止,通里为心经络穴,通于脏腑,可补益心气,行气活血,宁心安神;廉泉开音利咽;中脘、足三里为合募配穴,可健脾和胃。

【针灸技法】

悬钟直刺 0.5~0.8 寸,膈俞斜刺 0.5~0.8 寸,内关直刺 0.5~1 寸,三阴交直刺 1~1.5 寸,施平补平泻。

①心脾两虚:通里直刺 0.3~0.5 寸,脾俞斜刺 0.5~0.8 寸,施捻转补法;②心肾不交:神门避开尺动、静脉直刺 0.3~0.5 寸,施捻转泻法,太溪直刺 0.5~1 寸,施提插补法;③瘀血攻心:血海直刺 1~1.5 寸,上星平刺 0.5~0.8 寸,施平补平泻;④肾精亏虚:太溪、肾俞直刺 0.5~1 寸,施提插补法;⑤痰浊扰心:丰隆直刺 1~1.5 寸,神门操作同上,施捻转泻法。

①嗜睡:百会、四神聪平刺 0.5~0.8 寸,施平补平泻;②失眠:申脉直刺 0.3~0.5 寸,施捻转泻法,照海直刺 0.5~0.8 寸,施捻转补法;③善悲:少府、通里直刺 0.3~0.5 寸,施平补平泻;④言语不利:廉泉向舌根斜刺 0.5~0.8 寸;⑤不思饮食:中脘、足三里直刺 1~1.5 寸,施提插捻转泻法。

以上腧穴每次留针 30 分钟,每日 1 次,一般 5~10 次可愈。

【医案举例】

郭某,男,38 岁,2019 年 7 月 29 日初诊。主诉:自觉记忆力减退 10 月余。伴气短乏力,便溏,手麻,舌体微胖大。查体:神志清楚,语言清晰,舌淡,苔薄白,脉细。诊断:健忘(心脾两虚)。治疗:先针内关、三阴交,得气后施平补平泻,继针悬钟、膈俞,得气后施平补平泻,又针通里、脾俞,得气后施捻转补法,治疗 3 次后,患者自觉记忆力好转,气短乏力等症状好转,但仍有便溏症状,遂加针天枢、上巨虚,治疗 10 次后,患者诸症消除。

二十八、多梦

多梦是指睡眠中出现梦幻纷纭的症状,且多可惊可怖之事,昼来则头昏神疲。

本症多由心脾两虚,气血生化乏源,心神失养;或心肾不交,水火不济,神不得宁;或心胆虚怯,神不得安;或肝气郁滞,郁久化火,煎津成痰,痰火扰心而致。心脾两虚者常表现为失眠多梦,面色㿠白,心悸怔忡,遇事善忘,食少纳呆,腹胀便溏,少气懒言,倦怠无力,舌质淡,脉濡细。心肾不交者常表现为烦躁不眠,寐则多梦,烦热心悸,潮热盗汗,遗精,腰酸膝软,舌红无苔,脉细数。痰火内扰者常表现为梦扰纷纭,头晕心悸,急躁易怒,痰多黄稠,胸闷呕恶,舌质红,苔黄腻,脉滑数。心胆气虚者常表现为噩梦惊恐,时易惊醒,精神恍惚,情绪不宁,触事善惊,心悸怔忡,舌淡,脉细弱。

【同功穴配伍】

1. 主症选主穴　四神聪、神门、三阴交。

2. 辨证选配穴　①心脾两虚加脾俞、心俞;②心肾不交加太溪、肾俞、心俞;③痰火内扰加丰隆、劳宫;④心胆气虚加胆俞、通里。

3. 随症加减穴　①遗精加肾俞、京门;②失眠加照海、申脉;③心悸加心俞、内关;④善惊加胆俞、肝俞。

方解释义:四神聪为经外奇穴,具有镇静安神的作用,神门为心经原穴,具有泻心火、宁心安神的作用,三阴交为足三阴经之交会穴,具有滋阴养血安神的作用。诸穴合用,又为天、人、地三才取穴法,降心火、益肾阴、引火归元。配脾俞、心俞健脾养心安神;太溪、肾俞、心俞补肾水,降心火;丰隆、劳宫清热化痰,养心安神;胆俞、通里益气养心,利胆安神。肾俞、京门为俞募配穴,可补肾固精;照海、申脉调神定志;心俞、内关宁心定志;肝俞、胆俞可补肝胆之气。

【针灸技法】

四神聪向后平刺 0.5~0.8 寸,神门避开尺动、静脉直刺 0.3~0.5 寸,三阴交直刺 1~1.5 寸,施平补平泻。

①心脾两虚:脾俞、心俞斜刺 0.5~0.8 寸,施捻转补法;②心肾不交:太溪、肾俞直刺 0.5~1 寸,心俞斜刺 0.5~0.8 寸,施提插捻转补法;③痰火内扰:丰隆直刺 1~1.5 寸,劳宫直刺 0.3~0.5 寸;④心胆气虚:胆俞斜刺 0.5~0.8 寸,通里避开尺动、静脉直刺 0.3~0.5 寸,施捻转补法。

①遗精:肾俞、京门直刺 0.5~1 寸,施提插捻转补法;②失眠:申脉直刺 0.3~0.5 寸,施捻转泻法,照海直刺 0.5~0.8 寸,施捻转补法;③心悸:心俞斜刺 0.3~0.5 寸,内关直刺 0.5~1 寸,施平补平泻;④善惊:胆俞、肝俞斜刺 0.5~0.8 寸,施平补平泻。

以上腧穴每次留针 30 分钟,每日 1 次,一般 5~10 次可愈。

【医案举例】

李某,女,38 岁,2023 年 3 月 5 日初诊。主诉:多梦 4 个月,伴胸闷心慌,腰膝酸软。查体:神志清楚,语言清晰,舌红少津,脉细数。诊断:多梦(心肾不交)。治疗:浅刺四神聪,施小幅度快频率提插捻转,再中刺神门,施捻转补法,又深刺三阴交,施提插捻转补法,又针刺太溪,得气后施捻转补法,再针肾俞、心俞,施捻转补法,最后针刺京门,施提插捻转补法。针 3 次后,多梦症状好转,针 5 次后,诸症消除。

二十九、不寐

不寐,主要表现为入睡困难,多梦易醒,醒后再难入睡,甚则彻夜难眠,并因而使人身心疲惫,烦乱不宁。

不寐多与情志因素有关,亦有因心肾不交、心虚胆怯、胃气不和而致病者。主要病机特点为阳盛阴亏,阴阳不交,神不内守。临床有虚实之不同,但主要有心阴亏损、心肾不交、心脾两虚、胆气虚怯、肝经郁热、痰热扰心、心火亢盛、余热扰膈八种证型。心阴亏损者常表现为不易入睡,心悸而烦,多梦健忘;潮热盗汗,手足心热,口燥咽干,舌红少津,脉细数。心肾不交常表现为难以入睡,甚则彻夜不眠,头晕耳鸣,潮热盗汗,五心烦热,健忘多梦,腰膝酸软,遗精,舌红少苔,脉细数。胆气虚怯者常表现为恐惧不能独自睡眠,寐而易惊,如人将捕之,头晕目眩,喜太息,或呕苦汁,舌质胖淡,脉细弱而缓。心脾两虚者常表现为失眠,多梦易醒,面色少华,身体倦怠,气短懒言,心悸健忘,食少便溏,舌淡苔薄,脉细而弱。肝经郁热者常表现为睡卧不宁,多梦易醒,烦躁易怒,胸胁胀满,喜太息,口苦目赤,小便短赤,舌红苔黄,脉弦数。痰热扰心者常表现为睡卧不宁,多梦易醒,心烦不安,胸闷多痰,恶心欲呕,口苦而黏,舌红苔黄腻,脉滑数。心火亢盛者常表现为失眠多梦,胸中烦热,心悸怔忡,面赤口苦,口舌生疮,小便短赤,疼痛,舌尖红,脉数有力。余热扰膈者常表现为坐卧不安,难以入寐,虚烦不宁,胸膈窒闷,嘈杂似饥,舌质红,苔薄黄,脉细数。

【同功穴配伍】

1. **主症选主穴**　四神聪、神门、三阴交。

2. **辨证选配穴**　①心阴亏损加阴郄、心俞;②心肾不交加太溪、肾俞、心俞;③心脾两虚加脾俞、心俞;④胆气虚怯加胆俞、足临泣;⑤肝经郁热加行间、肝俞;⑥痰热扰心加丰隆、劳宫;⑦心火亢盛加少府、膻中;⑧余热扰膈加膈俞、巨阙。

3. **随症加减穴**　①心悸心烦加内关、膻中;②健忘加悬钟;③潮热盗汗加太溪、阴郄;④颈椎不适加颈夹脊、天柱;⑤头晕加百会;⑥嗽喘加中府、肺俞、定喘。

方解释义:四神聪、神门、三阴交组方释义见上节"多梦"。配阴郄、心俞养阴安神;太溪、肾俞、心俞补肾水,降心火;脾俞、心俞健脾养心安神;胆俞、足临泣益气利胆安神;行间、肝俞疏肝泄热安神;丰隆、劳宫清热化痰,养心安神;少府、膻中清热泻火安神;膈俞、巨阙泻热安神。内关、膻中宽胸理气,除心中之烦躁;悬钟补肾益精,太溪、阴郄滋阴止汗;颈夹脊、天柱为局部取穴,疏通气血;百会为诸阳之会,可醒脑开窍;中府、肺俞为俞募配穴以止咳平喘,定喘为治疗喘嗽之要穴。

【针灸技法】

四神聪向后平刺 0.5~0.8 寸,神门避开尺动、静脉直刺 0.3~0.5 寸,两穴施平补平泻,三阴交直刺 1~1.5 寸,施提插捻转补法。

①心阴亏损:阴郄避开尺动、静脉直刺 0.3~0.5 寸,心俞斜刺 0.5~0.8 寸,施捻转补法;②心肾不交:太溪、肾俞直刺 0.5~1 寸,心俞斜刺 0.5~0.8 寸,施提插捻转补法;③心脾两虚:脾俞、心俞斜刺 0.5~0.8 寸,施捻转补法;④胆气虚怯:胆俞斜刺 0.5~0.8 寸,足临泣直刺 0.5~0.8 寸,施捻转补法;⑤肝经郁热:行间直刺 0.5~0.8 寸,肝俞斜刺 0.5~0.8 寸,施捻转泻法;⑥痰热扰心:丰隆直刺 1~1.5 寸,劳宫直刺 0.3~0.5 寸,施提插捻转泻法;⑦心火亢盛:少府直刺 0.3~0.5 寸,膻中平刺 0.3~0.5 寸,施捻转泻法;⑧余热扰膈:膈俞斜刺 0.5~0.5 寸,巨阙直刺 0.3~0.6 寸,施捻转泻法。

①心悸:内关直刺 0.5~1 寸,膻中操作同上,施平补平泻;②健忘:悬钟直刺 0.5~0.8 寸,施提插补法;③潮热盗汗:太溪直刺 0.5~1 寸,阴郄操作同上,施捻转泻法;④颈椎不适:颈夹脊直刺 0.3~0.5 寸,天柱直刺或斜刺 0.5~0.8 寸,施平补平泻;⑤头晕:百会平刺 0.5~0.8 寸;⑥嗽喘:中府、肺俞斜刺 0.5~0.8 寸,定喘直刺 0.5~0.8 寸,施平补平泻。

以上腧穴每次留针 30 分钟,每日 1 次,一般 5~10 次可愈。

【医案举例】

刘某,男,2023 年 2 月 20 日初诊。主诉:失眠 10 余年。伴多梦易醒,焦虑、头晕、心烦心慌、易怒、口干口苦、食差、呃逆、便秘。查体:神志清楚,语言清晰,舌红苔黄,脉弦数。诊断:不寐(肝经郁热)。治疗:浅刺四神聪,施小幅度快频率提插捻转,再中刺神门,施捻转补法,又深刺三阴交,施提插捻转补法,继针阳陵泉,得气后施捻转泻法,再针刺行间、肝俞、膈俞,得气后施捻转泻法,针 3 次后,失眠症状好转,头晕、心慌等改善,但仍有心烦、便秘,遂针内关,施提插捻转泻法,天枢、支沟,得气后施提插捻转泻法。治疗 5 次后,不寐等症状消除。

三十、五心烦热

五心烦热是指两手心、足心发热及自觉心胸烦热,而体温有的升高,有的并不升高的一种虚烦发热症状。

五心烦热可由阴虚、血虚、邪伏阴分和火郁引起。阴虚者常表现为午后热甚,常欲手握冷物,卧时手脚喜伸被外,颧红、盗汗、遗精、腰膝酸软,口燥咽干,舌质淡红,光剥少苔,脉沉细数。血虚者常表现为午后自觉两手心两足心热,烦劳则加重,头目眩晕,神疲倦怠,食少懒言,心悸,舌质淡,脉细涩或细弱。邪伏阴分者常表现为手足心热,心烦,眠差,形瘦,舌质红少苔,脉弦细略数。火郁者常表现为五心烦热,胸闷、情志不舒,甚则经行不畅,舌质红,苔黄,脉沉数。

【同功穴配伍】

1. 主症选主穴　神门、内关。

2. 辨证选配穴　①阴虚加后溪、肾俞、三阴交;②血虚加足三里、关元;③邪伏阴分加合谷、太溪;④火郁加中冲、劳宫。

3. 随症加减穴　①烦躁加大陵、太冲;②盗汗加阴郄、复溜;③胸闷加膻中;④食少懒言加脾俞、胃俞;⑤心烦加心俞。

方解释义:内关为心包经之络穴,沟通三焦,针之可宣上导下、和内调外;神门属心包经的原穴,有清心宁神的作用。配三阴交、后溪、肾俞滋阴降火宁神;配足三里、关元养血补虚除热;配合谷、太溪滋阴降火;中冲、劳宫泻热清心安神。太冲、大陵清心宁神,清郁除烦;阴郄、复溜可止盗汗;膻中可宽胸理气;脾俞、胃俞可益气健脾;心俞配伍神门可除烦安神。

【针灸技法】

神门避开尺动、静脉直刺 0.3~0.5 寸,内关直刺 0.5~1 寸,施提插捻转泻法。

①阴虚:后溪、肾俞直刺 0.5~1 寸,施提插捻转泻法,三阴交直刺 1~1.5 寸,施提插捻转补法;②血虚:足三里、关元直刺 1~1.5 寸,施提插捻转补法;③邪伏阴分:合谷直刺 0.5~1 寸,施提插捻转泻法,太溪直刺 0.5~1 寸,施提插捻转补法;④火郁:中冲点刺放血,劳宫直刺 0.3~0.5 寸,施提插捻转泻法。

①烦躁:大陵直刺 0.3~0.5 寸,太冲直刺 0.5~0.8 寸,施提插捻转泻法;②盗汗:阴郄避开尺动、静脉直刺 0.3~0.5 寸,复溜直刺 0.5~1 寸,施提插捻转

泻法;③胸闷:膻中平刺 0.3~0.5 寸,施捻转泻法;④食少懒言:脾俞、胃俞斜刺 0.5~0.8 寸,施捻转补法;⑤心烦:心俞斜刺 0.5~0.8 寸,施捻转泻法。

以上腧穴每次留针 30 分钟,每日 1 次,一般 5~10 次可愈。

【医案举例】

葛某,男,34 岁,2020 年 11 月 15 日初诊。主诉:手脚发热 1 年,伴心中烦热,盗汗。查体:神志清楚,语言清晰,舌红,少苔,脉细数。诊断:五心烦热(阴虚)。治疗:先针神门、内关,得气后施提插捻转泻法,继针后溪、肾俞,得气后施提插捻转补法,最后针大陵、太冲,得气后施提插捻转泻法。治疗 3 次后,患者手脚发热、心中烦热症状好转,但仍有盗汗的症状,遂加针阴郄、复溜,得气后施提插捻转泻法,治疗 5 次后,患者诸症消除。

三十一、晕厥

晕厥是以突然昏倒,不省人事,四肢厥冷,移时方苏为特征的一种症状。晕厥与“神昏”“眩晕”不同,神昏为持久而不易复苏的神志昏乱,眩晕是头晕目眩,视物旋转不定,甚则不能站立,但无神志不清。

晕厥不外乎虚实二证。实证者,气盛有余,气逆上冲,血随气升,或气逆夹痰,或暑邪郁冒,致使清窍闭塞,发生晕厥。虚证者,多因气血不足,清阳不展,血不上承,精明失养所致。气虚者常表现为突然昏晕,面色㿠白,气息微弱,汗出肢冷,舌质淡,脉沉弱;血虚者常表现为突然晕厥,面色苍白,口唇无华,呼吸缓慢,目陷无光,舌淡,脉细数,无力;阴虚肝旺者常表现为头晕目眩,急躁易怒,眩仆不语,面红目赤,四肢颤抖,舌红少苔,脉弦细数。血气上逆者常表现为突然昏倒,不省人事,牙关紧咬,双手握固,呼吸气粗,面赤唇紫,舌红或紫暗,脉沉弦;痰浊上蒙者常表现为突然昏仆,不知人事,喉间痰鸣,鼾声如锯,呕吐涎沫,四肢厥冷,苔白腻,脉弦滑;暑邪中人者常表现为猝然昏倒,气喘不语,身热肢厥,冷汗不止,面色潮红或苍白,牙关微紧或口开,舌红而干,脉洪数或虚数而大。

【同功穴配伍】

1. 主症选主穴 水沟、百会、内关、三阴交。

2. 辨证选配穴 ①气虚加足三里、膏肓;②血虚加脾俞、血海;③阴虚肝旺加肝俞、肾俞;④血气上逆加太冲、膈俞;⑤痰浊上蒙加丰隆、膻中;⑥暑邪中人加曲池、风池。

3. 随症加减穴　①烦躁易怒加太冲、行间；②面色无华加脾俞、胃俞；③喉间痰鸣加天突、丰隆。

方解释义：水沟为急救要穴，刺之可醒神开窍；百会为督脉穴位，醒神开窍，通络安神；内关属心包经的络穴，又为八脉交会穴之一，通于阴维，维络诸阴，三阴交为足三阴经之交会穴，内关与三阴交合用具有较强的活血化瘀作用，能改善心脑循环。配足三里、膏肓健脾益气；脾俞、血海健脾养血，活血开窍；肝俞、肾俞平肝潜阳，疏肝开窍；太冲、膈俞疏肝降逆，活血开窍；丰隆、膻中理气化痰，降逆开窍；曲池、风池解暑开窍。太冲、行间可平肝疏肝；脾俞、胃俞可补气血；天突可宣降肺气，丰隆可化痰。

【针灸技法】

水沟向上斜刺 0.3~0.5 寸，施强刺激，以眼球湿润为度，百会向后平刺 0.5~0.8 寸，施平补平泻，内关直刺 0.5~1 寸，三阴交直刺 1~1.5 寸，施平补平泻。

①气虚：足三里直刺 1~1.5 寸，膏肓斜刺 0.5~0.8 寸，施提插捻转补法；②血虚：脾俞斜刺 0.5~0.8 寸，血海直刺 1~1.5 寸，施提插捻转补法；③阴虚肝旺：肝俞斜刺 0.5~0.8 寸，施捻转泻法，肾俞直刺 0.5~1 寸，施提插捻转补法；④血气上逆：太冲直刺 0.5~0.8 寸，施提插捻转泻法，膈俞斜刺 0.5~0.8 寸，施捻转泻法，可点刺放血；⑤痰浊上蒙：丰隆直刺 1~1.5 寸，施提插捻转泻法，膻中平刺 0.3~0.5 寸，施捻转泻法；⑥暑邪中人：曲池直刺 1~1.5 寸，施提插捻转泻法，风池向鼻尖方向斜刺 0.8~1.2 寸，施捻转泻法。

①烦躁易怒：太冲操作同上，行间直刺 0.5~0.8 寸，均施提插捻转泻法；②面色无华：脾俞、胃俞斜刺 0.5~0.8 寸，施捻转补法；③喉间痰鸣：天突先直刺 0.2~0.3 寸，再于气管前缘缓慢向下刺入 0.5~1 寸，施平补平泻，丰隆直刺 1~1.5 寸，施提插捻转泻法。

以上腧穴每次留针 30 分钟，每日 1 次，一般 1~2 次可醒。

【医案举例】

曲某，女，61 岁，2021 年 10 月 19 日。主诉：排尿后自觉头晕，突然晕倒 1 天。伴面色苍白，汗出，手脚凉。查体：神志清楚，语言清晰，舌淡，苔白，脉弱。诊断：晕厥（气虚）。治疗：先针水沟，得气后施强刺激，以眼球湿润为度，继针百会、内关、三阴交，得气后施平补平泻，又针足三里、膏肓，得气后施提插捻转补法。治疗 1 次后，患者头晕症状好转，但仍有手脚冰凉的症状，遂艾灸关元，治疗 5 次后，患者诸症基本消除。

三十二、眩晕

眩晕是指视物昏花旋转,如坐舟车之状,严重者张目即觉天旋地转,不能站立甚或仆倒。其病因无外乎风、火、虚、痰。属虚者多,属实者少。主要累及心、肝、脾、肾等脏器。辨证可分为阴虚阳亢、风火上扰、心脾血虚、中气不足、肾精不足、痰浊中阻。阴虚阳亢者常表现为头晕,目涩,心烦失眠,多梦,或有颧红盗汗,手足心热口干,舌红少苔,脉细数或细弦。风火上扰者常表现为头晕涨痛,急躁易怒,怒则晕痛加重,面赤耳鸣,少寐多梦,口干口苦,舌红苔黄,脉象弦数。心脾血虚者常表现为头晕眼花,思虑太过则加重,心悸气短,神疲乏力,失眠多梦,纳少,面色无华,唇舌色淡,脉象细弱。中气不足者常表现为头晕,喜卧,站立加重,劳力太过可致发病,倦怠懒言,少气无力,自汗,纳减便溏,舌淡脉细。肾精不足者常表现为头晕耳鸣,精神萎靡,健忘目花,腰膝酸软,遗精阳痿,舌瘦淡红,脉象沉细,尺部细弱。痰浊中阻者常表现为头晕头重,胸膈满闷,恶心呕吐,不思饮食,倦怠乏力,四肢困重,或有嗜睡,舌苔白腻,脉象濡滑,或弦滑。本症多见于高血压、低血压、梅尼埃病等疾病。

【同功穴配伍】

1. **主症选主穴** 百会、通天、风池、印堂。

2. **辨证选配穴** ①阴虚阳亢加太溪、肝俞;②风火上扰加太冲、行间;③心脾血虚加脾俞、心俞;④中气不足加中脘、足三里;⑤肾精不足加太溪、复溜;⑥痰浊中阻加丰隆、太白。

3. **随症加减穴** ①内耳眩晕加听宫、听会;②颈性眩晕加颈夹脊、天柱;③高血压眩晕加太冲、曲池。

方解释义:百会为督脉穴位,疏通经络,开窍醒神;通天能潜阳通窍;风池醒脑开窍,疏通经络;印堂为局部取穴,具有疏通气血、活络止晕的作用。配太溪、肝俞滋阴潜阳;太冲、行间疏风泻火;心俞、脾俞健脾益气,养血宁心;中脘、足三里建中益气;太溪、复溜填精益髓;丰隆、太白健脾利湿,化痰降浊。配伍听宫、听会可通利清窍、益脑止眩;颈夹脊、天柱可活血通络;太冲、曲池具有平肝降压的功效。

【针灸技法】

百会向后平刺 0.5~0.8 寸,行提插捻转平补平泻法;通天向后平刺 0.3~0.5

寸,行提插捻转平补平泻法;风池向鼻尖方向刺 0.5~0.8 寸,行提插捻转泻法;印堂提捏局部皮肤,平刺 0.3~0.5 寸,行提插捻转泻法。

①阴虚阳亢:太溪直刺 0.5~1 寸,肝俞斜刺 0.5~0.8 寸,施捻转泻法;②风火上扰:太冲、行间直刺 0.5~0.8 寸,施捻转泻法;③心脾血虚:脾俞、心俞斜刺 0.5~0.8 寸,施捻转补法;④中气不足:中脘直刺 1~1.5 寸,足三里直刺 1~2 寸,施提插捻转补法;⑤肾精不足:太溪、复溜直刺 0.5~1 寸,施捻转补法;⑥痰浊中阻:丰隆直刺 1~1.5 寸,太白直刺 0.5~0.8 寸,均施提插捻转泻法。

①内耳眩晕:听宫,微张口直刺 1~1.5 寸,听会,微张口直刺 0.5~0.8 寸,施平补平泻;②颈性眩晕:颈夹脊直刺 0.3~0.5 寸,天柱直刺或斜刺 0.5~0.8 寸,施平补平泻;③高血压眩晕:太冲直刺 0.5~0.8 寸,曲池直刺 1~1.5 寸,施平补平泻。

以上腧穴每次留针 30 分钟,每日 1 次,一般 3~5 次可愈。

【医案举例】

任某,女,65 岁,2023 年 4 月 24 日初诊。主诉:头晕 10 日,伴颈部不适,偶有耳鸣,口苦咽干,寐差,急躁易怒,食可,便溏。查体:血压 135/100mmHg,神志清楚,语言清晰,舌红,苔黄腻,脉弦数。诊断:眩晕(风火上扰、颈性眩晕)。治疗:先针百会,得气后行提插捻转平补平泻法,再针通天、印堂,行提插捻转平补平泻法;继针太冲、行间,得气后行提插捻转泻法,最后针颈夹脊、天柱、风池,得气后施捻转泻法。针 1 次后,眩晕症状好转,但仍有口苦、便溏、耳鸣症状,遂在上述处方的基础上针阳陵泉,施提插捻转泻法,天枢施提插捻转补法,耳门、听宫平补平泻。针 3 次后,诸症消除。

三十三、气短

气短是指呼吸微弱而喘促,或短气不足以息,似喘而无声,尚可平卧的症状。病因常见热伤气阴,心气虚,脾气虚,肺气虚和肾不纳气。热伤气阴者多见于外感热病后期,热退后而短气懒言,疲乏,羸瘦,微喘,汗出,口干,溲黄,便干,苔薄少津或无苔,脉细数;或暑季伤暑,气短疲乏,身热汗多,口渴、心烦等。脾气虚者常表现为气短懒言,饮食少思,倦怠,大便溏薄,面色萎黄或㿠白,舌胖嫩,脉虚或濡。心气虚者常表现为气短、自汗、心神恍惚,精神疲乏,少寐或寐后易醒,舌质淡,脉虚弱。肺气虚者常表现为气短、自汗、语音低微、呼吸微弱无力,动则气促,疲乏,面色㿠白,常易犯感冒咳嗽,舌质淡,脉虚软。肾不纳气者常表现为气短,懒言,腰膝酸软,自汗,神疲,面色淡白或㿠白,呼吸气短,动则益甚,舌淡,苔白,脉沉弱。

【同功穴配伍】

1. **主症选主穴**　气海、足三里、百会。

2. **辨证选配穴**　①热伤气阴加曲池、三阴交;②脾气虚加脾俞、太白;③心气虚加神门、通里;④肺气虚加太渊、肺俞;⑤肾不纳气加肾俞、关元。

3. **随症加减穴**　①咳喘加定喘、肺俞;②胸闷心慌加膻中、内关;③头晕加四神聪;④食欲不振加脾俞、胃俞。

方解释义:气海可滋补肝肾、化生气血;足三里为足阳明胃经合穴,又系胃之下合穴,为回阳九针穴之一,刺之可补益气血、调理脾胃、扶正培元、通经活络;百会为督脉穴位,督脉统领一身阳气,刺百会可振奋阳经之气,疏通经络。配曲池、三阴交清热、益气、养阴;脾俞、太白健脾益气;神门、通里养心益气;肺俞、太渊补益肺气;肾俞、关元益肾纳气。定喘是止喘之要穴,配伍肺俞可宣肺止喘;膻中、内关可宽胸理气,宁心定志;四神聪具有清利脑窍之功;脾俞、胃俞可健脾和胃,促进消化。

【针灸技法】

气海直刺1~1.5寸,足三里直刺1~2寸,两穴施提插捻转补法,百会向后平刺0.5~0.8寸,施平补平泻。

①热伤气阴:曲池直刺1~1.5寸,施提插捻转泻法,三阴交直刺1~1.5寸,施提插捻转补法;②脾气虚:脾俞斜刺0.5~0.8寸,太白直刺0.5~0.8寸,施捻转补法;③心气虚:神门避开尺动、静脉直刺0.3~0.5寸,通里直刺0.3~0.5寸,施捻转补法;④肺气虚:太渊避开桡动脉,直刺0.3~0.5寸,不提插捻转,肺俞斜刺0.5~0.8寸,施捻转补法;⑤肾不纳气:肾俞直刺0.5~1寸,关元直刺1~1.5寸,施提插捻转补法。

①咳喘:定喘直刺0.5~0.8寸,肺俞斜刺0.5~0.8寸,施平补平泻;②胸闷心慌:膻中平刺0.3~0.5寸,内关直刺0.5~1寸,施平补平泻;③头晕:四神聪向后斜刺0.5~0.8寸;④食欲不振:脾俞、胃俞斜刺0.5~0.8寸,施平补平泻。

以上腧穴每次留针30分钟,每日1次,一般5~10次可愈。

【医案举例】

马某,女,60岁,2023年3月12日初诊。主诉:气短乏力10年。伴头晕耳鸣,心慌,口干,寐差。查体:血压正常,神志清楚,语言清晰,舌淡,苔白,脉数。诊断:气短(心气虚)。先针百会、四神聪,施捻转补法,再针气海、足三里、三阴交,得气后施提插捻转补法,继针神门、通里,得气后施捻转补法,最后针听宫、听会。并于气海、足三里施灸。针 5 次后,气短症状好转,睡眠改善,但仍有心慌、耳鸣,遂在上述处方基础上加针内关、中渚。针 10 次后,诸症消除。

第二章　头　项　症　状

一、颠顶痛

颠顶痛的病因有中焦虚寒、肝胆夹痰、阴虚阳亢。中焦虚寒者常表现为颠顶头痛，干呕吐涎，手足不温，舌质不红，苔白滑，脉细迟或弦细。肝胆夹痰者常表现为头痛在颠顶，发作无时，发则呕吐清水及黄绿色之苦涩黏液，多年不愈，舌苔白薄，脉弦滑而数。阴虚阳亢者常表现为头痛以颠顶为甚，其痛如抽掣，如针刺，或连痛数月不休。伴有腰膝酸软，颧红口渴，舌红苔少，脉沉弦。

【同功穴配伍】

1. **主症选主穴**　百会、风池、神庭。

2. **辨证选配穴**　①中焦虚寒加中脘、足三里；②肝胆夹痰加丰隆、行间；③阴虚阳亢加太冲、太溪。

3. **随症加减穴**　①干呕加内关；②腰膝酸软加委中、肾俞；③手足不温加巨阙、关元。

百会为局部取穴，疏通经络，活血止痛；风池疏通经络，开窍止痛；神庭为督脉、足太阳、足阳明之会，刺之可活血通络、清头散风。配中脘、足三里温中益气，散寒止痛；丰隆、行间平肝潜阳，化痰止痛；太冲、太溪滋阴潜阳，平肝止痛。内关为止呕要穴；"腰背委中求"，委中配伍肾俞可温肾壮阳；巨阙为心之募穴，关元为小肠之募穴，两穴相伍可振奋心阳和小肠之火，使阳气直达四末。

【针灸技法】

百会、神庭向后平刺 0.5~0.8 寸，施平补平泻，风池向鼻尖斜刺 0.8~1.2 寸，施捻转泻法。

①中焦虚寒：中脘直刺 1~1.5 寸，足三里直刺 1~2 寸，施提插捻转补法；②肝胆夹痰：丰隆直刺 1~1.5 寸，行间直刺 0.5~0.8 寸，施提插捻转泻法；③阴虚阳亢：太冲直刺 0.5~0.8 寸，太溪直刺 0.5~1 寸，施捻转补法。

①干呕：内关直刺 0.5~1 寸；②腰膝酸软：委中直刺 1~1.5 寸，肾俞直

0.5~1 寸,施捻转补法;③手足不温:巨阙直刺 0.3~0.6 寸,关元直刺 1~1.5 寸,施提插捻转补法,可灸。

以上腧穴每次留针 30 分钟,每日 1 次,一般 1~3 次可愈。

【医案举例】

朱某,女,77 岁,2019 年 3 月 5 日初诊。主诉:颠顶痛 3 年余。伴易出汗,腰酸,口苦咽干,性格急躁,血压正常。查体:神志清楚,意识清晰,舌红少苔,脉弦。诊断:颠顶痛(阴虚阳亢)。治疗:先针百会、神庭,得气后施平补平泻,再针太冲、太溪,得气后施提插捻转补法,继针风池,得气后施捻转泻法。针 1 次后,颠顶痛好转,腰酸好转,仍觉口苦咽干,易出汗,遂加针廉泉、阴郄、复溜,得气后施捻转泻法。针 3 次后,诸症消除。

二、后头痛

后头痛,以后头部疼痛为主或疼痛连于项,多属太阳经病变,亦称为太阳头痛。中医学认为:头为诸阳之会,又为髓海所在,五脏六腑清阳之气皆上于头,滋养人的大脑。其正常的生理活动有赖于头部经络传导的通畅,气血供应的充足,脏腑之间的阴阳平衡。脏腑是维持生命活动的主要器官,当脏腑发生病变,必然要影响头部气血的供应,导致病理上的头痛。本症可见于落枕、颈椎病、枕神经痛、脑瘤等病。

本症主要由邪气阻滞太阳经脉所致,外感内伤皆可致病,但以内伤为主,且属实者居多。经气不利者可见头痛以后头部为主,痛连颠顶、前额,或牵连头侧,或颈枕部拘紧或酸痛,连及颞额,或伴肩背不适,舌质淡红,苔薄白,脉弦或紧。肝阳上亢者可见枕部头痛或连颠顶,头痛头涨,脑部热痛,心中烦热,面赤如醉,失眠,健忘,头重脚轻或肢体麻木,舌红少津,脉弦长有力。气滞瘀血者可见头痛以后头部为主,项强,或痛连肩背手臂,经久不已,颈部压痛,其痛如刺,固定不移,舌质暗或紫,或暗红,苔薄白,脉弦细或细涩。

【同功穴配伍】

1. 主症选主穴　风池、后溪、申脉。

2. 辨证选配穴　①经气不利加风门、丰隆;②肝阳上亢加太冲、太溪;③气滞瘀血加合谷、血海。

3. 随症加减穴　①头晕加行间;②颈椎不适加颈夹脊;③落枕加劳宫;④精神紧张加百会、印堂。

方解释义：后头痛多由经脉不利，经络气血不通所引起，本方主穴以局部取穴为主，配合远部取穴，共同达到疏经活络、运行气血之功效，头部经络之气得以疏通，通则不痛。风池为局部取穴，后溪与申脉为八脉交会穴，上通于督脉，交于足太阳，尤治项后痛。风门可驱除风寒之邪，丰隆化痰以通络止痛；太冲为肝经原穴，平肝潜阳，疏经止痛，太溪为肾经原穴，以滋水涵木；合谷行气通络，祛瘀止痛，血海行气活血止痛。行间为肝经之荥穴，取之可泻肝火以镇肝息风止眩；颈夹脊为局部取穴，利于疏通颈部气血；劳宫为治疗落枕之要穴，可舒筋活络；百会、印堂位于头面部，具有镇静安神之功。

【针灸技法】

风池向鼻尖斜刺0.8~1.2寸，后溪直刺0.5~1寸，申脉直刺0.3~0.5寸，施平补平泻。

①经气不利：风门斜刺0.5~0.8寸，丰隆直刺1~1.5寸，施平补平泻；②肝阳上亢：太冲直刺0.5~0.8寸，施提插捻转泻法，太溪直刺1~1.5寸，施提插捻转补法；③气滞瘀血：合谷直刺0.5~1寸，血海直刺1~1.5寸，施提插捻转泻法。

①头晕：行间直刺0.5~0.8寸，施提插捻转泻法；②颈椎不适：颈夹脊直刺0.3~0.5寸；③落枕：劳宫直刺0.3~0.5寸，施提插捻转泻法；④精神紧张：百会向后平刺0.5~0.8寸，印堂提捏进针，从上向下平刺0.3~0.5寸，施平补平泻。

以上腧穴每次留针30分钟，每日1次，一般1~3次可愈。

【医案举例】

李某，男，50岁，2019年2月18日初诊。主诉：后头痛3天。伴感冒，咽喉痛，有痰，大便不成形。查体：神志清楚，语言清晰，无发热，舌淡，苔薄，脉浮紧。诊断：后头痛（经气不利）。治疗：先针后溪、申脉，得气后施平补平泻，再针丰隆，得气后施提插捻转泻法，继针风池、风门，得气后行提插捻转泻法。针1次后，后头痛消除，感冒、咽喉痛症状减轻，仍有大便不成形，遂针天枢、足三里，得气后行提插捻转补法，针3次后诸症消除。

三、偏头痛

偏头痛，是指偏于一侧局部的头痛。《济生方》的"偏头风"、《儒门事亲》的"额角上痛"、《兰室秘藏》的"头半边痛"、《名医类案》的"头角痛"皆指偏头痛而言。偏头痛往往比较顽固，不易速愈。

偏头痛证型常见肝阳上亢、瘀血阻滞和寒饮内停。肝阳上亢者可见胀痛而眩晕,目涩耳鸣,心烦易怒,夜寐不宁,或有胁痛,口干面赤,舌红少苔,脉弦或细数。瘀血阻滞者可见病程较长,痛有定处,其痛如刺,健忘心悸,妇女有月经失调,舌质紫暗,或有紫癜,脉弦或沉涩。寒饮内停者可见昏沉而痛,胸脘满闷,呕恶吐涎,或胃痛喜温,四肢逆冷,食欲不振,舌苔白腻,脉象弦滑。

【同功穴配伍】

1. 主症选主穴　太阳、头维、风池。

2. 辨证选配穴　①肝阳上亢加太冲、太溪;②瘀血阻滞加血海、内关;③寒饮内停加关元、脾俞。

3. 随症加减穴　①焦虑加太冲;②头涨加印堂、百会;③呕吐加内关;④眩晕加百会、四神聪。

方解释义:太阳为局部取穴,具有疏通经络、活血止痛的作用;刺头维可祛风明目、清头泻火;风池疏通经络,开窍止痛。配太冲、太溪滋阴潜阳,平肝止痛;血海、内关活血化瘀,通络止痛;关元、脾俞温阳化饮,散寒止痛。太冲为肝经之原穴,可疏肝解郁;印堂、百会位于头面部,具有疏通经络、活血止痛的作用;内关为止呕之要穴;百会配伍四神聪可清利头目。

【针灸技法】

太阳直刺或斜刺0.3~0.5寸,或点刺出血,头维平刺0.5~1寸,风池向鼻尖斜刺0.8~1.2寸,施平补平泻。

①肝阳上亢:太冲直刺0.5~0.8寸,施提插捻转泻法,太溪直刺0.5~1寸,施提插捻转补法;②瘀血阻滞:血海直刺1~1.5寸,内关直刺0.5~1寸,施提插捻转泻法;③寒饮内停:关元直刺1~1.5寸,脾俞斜刺0.5~0.8寸,施捻转补法。

①焦虑:太冲操作同上,施提插捻转泻法;②头涨:印堂从上向下平刺0.3~0.5寸,百会向后平刺0.5~0.8寸,施平补平泻;③呕吐:内关直刺0.5~1寸,施提插捻转泻法;④眩晕:百会、四神聪向后平刺0.5~0.8寸,施小幅度、快频率提插捻转平补平泻。

以上腧穴每次留针30分钟,每日1次,一般1~3次可愈。

【医案举例】

张某,女,30岁,2023年3月1日初诊。右侧头痛4年,加重5个月。伴右侧头部跳痛、刺痛,痛处固定,经期加重,乏力,腰酸,睡眠不佳。查体:神志清楚,语言清晰,舌质暗红,脉沉涩。诊断:偏头痛(瘀血阻滞)。治疗:先于太阳点刺放血,再针头维、血海和内关,得气后施提插捻转泻法,最后针刺气海、关元、委中,得气后施提插捻转补法。治疗 1 次后,偏头痛症状减轻,腰酸症状改善,仍觉乏力,睡眠不佳,遂在上述处方基础上施灸于气海、关元,又加浅刺四神聪,得气后施小幅度提插捻转,中刺神门,得气后施捻转补法,深刺三阴交,得气后施提插捻转补法,治疗 3 次后,诸症消除。

四、前额痛

前额痛是头痛症状之一,其痛多连眉棱骨和眼眶,病在阳明经,诊治时应有所侧重。本症又称眉棱骨痛、眶痛等,常见于鼻窦炎、感冒、眶上神经痛等。

中医临证把前额痛分为风寒束络、风热上攻、肝虚火旺、肝经停饮、痰湿阻滞等 5 个证型。风寒束络者可见前额痛连眉骨,遇寒加重,常喜包扎额部,恶寒无汗,舌苔薄白,脉浮紧。风热上攻者可见前额痛,或连眉骨,痛时目不能开,发热,不恶寒,口干苦,舌尖红,苔白或白黄相兼,脉浮数。肝虚火旺者可见眼眶骨痛,痛连目系,怕见光亮,头晕目眩,口干,舌红,脉细数。肝经停饮者可见眉骨痛,目不能开,昼静夜剧,胸膈满闷,恶心欲呕,肢体困倦,舌苔白厚而腻,脉弦滑。痰湿阻滞者可见头痛以前额部为甚,以眉棱骨连目眶胀痛为特征,甚则头如包裹,眼如布蒙,沉重烦闷,多随气候变化而发作,舌淡胖大,苔白滑,脉弦滑。

【同功穴配伍】

1. 主症选主穴 印堂、攒竹、头维。

2. 辨证选配穴 ①风寒束络加风池、列缺;②风热上攻加大椎、曲池;③肝虚火旺加肝俞、行间;④肝经停饮加期门、脾俞;⑤痰湿阻滞加丰隆、太白。

3. 随症加减穴 ①恶寒发热加外关、合谷;②目不能开加申脉、照海;③恶心加内关。

方解释义:印堂为局部取穴,具有疏通经络、活血止痛的作用;攒竹疏风清热,通络止痛;刺头维可祛风明目、清头泻火。配风池、列缺疏风散寒,通络止痛;曲池、大椎疏散风热,通络止痛;肝俞、行间补肝泻火,通络止痛;期门、脾俞温阳化饮,疏肝止痛;丰隆、太白健脾利湿,通络止痛。外关、合谷相伍可解表散寒,疏风散热;跷脉司眼睑开阖,阳跷脉气盛,阴跷脉弱则目不能开,泻申脉、补照海可调整跷脉之气而司眼睑开阖;内关为止呕之要穴。

【针灸技法】

印堂提捏进针,从上向下平刺 0.3~0.5 寸,施提插捻转泻法,攒竹向下平

0.5~0.8 寸,行提插捻转泻法;头维向后平刺 0.5~1 寸,行提插捻转平补平泻法。

①风寒束络:风池向鼻尖斜刺 0.8~1.2 寸,施提插捻转补法,列缺向下斜刺 0.5~0.8 寸,施捻转补法;②风热上攻:大椎向上斜刺 0.5~1 寸,或加拔火罐,曲池直刺 1~1.5 寸,施提插捻转泻法;③肝虚火旺:肝俞斜刺 0.5~0.8 寸,施捻转补法,行间直刺 0.5~0.8 寸,施提插捻转泻法;④肝经停饮:期门斜刺或平刺 0.5~0.8 寸,脾俞斜刺 0.5~0.8 寸,均施平补平泻;⑤痰湿阻滞:丰隆直刺 1~1.5 寸,太白直刺 0.5~0.8 寸,施提插捻转泻法。

①恶寒发热:外关、合谷直刺 0.5~1 寸,施平补平泻;②目不能开:申脉直刺 0.3~0.5 寸,照海直刺 0.5~0.8 寸,均施捻转泻法;③恶心:内关直刺 0.5~1 寸,施提插捻转泻法。

以上腧穴每次留针 30 分钟,每日 1 次,一般 1~3 次可愈。

【医案举例】

杜某,女,25 岁,2019 年 3 月 24 日初诊。主诉:阵发性前额痛 10 天。每遇风寒加重,得温后好转,伴手足冰冷。查体:神志清楚,语言清晰,舌质淡,苔薄白,脉浮紧。诊断:前额痛(风寒束络)。治疗:先针印堂、攒竹,得气后施提插捻转泻法,再针头维,得气后施平补平泻,继针风池、列缺,得气后施捻转补法。治疗 1 次后前额痛症状改善,手足冰冷症状改善,治疗 3 次后诸症消除。

五、头摇

头摇,是指头部摇摆颤动不能自制的一种症状。又名摇头,俗称"摇头风"。头摇常见于帕金森综合征、强迫性神经症、中风等病。头摇常与眩晕、头重并见,也可兼见颈项强直等症。

本症病位在脑,病变脏腑主要在肝、脾、肾。其常见证型有肝郁化火,阳明腑实,肝肾亏虚,气血不足。肝郁化火者见突然头摇,不能自制,或见颈项强痛,肢体颤动,或头痛眩晕,易怒,耳聋,鼻流浊液,面红目赤,口苦,舌红苔黄,脉弦数。阳明腑实者见突然头部摇动,面赤潮热,胸闷烦躁,自汗,谵语,口渴引饮,或不恶寒反恶热,揭去衣被,扬手掷足,或手足乍冷乍温,喘急。腹满硬痛,大便燥实不通,舌红苔黄,脉弦。肝肾亏虚者见头部摇动不能自主,头晕面赤,眼花耳鸣,失眠或多梦,或有盗汗,神疲乏力,肢体麻木,腰部酸痛,尿少色黄,舌红苔少,脉弦细。气血不足者见头摇不自知,伴面色苍白,神疲倦怠,头晕目眩,心悸,气短乏力,舌质暗淡,苔白,脉细弱无力。

【同功穴配伍】

1. 主症选主穴　百会、四神聪、阳陵泉、血海。

2. 辨证选配穴　①肝郁化火加期门、支沟;②阳明腑实加合谷、曲池、大椎;③肝肾亏虚加肝俞、肾俞、三阴交;④气血不足者加气海、足三里。

3. 随症加减穴　①肢体颤动加合谷、太冲;②眼花加睛明、目窗、光明;③胸闷烦躁加膻中、内关;④颈项强痛加颈夹脊;⑤气短加气海、足三里。

方解释义:百会、四神聪均位于颠顶部,百会通行督脉而入络脑,四神聪为经外奇穴,取二穴寓醒脑、宁神、定惊之意;阳陵泉为筋之会穴,因肝藏血、主筋,取之可以养血柔筋,疏通经络;取血海寓"血行风自灭"之理。诸穴相配,共奏柔肝息风、宁神定颤的作用。期门、支沟以疏泄肝经之火;合谷、曲池疏泄阳明实热,配大椎放血泻热;肝俞、肾俞、三阴交以补益肝肾;气海、足三里以益气养血。合谷配太冲为"开四关",用以息风止痉;睛明、目窗、光明均为治疗眼疾的腧穴,疏通局部气血;膻中配内关可宽胸理气;颈夹脊为局部选穴,可通络止痛。

【针灸技法】

百会、四神聪向后平刺 0.5~1 寸,阳陵泉、血海直刺 1~1.5 寸,施平补平泻。百会和四神聪可以用灸法,灸 20 分钟,使患者感觉头颅有热感为宜。

①肝郁化火:期门斜刺或平刺 0.5~0.8 寸,施捻转泻法,支沟直刺 0.5~1 寸,施提插捻转泻法;②阳明腑实:合谷直刺 0.5~1 寸,曲池直刺 1~1.5 寸,大椎向上斜刺 0.5~1 寸,可点刺放血,均可施提插捻转泻法;③肝肾亏虚:肝俞、肾俞斜刺 0.5~0.8 寸,三阴交直刺 1~1.5 寸,均施捻转补法;④气血不足:气海、足三里直刺 1~1.5 寸,均可施提插捻转补法。

①肢体颤动:合谷直刺 0.5~1 寸,太冲直刺 0.5~0.8 寸,施平补平泻;②眼花:睛明:嘱患者闭目,医者押手向外轻轻固定眼球,刺手持针,于眶下缘和眼球之间缓慢直刺 0.3~0.5 寸,不施提插捻转手法,目窗平刺 0.5~0.8 寸,光明直刺 1~1.5 寸,均施平补平泻;③胸闷烦躁:膻中平刺 0.3~0.5 寸,内关直刺 0.5~1 寸,施捻转泻法;④颈项强痛:颈夹脊直刺 0.3~0.5 寸,施平补平泻;⑤气短:操作同上。

以上腧穴每次留针 30 分钟,每日 1 次,一般 10~20 次可愈。

【医案举例】

滕某,女,47 岁,2020 年 10 月 7 日初诊。主诉:头部不自觉摇晃 1 年。伴急躁易怒,多梦,腰膝酸软,头晕,乏力,咽干,便秘。查体:神志清楚,语言清晰,舌质红少津,苔少,脉弦细。诊断:头摇(肝肾亏虚)。治疗:先针百会、四神聪,得气后施平补平泻,再针阳陵泉,得气后施提插捻转泻法,继针血海,得气后施提插捻转补法,又中刺神门、深刺三阴交,神门针刺得气后施捻转补法,三阴交针刺得气后施提插捻转补法,最后针肝俞、肾俞,得气后施捻转补法。治疗5次后,头摇症状好转,多梦、头晕、便秘症状改善,但仍觉便秘,腰膝酸软,遂针天枢、支沟,得气后施提插捻转泻法。治疗10次后,头摇幅度减轻,便秘、腰膝酸软症状好转,但仍觉乏力,遂于气海、关元施灸。治疗20次后,头摇症状基本消除,其余症状消除。

六、颈项痛

颈项痛是指颈项部位发生疼痛的自觉症状。颈项痛与项强常同时出现,但二者不同,项强虽可伴有疼痛,但以项部肌肉筋脉牵强板滞不舒为主;颈项痛虽然可见项部牵强板滞,但以疼痛为主。古人把颈项分为前后两部分,前部称颈,后部称项,因联系密切,故常相提并论。本症可见于急性颈项部扭伤、落枕、颈项软组织劳损、颈椎病等病。

辨证可分为风湿在表、风热夹痰、扭伤和落枕。风湿在表者可表现为颈项强痛,伴有恶寒发热,汗出热不解,头痛头重,一身尽痛,苔白脉浮。风热夹痰者常表现为颈项痛,发热恶寒,咽痛口渴,颈侧结核累累,色白坚肿,甚则红肿破溃,舌红苔黄,脉弦数。扭伤者表现为单侧颈项疼痛,有负重感,疼痛向背部放散,颈项活动时疼痛加重,甚至深呼吸、咳嗽、喷嚏均使疼痛加重。落枕者表现为颈项部左右一侧或双侧疼痛,转动时疼痛加剧,疼痛可向背部或肩部放散。

【同功穴配伍】

1. **主症选主穴**　大椎、天柱、后溪。

2. **辨证选配穴**　①风湿在表加风门、阴陵泉;②风热夹痰加风池、丰隆;③扭伤加膈俞、合谷;④落枕加肩井、天宗。

3. **随症加减穴**　①恶寒发热加风池、外关;②肩部疼痛加肩井;③咽痛加少商。

方解释义:大椎为督脉穴位,为诸阳之会,针灸此穴能激发诸阳经经气,疏通阳经经络;后溪为八脉交会穴之一,通于督脉,天柱为局部取穴,二者相配可疏通太阳、督脉经气,通经止痛。诸穴共奏祛风散寒、疏经活络、理气止痛之功。风门祛风散邪,阴陵泉化湿解表;风池疏散风热,丰隆化痰;膈俞、合谷活血化瘀、通络止痛；肩井、天宗为局部取穴，疏通经气、活络止痛。风池配外关疏风散寒；肩井为局部选穴，可通络止痛；少商为治疗咽痛之效验穴，具有利咽止痛的作用。

【针灸技法】

大椎向上斜刺 0.5~1 寸，天柱直刺或向鼻尖方向斜刺 0.5~0.8 寸，后溪直刺 0.5~1 寸，均施平补平泻。

①风湿在表：风门斜刺 0.5~0.8 寸，阴陵泉直刺 1~2 寸，施捻转补法；②风热夹痰：风池向鼻尖方向斜刺 0.8~1.2 寸，丰隆直刺 1~1.5 寸；③扭伤：膈俞斜刺 0.5~0.8 寸，可点刺放血，合谷直刺 0.5~1 寸，施提插捻转泻法；④落枕：肩井直刺 0.5~0.8 寸，天宗直刺或斜刺 0.5~1 寸，均施平补平泻。

①恶寒发热：风池同上，外关直刺 0.5~1 寸，施捻转补法；②肩部疼痛：肩井同上；③咽痛：少商点刺放血。

以上腧穴每次留针 30 分钟，每日 1 次，一般 3~5 次可愈。

【医案举例】

代某，女，47 岁，2023 年 2 月 27 日初诊。主诉：颈项痛 3 天。睡醒后出现颈项痛，伴手麻。查体：神志清楚，语言清晰，舌淡红，苔薄，脉弦。诊断：颈项痛（落枕）。治疗：先针大椎，得气后施平补平泻，再针天柱，得气后施捻转泻法，继针后溪，得气后施提插捻转补法，最后针肩井，得气后施平补平泻。治疗 1 次后，颈项痛好转，但仍手麻，遂加针手三里、手三关穴，治疗 3 次后痊愈。

七、头重

头重是头部沉重的一种自觉症状，俗称"头沉"。头重一症，有虚有实，其虚者多起于过劳伤气，或久病之后，元气虚衰，清阳不升而觉头重。实者必有湿邪为患，湿性黏腻沉着，上犯头部则头涨而沉重。本症可由风湿上蒙、湿热上蒸、痰湿阻滞、中气不足引起。风湿上蒙者常表现为头沉而痛，如有物裹，阴雨天加重，鼻塞恶风，身重酸困，胸闷脘满，舌苔薄腻，脉浮缓或濡。湿热上蒸者常表现为头部沉重，兼有胀痛，午时加剧，面赤身热，心烦胸闷，不欲饮食，小便深黄，舌苔黄腻，脉滑数或濡数。痰湿阻滞者常表现为头重，耳鸣嗜睡，晨起较甚，胸脘痞闷，恶心吐涎，精神不爽，舌苔白腻，脉象濡滑。中气不足者常表现为头部沉重，悠悠忽忽，病程较长，或有空痛而晕，面色不华，神疲乏力，食少纳呆便溏，舌淡有齿痕，脉缓无力。

【同功穴配伍】

1. **主症选主穴**　中脘、阴陵泉、丰隆。

2. **辨证选配穴**　①风湿上蒙加风池、太白；②湿热上蒸加商丘、曲池；③痰湿阻滞加脾俞、太白；④中气不足加足三里、气海。

3. **随症加减穴**　①胸脘痞闷加膻中；②耳鸣加中渚；③心烦加内关；④便溏加天枢、上巨虚；⑤头晕加百会。

方解释义：中脘为八会穴之腑会，刺之能补中气，理中焦，化滞和中，配伍膻中可宽胸理气；阴陵泉为足太阴脾经合穴，可健脾利湿，通利三焦；丰隆为足阳明胃经络穴，清肺胃热，化痰通便。配太白、风池祛风化湿；商丘、曲池清热化湿；脾俞、太白健脾化痰，利湿开窍；足三里、气海补中益气。中渚为手少阳三焦经之腧穴，是治疗耳鸣耳聋的特用穴；内关可宁心安神；天枢为大肠募穴，上巨虚为大肠合穴，合募配穴治疗腑病；百会可清利头目。

【针灸技法】

中脘、阴陵泉、丰隆直刺1~1.5寸，均施提插捻转泻法。

①风湿上蒙：风池向鼻尖方向斜刺0.8~1.2寸，太白直刺0.5~0.8寸，施平补平泻；②湿热上蒸：商丘直刺0.3~0.5寸，曲池直刺1~1.5寸，施提插捻转泻法；③痰湿阻滞：脾俞斜刺0.5~0.8寸，太白操作同前，施提插捻转泻法④中气不足：足三里直刺1~2寸，气海直刺1~1.5寸，施提插捻转泻法。

①胸脘痞闷：膻中平刺0.3~0.5寸，施平补平泻；②耳鸣：中渚直刺0.3~0.5寸，施平补平泻；③心烦：内关直刺0.5~1寸，施平补平泻；④便溏：天枢、上巨虚直刺1~1.5寸，施提插捻转补法；⑤头晕：百会向后平刺0.5~1寸，施平补平泻。

以上腧穴每次留针30分钟，每日1次，一般3~5次可愈。

【医案举例】

岳某，男，30岁，2020年12月17日初诊。主诉：头重7天。伴神疲乏力，食少便溏。查体：神志清楚，语言清晰，舌淡红，苔白，脉缓。诊断：头重(中气不足)。治疗：先针中脘、阴陵泉、丰隆，得气后施提插捻转泻法，继针足三里、气海，得气后施提插捻转泻法，最后针天枢、上巨虚，治疗3次后，患者头重症状好转，神疲乏力等症状消除。

八、脱发

脱发，是指头发脱落而言，临床主要表现为两种情况，一为毛发局限性脱落,二为毛发脱落、数量减少、浓密度变低。好发生于青壮年。主要见于脂溢性脱发、斑秃、神经衰弱、内分泌失调等疾病。

本病主要由血热生风、气血亏虚或瘀血阻滞等导致气血不能上荣毛发,逐渐发为脱发。血热生风者常表现为头发突然成片脱落,头皮光亮,局部稍微瘙痒,多数无全身症状,或仅见心烦口渴,大便秘结,小便黄赤,舌红苔薄黄,脉弦滑数。阴血亏虚常表现为头发油亮光泽、屑多,经常脱落,日久头顶或两额角处头发逐渐稀疏,头皮发痒,或兼有耳鸣,腰酸乏力,舌红,苔少,脉细数。气血两虚常表现为头发细软、干燥少华,头发呈均匀脱落,日渐稀疏,少气乏力,语声低微,面色苍白,心悸怔忡,肢体麻木,舌质淡,少苔,脉细弱。瘀血阻滞者常表现为头发部分或全部脱落,甚至须眉俱脱,常伴有头痛,口渴欲饮不欲咽,面色晦暗,口唇红紫,舌质暗兼有瘀斑,脉细涩。

【同功穴配伍】

1. **主症选主穴**　生发穴、百会、四神聪。

2. **辨证选配穴**　①斑秃者可选取脱发局部围刺;②血热生风加三阴交、大椎;③阴血亏虚加三阴交、足三里;④气血两虚加足三里、气海;⑤瘀血阻滞加血海、膈俞。

3. **随症加减穴**　①心烦口渴加内关、太溪;②大便干燥加天枢、支沟;③小便黄赤加中极、膀胱俞;④耳鸣加中渚;⑤腰酸乏力加肾俞、太溪;⑥心悸怔忡加内关、神门。

方解释义:生发穴为临床经验效穴,可促进头发生长;百会、四神聪均位于头部,可以使头部经络通畅、气血条达,恢复头发的生长功能;诸穴配伍,共达疏通经络、调和气血、促进头发生长之目的。三阴交、大椎可清热凉血;三阴交、足三里加强脾胃运化之功能,促进阴血化生;足三里、气海促进气血生化,气血双补;血海、膈俞活血化瘀。内关可除心烦,太溪以生津止渴;天枢、支沟为治疗便秘效验穴;中极、膀胱俞为"俞募配穴"用以利小便;中渚为治疗耳鸣之效验穴;肾俞、太溪可补肾益精;内关、神门可宽胸理气、宁心安神。

【针灸技法】

生发穴位于风池与风府连线的中点,直刺0.5~1寸,百会、四神聪向后平刺0.5~0.8寸,均施平补平泻。

①斑秃者可选取脱发局部沿皮围刺;②血虚生风:三阴交直刺1~1.5寸,大椎向上斜刺0.5~1寸;③阴血亏虚:三阴交、足三里直刺1~1.5寸,施提插捻转补法;④气血两虚:足三里、气海直刺1~1.5寸,施提插捻转补法;⑤瘀血阻

滞：血海直刺 1~1.5 寸,膈俞斜刺 0.5~0.8 寸,均施捻转泻法,膈俞可点刺放血。

①心烦口渴：内关、太溪直刺 0.5~1 寸,内关施提插捻转泻法,太溪施提插捻转补法;②大便干燥：天枢直刺 1~1.5 寸,支沟直刺 0.5~1 寸,均施提插捻转泻法;③小便黄赤：针刺前嘱患者排尿,中极直刺 1~1.5 寸,膀胱俞直刺或斜刺 0.8~1.2 寸;④耳鸣：中渚直刺 0.3~0.5 寸;⑤腰膝酸软：肾俞、太溪直刺 0.5~1 寸,均施捻转补法;⑥心悸怔忡：内关直刺 0.5~1 寸,神门避开尺动、静脉直刺 0.3~0.5 寸,均施平补平泻。

以上腧穴每次留针 30 分钟,每日 1 次,一般 10~20 次可愈。

【医案举例】

王某,女,30 岁,2023 年 3 月 22 日初诊。主诉：脱发 1 年。伴头晕耳鸣,气短乏力,面色无华。查体：神志清楚,语言清晰,舌质淡,少苔,脉细弱。诊断：脱发(气血两虚)。治疗：先针百会、四神聪、听宫、听会,得气后施平补平泻,继针足三里、气海,施提插捻转补法,最后针生发穴。治疗 5 次后,脱发减少,有新发生成,仍有气短乏力症状。治疗 10 次后,有大量新发生成,气短乏力症状消除,面色正常。

九、面热赤

面热赤,指患者面部的颜色红于正常人,通常认为是患者体内有热象的象征。面色赤与热的关系密切,《伤寒论》中称面红为"热色",亦有"面赤""面色缘缘正赤"等记载。赤甚主实热,微赤主虚热。面热赤可见于高热、高血压、冠心病、糖尿病、抑郁症等病。

面热赤有虚实之别。实证可见外感风热、阳明经热、热入营血,虚证可见阴虚内热、虚阳浮越。外感风热者常表现为面色嫩红,发热重,恶寒轻,口渴,汗出,咽喉红肿热痛,舌边尖红,舌苔薄黄,脉浮数。阳明经热者为以面色缘缘正赤、高热汗出为特征,伴有不恶寒反恶热,口渴引饮,舌苔黄燥,脉洪大。热入营血者以满面通红,身热夜甚,皮肤斑疹,舌质红绛为特征,伴有口干但不甚渴,心烦不寐,时有谵语,或有吐血、衄血、便血、尿血,舌质红绛,脉细数。阴虚内热者以午后两颧红赤,潮热盗汗,舌红少苔为特征,伴有形体消瘦,眩晕失眠,口燥咽干,五心烦躁。虚阳浮越者以面色白而两颧泛红如妆,身热反欲盖衣被,口渴喜热饮为特征,伴有呼吸短促,冷汗自出,四肢厥冷,大便溏薄,小溲清白,唇舌色淡,苔白或灰黑而润,脉微欲绝。

【同功穴配伍】

1. **主症选主穴**　内关、合谷。

2. **辨证选配穴**　①外感风热加大椎、风池；②阳明经热加曲池、内庭；③热入营血加中冲；④阴虚内热加肾俞、太溪；⑤虚阳浮越加关元、神阙。

3. **随症加减穴**　①口渴加金津、玉液；②潮热盗汗加阴郄；③身热夜甚加大椎；④四肢厥冷加涌泉、腰阳关；⑤五心烦躁加太溪、劳宫；⑥咽喉肿痛加少商、商阳。

方解释义：赤为火热之色，属心，内关为手厥阴心包经络穴，善治面热赤；合谷善治面部疾病。大椎属为诸阳之会，能宣散人身阳热之气，风池能疏风散热；曲池为手阳明经合穴，配合足阳明经荥穴内庭，清泄阳明经实热；热入营血者可泻手厥阴之中冲，点刺放血；肾俞、太溪可滋阴清热；灸关元、神阙二穴能起到回阳固脱的作用。金津、玉液可生津止渴；阴郄可止盗汗，如《标幽赋》中载"泻阴郄止盗汗"；大椎放血用以清热；涌泉为肾经之始，配腰阳关用以温肾阳；太溪又可滋补肾阴，配心包经之荥穴劳宫可清热除烦；少商、商阳点刺放血，可利咽止痛。

【针灸技法】

内关、合谷直刺 1~1.5 寸，施提插捻转泻法。

①外感风热：大椎向上斜刺 0.5~1 寸，风池向鼻尖方向斜刺 0.8~1.2 寸，施捻转补法；②阳明经热：曲池直刺 1~1.5 寸，内庭直刺或斜刺 0.5~0.8 寸，施捻转泻法；③热入营血：中冲点刺放血；④阴虚内热：肾俞、太溪直刺 0.5~1 寸，施提插捻转补法；⑤虚阳浮越：重灸关元、神阙。

①口渴：金津、玉液点刺放血；②潮热盗汗：阴郄避开尺动、静脉直刺 0.3~0.5 寸，施提插捻转泻法；③身热夜甚：大椎点刺放血；④四肢厥冷：涌泉、腰阳关直刺 0.5~1 寸，施提插捻转补法，可施灸；⑤五心烦躁：太溪操作同前，劳宫直刺 0.3~0.5 寸；⑥咽喉肿痛：少商、商阳点刺放血。

以上腧穴每次留针 30 分钟，每日 1 次，一般 1~3 次可愈。

【医案举例】

王某，女，39 岁，2022 年 8 月 21 日初诊。主诉：颜面红赤 2 天。伴发热，口渴，饮水较多，汗出。查体：神志清楚，语言清晰，舌红，苔黄，脉洪。诊断：面热赤（阳明经热）。治疗：先针内关、合谷，得气后施提插捻转泻法，继针曲池、内庭，得气后施提插捻转泻法。治疗 1 次后，患者颜面红赤症状好转，汗出症状好转，仍有口渴，遂在上述处方的基础上加针廉泉，治疗 2 次后，患者诸症消除。

十、多唾

多唾,是指自觉口中唾液较多,或有频频不自主吐唾的症状。临床上唾液异常可预诊脏腑的虚实寒热,如唾多而稠、味苦常提示脾热,唾多味酸又为肝郁,唾浊味甘为脾瘅的先兆,唾腥则为肺热,涎多而咸又为肾虚的预报。反之,如唾液过少,则示津液不足。

一般而言,涎唾非虚即热。唾液虽出于脾胃,病根却在肾,肾寒多唾,冷唾责于肾,因肾虚阳衰,脾胃失于温煦、水液失于运化而上溢之故。辨证可分肾虚水泛、脾胃虚寒。肾虚水泛者常表现为多唾,唾涎黏稠,头晕目眩,心悸,气短,动则尤甚,甚至脐下悸动,舌质淡,苔白滑,脉弦滑;脾胃虚寒者常表现为多唾,唾涎黏稠,脘腹胀满,纳呆,少气懒言,体倦乏力,面黄少华,大便溏泄,舌质胖淡,苔白腻,脉濡弱。多唾常见于肺气肿、强迫综合征等病。

【同功穴配伍】

1. 主症选主穴　或中、内关。

2. 辨证选配穴　①肾虚水泛加肾俞、关元、足三里;②脾胃虚寒加脾俞、足三里、阴陵泉。

3. 随症加减穴　①心悸加神门、心俞;②气短加足三里、气海;③脘腹胀满加中脘;④大便溏泄加天枢、上巨虚。

方解释义:或中为肾经穴位,涎多为肾虚的表现,取或中可以补益肾气,唾涎得固。内关者,脏之关要也,络三焦而通于阴维,临床察表里、辨虚实,针此穴而行补泻之法,可有效调节三焦阴液的运行敷布,而达到治疗多唾的目的。关元、足三里温阳化气,肾俞渗湿利水;脾俞、足三里、阴陵泉,共奏健脾渗湿利水之功。神门、心俞可宁心定志;足三里、气海可健脾益气;中脘除胀满;天枢、上巨虚为合募配穴,可健脾止泄。

【针灸技法】

或中斜刺 0.5~0.8 寸,内关直刺 0.5~1 寸,施平补平泻法。

①肾虚水泛:肾俞直刺 0.5~0.8 寸,关元直刺 1~1.5 寸,足三里直刺 1~2 寸,得气后施提插捻转补法;②脾胃虚寒:脾俞斜刺 0.5~0.8 寸、足三里直刺 1~2 寸,得气后均施提插捻转补法,阴陵泉直刺 1~1.5 寸,得气后施提插捻转泻法。

①心悸:神门避开尺动、静脉直刺 0.3~0.5 寸;②气短:足三里直刺 1~2

寸,气海直刺 1~1.5 寸,得气后施提插捻转补法;③脘腹胀满:中脘直刺 1~1.5 寸,得气后施提插捻转泻法;④大便溏泄:天枢、上巨虚直刺 1~1.5 寸,得气后施提插捻转补法。

以上腧穴每次留针 30 分钟,每日 1 次,一般 3~5 次可愈。

【医案举例】

孙某,女,15 岁,2019 年 7 月 18 日初诊。主诉:午睡吐唾液 5 个月。唾液黏稠,饮食不佳,常腹部不适,偶有隐隐作痛,倦怠乏力。查体:神志清楚,语言清晰,舌淡苔白,舌体胖大,脉濡。诊断:多唾(脾胃虚寒)。治疗:先针或中、内关,得气后施平补平泻,继针脾俞、足三里、阴陵泉,得气后施提插捻转补法。治疗 3 次后,患者症状好转,仍有腹部隐隐作痛,遂加针中脘,治疗 5 次后,患者诸症消除。

十一、面痛

面痛,是指整个或部分面部肌肉、骨骼及面部其他组织疼痛的症状。疼痛发作时面部之口唇、颊车、发际等处痛不可触,甚至妨碍言语饮食。痄腮、牙痛、眼部疾病、鼻部疾病等也可引起面部疼痛,但这些病症还伴有局部红肿胀痛,与本节所讨论的面部单纯的痛症不同,本节不予讨论。面痛常见于三叉神经痛、面肌痉挛等病。

本症病位在面部,常由风寒夹痰阻络、风热夹痰阻络、肝郁化火、气虚血瘀而引起。风寒夹痰阻络者常表现为发作性、抽掣样疼痛,疼痛多剧烈难忍,疼痛时面色苍白,遇冷则甚,得温痛减,舌质淡,苔薄白,脉紧。风热夹痰阻络者常表现为烧灼性或刀割性疼痛且难以忍受,鼻旁或唇旁有痛点,发作前并无明显先兆,发作时突然疼痛,以颜面部中、下部疼痛者较多,也可为一侧面部疼痛,但左右疼痛较为少见,疼痛发作时,可见面红、出汗、眼结膜充血,发热口干,小便赤涩,舌质红,苔黄燥,脉弦数。肝郁化火者常表现为面部灼热疼痛,疼痛多因情志抑郁而诱发,发作呈突发性,疼痛遇热加重,心烦易怒,胸胁胀满,咽干口苦,时有叹息,手足心热,夜寐不安,小便黄赤,大便秘结,舌质红,苔黄燥,脉弦数。气虚血瘀者常表现为面痛日久,后期疼痛持续时间长,反复发作,疼痛呈刺痛,痛处不移,面色晦滞,舌淡白或有瘀血斑点,脉沉细而弱。

【同功穴配伍】

1. 主症选主穴　合谷、内庭、太冲。

2. 辨证选配穴 ①风寒夹痰阻络加列缺;②风热夹痰阻络加曲池、外关;③肝郁化火加行间;④气虚血瘀加内关、三阴交。

3. 随症加减穴 ①局部配穴四白、下关、地仓、攒竹;②眼支痛加丝竹空、阳白;③上颌支痛加颧髎、迎香;④下颌支痛加承浆、颊车、翳风。

方解释义:合谷为手阳明经原穴,"面口合谷收",与太冲相配可祛风通络、止痛定痉;内庭可清泄阳明经风热之邪。列缺疏散风寒;曲池、外关疏风清热;行间清肝泻火;内关、三阴交活血化瘀。四白、下关、地仓、攒竹疏通面部经络;不同分支疼痛可以取局部的穴位疏散局部经气,起到止痛的作用。

【针灸技法】

合谷直刺 0.5~1 寸,内庭、太冲直刺 0.5~0.8 寸,施提插捻转泻法。

①风寒夹痰阻络:列缺斜刺 0.5~0.8 寸,施捻转补法;②风热夹痰阻络:曲池直刺 1~1.5 寸,外关直刺 0.5~1 寸,施提插捻转泻法;③肝郁化火:行间直刺 0.5~0.8 寸,施提插捻转泻法;④气虚血瘀:内关直刺 0.5~1 寸,三阴交直刺 1~1.5 寸,施提插捻转泻法。

①局部配穴:四白直刺或微向外上斜刺 0.3~0.5 寸,地仓、攒竹斜刺或平刺 0.5~0.8 寸;②眼支痛:丝竹空平刺 0.3~0.5 寸,阳白平刺 0.5~0.8 寸;③上颌支痛:颧髎直刺或斜刺 0.3~0.5 寸,迎香略向上斜刺或平刺 0.3~0.5 寸;④下颌支痛:承浆斜刺 0.3~0.5 寸,颊车直刺 0.3~0.5 寸或平刺 1~1.5 寸,翳风直刺 0.5~1 寸。均施平补平泻,柔和刺激。

以上腧穴每次留针 30 分钟,每日 1 次,一般 3~5 次可愈。

【医案举例】

刘某,男,53 岁,2023 年 4 月 17 日初诊。主诉:右侧面部疼痛 2 天,伴眼眶部疼痛尤甚,遇情志激动时加重,耳后疼痛。查体:神志清楚,语言清晰,平素易急躁易怒,舌质红,苔黄,脉弦数。诊断:面痛(肝郁化火)。治疗:先针合谷,得气后施提插捻转泻法,再针丝竹空、阳白,得气后施平补平泻,最后针内庭、太冲、行间,得气后施提插捻转泻法。治疗 3 次后,右侧面部疼痛症状好转,继续按上述处方治疗 5 次后,面痛症状消除。

十二、面浮肿

面浮肿,面部虚浮作肿,按之应手而起。本症病位在面部,多由肺气虚弱、脾阳虚衰所致。肺气虚弱者常表现为以面部浮肿色白、气喘息短、动则气急为特征,伴有形寒畏风,自汗出,语言无力,久咳不已,舌质淡,苔薄白,脉虚弱无力。脾阳虚衰者常表现为以面色萎黄而虚浮、四肢厥冷不温为特征,伴有自觉面部发胀,倦怠无力,食少腹胀,肌肉消瘦,大便溏薄,舌质淡微有齿痕,苔薄白,脉虚弱。面浮肿常见于心功能不全,肝功能衰竭,肾病性水肿,内分泌疾病,营养不良,女性经前期综合征,急慢性肾小球肾炎等病。

【同功穴配伍】

1. 主症选主穴　四白、颊车、合谷。

2. 辨证选配穴　①肺气虚弱加肺俞、列缺;②脾阳虚衰加脾俞、足三里、三阴交。

3. 随症加减穴　①过敏加膈俞、曲池;②下肢肿胀加阴陵泉、地机、三阴交;③腰冷加肾俞、命门;④头晕加太冲、百会;⑤心悸加神门、内关。

方解释义:四白、颊车为局部取穴,可疏通面部经气,祛除局部水湿之邪,合谷为循经取穴,疏调面部经气,祛除留滞于面部之水湿病邪。肺俞补益肺气,肺主通调水道,故取肺经络穴列缺;脾俞配足三里益气健脾,三阴交渗湿利水;膈俞、曲池配合谷可行气活血;阴陵泉、地机、三阴交三穴相伍,可健脾利水;肾俞、命门温肾壮阳;百会、太冲镇肝潜阳止眩;神门、内关宁心安神。

【针灸技法】

四白直刺或斜刺0.3~0.5寸,颊车直刺0.3~0.5寸,合谷直刺0.5~1寸,施捻转泻法。

①肺气虚弱:肺俞、列缺斜刺0.5~0.8寸;②脾阳虚衰:脾俞斜刺0.5~0.8寸,足三里直刺1~2寸,三阴交直刺1~1.5寸,施提插捻转补法。

①过敏:膈俞斜刺0.5~0.8寸,可点刺放血,曲池直刺1~1.5寸,施提插捻转泻法;②下肢肿胀:阴陵泉直刺1~2寸,地机、三阴交直刺1~1.5寸,施提插捻转泻法;③腰冷:肾俞、命门直刺0.5~1寸,施提插捻转补法,可施灸;④头晕:太冲直刺0.5~0.8寸,施提插捻转泻法,百会向后平刺0.5~0.8寸,施平补平泻;⑤心悸:神门避开尺动、静脉直刺0.3~0.5寸,内关直刺0.5~1寸,施提插捻转补法。

以上腧穴每次留针30分钟,每日1次,一般3~5次可愈。

【医案举例】

杨某,女,48岁,2021年3月16日初诊。主诉:颜面浮肿2日。伴失眠多梦,食后腹胀,劳累后口中甜腻,便溏不爽,手足冰冷。查体:神志清楚,语言清晰,舌淡胖,苔白腻,脉弱。诊断:面浮肿(脾阳虚衰)。治疗:先针合谷,得气后施提插捻转泻法,再针四白、颊车,得气后施提插捻转泻法,继针天枢、关元、足三里,得气后施提插捻转补法,最后针刺脾俞,得气后施捻转补法。治疗 3 次后,面浮肿症状好转,按上述处方继续针刺治疗,治疗 5 次后诸症消除。

十三、眼睑痉挛

眼睑痉挛,是指不能自主控制而发生的眼皮频频振跳,牵及眉际。如果是偶然一发,则不属病态。本症可由血虚生风、脾胃气虚和风热外侵引起。血虚生风者主要表现为眼皮频频振跳,不能自止,伴见目痒干涩,面白无华,唇舌色淡,脉细。脾胃气虚者常表现为眼睑多眨频跳,眼痛疲劳,伴见面色萎黄,倦怠食少,头目眩晕,舌淡胖,苔白润,脉沉细。风热外侵者常表现为眼皮振跳不甚频繁,每见目赤痒痛,胞睑湿烂,兼见恶风,发热,头痛,舌红苔白,脉浮数。

【同功穴配伍】

1. 主症选主穴　四白、攒竹、丝竹空。

2. 辨证选配穴　①血虚生风加血海、太冲;②脾胃气虚加足三里、中脘;③风热外侵加大椎、少商。

3. 随症加减穴　①面抽搐加太冲、合谷;②眼干、视物模糊加睛明、瞳子髎;③额头麻木加阳白;④眼睑水肿加阴陵泉、三阴交。

方解释义:四白、攒竹、丝竹空均为眼周穴,可疏调眼周部位气血以息风止痉。血海、太冲养血祛风;足三里、中脘为合募配穴,补脾益气;大椎、少商祛风清热。太冲、合谷为"开四关",可息风止痉;睛明、瞳子髎、阳白为局部选穴,可疏通局部气血;阴陵泉、三阴交可利水消肿。

【针灸技法】

四白直刺或斜刺 0.3~0.5 寸至眶下孔处,攒竹平刺或斜刺 0.5~0.8 寸,丝竹空平刺 0.3~0.5 寸,施平补平泻。

①血虚生风:血海直刺 1~1.5 寸,施提插捻转补法,太冲直刺 0.5~0.8 寸,施提插捻转泻法;②脾胃气虚:足三里直刺 1~2 寸,中脘直刺 1~1.5 寸,施提插捻转补法;③风热外侵:大椎、少商点刺放血。

①面抽搐:太冲直刺 0.5~0.8 寸,合谷直刺 0.5~1 寸;②眼干、视物模糊:睛明针刺时嘱患者闭目,医者押手轻推眼球,于眶缘和眼球之间缓慢直刺 0.3~0.8 寸,不提插捻转,瞳子髎平刺 0.3~0.5 寸,施平补平泻,可点刺放血;③额头麻木:阳白平刺 0.5~0.8 寸,施平补平泻;④眼睑水肿:阴陵泉直刺 1~2

寸,三阴交直刺 1~1.5 寸,施提插捻转泻法。

以上腧穴每次留针 30 分钟,每日 1 次,一般 5~10 次可愈。

【医案举例】

王某,男,38 岁,2023 年 4 月 17 日初诊。主诉:右侧眼皮不自觉跳动 1 年余。伴紧张时加重,气短乏力,口苦咽干,面色无华,唇舌色淡。查体:神志清楚,语言清晰,舌淡,苔薄白,脉弱。诊断:眼睑痉挛(血虚生风)。治疗:先针攒竹、丝竹空、四白,得气后施平补平泻,继针血海,得气后施提插捻转补法,再针太冲,得气后施提插捻转泻法。治疗 5 次后,右侧眼皮跳动较少,口苦咽干症状好转,但仍有气短乏力,遂针刺气海、足三里,得气后施提插捻转补法。治疗 10 次后,诸症消失。

十四、面瘫

面瘫,又称口眼㖞斜、歪嘴风、口僻,是指口眼向一侧㖞斜的症状。本症多由风邪入中面部,痰浊阻滞经络所致,为中风的主要症状之一,可按中风辨证治疗。

面瘫可辨证为风邪外袭、肝风内动、肝气郁结、气血双亏、风痰阻络。风邪外袭者以突然面瘫、恶寒发热为特征,伴有语言不利,口角流涎,面部感觉异常,有麻木不仁之状,肢体拘急,关节酸痛,舌苔薄白,脉浮弦。肝风内动者以面瘫、眩晕欲倒、头重脚轻为特征,伴有面部潮红,耳根胀痛,肢体发麻,舌暗红,苔黄或少苔乏津,脉弦数有力。肝气郁结者以面瘫常随精神刺激而出现为特征,伴有太息叹气,胸胁苦满,悲痛欲哭,不欲饮食,苔薄白,脉弦。气血双亏者以面瘫、少气懒言、脉细无力为特征,伴有眼睑无力,面肌松弛,舌质淡嫩,苔薄白。风痰阻络者以面瘫、面肌麻木、喉有痰鸣为特征,伴有语言不利,舌体有僵硬感,舌苔白腻,脉弦滑或弦缓。口眼㖞斜多见于面神经麻痹、脑血栓、脑梗死等病。

【同功穴配伍】

1. 主症选主穴　地仓、颊车、合谷。

2. 辨证选配穴　①局部取穴加阳白、太阳、翳风;②风邪外袭加风门、风池;③肝风内动加肝俞、行间;④肝气郁结加太冲;⑤气血双亏加足三里、脾俞、胃俞;⑥风痰阻络加风池、丰隆。

3. 随症加减穴　①味觉减退加足三里;②听觉过敏加阳陵泉;③抬眉困

难加攒竹;④鼻唇沟变浅加迎香;⑤人中沟歪斜加水沟;⑥颏唇沟歪斜加承浆;⑦流泪加太冲。

方解释义:风邪侵袭面部,风中面部经络,气血阻滞,面部筋脉失养,纵缓不收所致,取阳白、太阳、地仓、颊车疏通局部经气,温经散寒,濡润筋肉;翳风疏散风寒之邪;"面口合谷收",合谷为远部取穴之一。风邪外袭加风门、风池以疏散风邪;肝风内动加肝俞、行间清泄肝阳;肝气郁结加太冲疏肝理气;气血双亏加足三里、脾俞、胃俞调理脾胃,补益气血;风池为祛风之要穴,丰隆为治痰之要穴,两穴可祛风化痰。足三里健脾和胃、益气养血;阳陵泉为筋会,又是胆经之下合穴,胆经循行经过耳部,可治疗听觉过敏;余穴为局部取穴。

【针灸技法】

地仓斜刺 0.8~1.2 寸透颊车、颊车斜刺 0.8~1.2 寸透地仓,得气后,施捻转提拉手法,合谷直刺 0.5~1 寸,施平补平泻。

①局部取穴:阳白平刺 0.5~0.8 寸,太阳直刺或斜刺 0.3~0.5 寸,翳风直刺 0.5~1 寸,施平补平泻;②风邪外袭:风门斜刺 0.5~0.8 寸,风池向鼻尖方向斜刺 0.8~1.2 寸,施平补平泻;③肝风内动:肝俞斜刺 0.5~0.8 寸,行间直刺 0.5~0.8 寸,施提插捻转泻法;④肝气郁结:太冲直刺 0.5~0.8 寸;⑤气血双亏:足三里直刺 1~2 寸,脾俞、胃俞斜刺 0.5~0.8 寸,施捻转补法;⑥风痰阻络:风池操作同前,丰隆直刺 1~1.5 寸,施提插捻转泻法。

①味觉减退:足三里直刺 1~2 寸,施提插捻转补法;②听觉过敏:阳陵泉直刺 1~1.5 寸,施平补平泻;③抬眉困难:攒竹向眉中或眼眶内睑平刺或斜刺 0.5~0.8 寸;④鼻唇沟变浅:迎香斜刺 0.3~0.5 寸,施平补平泻;⑤人中沟歪斜:水沟向健侧斜刺 0.3~0.5 寸,施平补平泻;⑥颏唇沟歪斜:承浆向健侧斜刺 0.3~0.5 寸;⑦流泪:太冲直刺 0.5~0.8 寸,施提插捻转泻法。

以上腧穴每次留针 30 分钟,每日 1 次,一般 5~20 次可愈。

【医案举例】

卢某,女,54 岁,2023 年 2 月 15 日初诊。主诉:左侧面瘫 2 个月。伴左侧眼流泪,口角下垂,流涎,水沟歪斜,抬眉困难,鼻唇沟变浅。查体:神志清楚,语言清晰,舌淡,苔薄白,脉浮弦。诊断:面瘫(风邪外袭)。治疗:先针地仓透颊车,继针颊车透地仓,得气后,施捻转提拉手法,再针攒竹向眉中平刺,再针迎香,再针水沟,向健侧斜刺,继针合谷,得气后施平补平泻,再针太冲,得气后施提插捻转泻法,最后针风门、风池,得气后施平补平泻。针 5 次后,面瘫症状好转,口角下垂、流涎、水沟歪斜等症状好转,继按上述方案治疗,针 10 次后痊愈。

十五、口疮

口疮,也称口中生疮,是以口腔唇内、颊、舌、齿龈等处肌膜见豆大之溃疡,周围红晕、表面凹陷,灼热疼痛,反复发作为主要表现的一类病症。一般来说,口中溃疡范围局限、病情较轻者称为"口疮";口中糜烂如腐、范围较大,病情较重者称为"口糜"。

口疮的病因有脾经热毒、阴虚火旺、心火上炎。脾经热毒者常表现为口疮数目较多,密集,或融合成片,疮周红肿,边缘隆起,溃疡面积较大,表面多黄白色渗出物,大多分布在口唇及颊、龈黏膜等处,灼热而痛,讲话及进食疼痛加重,口干口渴,脘腹胀闷,大便秘结,小便黄赤,舌质红胖,苔黄腻,脉滑数。阴虚火旺者常表现为口疮数目较少,分散,大小不等,边缘清楚、微隆起,红晕明显但较细,灼痛,溃疡面深浅不一,表面有灰黄色渗出物,头晕耳鸣,手足心热,失眠多梦,舌红少苔,脉细数。心火上炎者常表现为口疮数目较多,溃疡小,多分布在舌尖、舌边缘,灼痛明显,色鲜红,不能食刺激性食物及饮热水,口渴、口臭,心中烦热,小便短赤,舌尖红,苔黄,脉数。本症常见于复发性口疮、口腔溃疡、溃疡性口炎等病。

【同功穴配伍】

1. 主症选主穴 颊车、承浆、合谷。

2. 辨证选配穴 ①脾经热毒加脾俞;②阴虚火旺加通里、三阴交;③心火上炎加少冲。

3. 随症加减穴 ①口干口渴加金津、玉液;②心烦加内关、神门;③腰膝酸软加肾俞、京门、太溪;④小便黄赤加关元、神门;⑤便秘加腹结。

方解释义:颊车、承浆为局部取穴,活络祛邪,消肿止痛,收敛生肌;合谷祛腐生肌,止痛。脾俞可疏散脾经热邪;通里、三阴交以疏通心脾经气,滋阴降火;少冲为心经井穴,点刺放血可以清泻心火。金津、玉液可生津止渴;内关为手厥阴心包经之络穴,可清心泻火,神门为手少阴心经之原穴,取"实则泻其子"之意;肾俞为足少阴肾经之背俞穴,京门为足少阴肾经之募穴,两穴为俞募配穴,配伍肾经之原穴太溪,可补肾益精;神门又可清心火,关元为局部取穴,两穴可清火利尿;腹结为临床常用取穴,用以治疗便秘。

【针灸技法】

颊车直刺 0.3~0.5 寸,承浆斜刺 0.3~0.5 寸,合谷直刺 0.5~1 寸,施平补平泻。

①脾经热毒:脾俞斜刺0.5~0.8寸,施捻转泻法;②阴虚火旺:通里直刺0.3~0.5寸,三阴交直刺1~1.5寸,施提插捻转泻法;③心火上炎:少冲点刺放血。

①口干口渴:金津、玉液点刺放血;②心烦:内关直刺0.5~1寸,神门避开尺动、静脉直刺0.3~0.5寸,施提插捻转泻法;③腰膝酸软:肾俞、京门、太溪直刺0.5~1寸,施提插捻转补法;④小便黄赤:关元直刺1~1.5寸,神门操作同上,施提插捻转泻法;⑤便秘:腹结直刺1~2寸,施提插捻转泻法。

以上腧穴每次留针30分钟,每日1次,一般5~10次可愈。

【医案举例】

黄某,女,37岁,2023年5月14日初诊。主诉:反复口腔溃疡3年,伴舌尖居多,咽部阻塞感,口干口渴,小便短赤。查体:神志清楚,语言清晰,舌红、苔黄,脉数。诊断:口疮(心火上炎)。治疗:先针合谷,得气后施提插捻转泻法,继针颊车、承浆,得气后施平补平泻;再针关元、神门,得气后施提插捻转泻法;最后于金津、玉液点刺放血。治疗5次后,口腔溃疡症状好转,但仍小便短赤,继按上方针刺,10次后痊愈。

十六、舌肿

舌肿,指舌体肿大,或兼木硬,疼痛,甚至肿大满口而妨碍饮食、言语及呼吸。本症可由外感风寒、心经郁火、心脾热盛和脾虚寒湿引起。外感风寒者常表现为舌头肿痛,伴有恶寒发热,周身肌肉疼痛,口中无味,不思饮食,自觉腹中冷痛泄泻,心中悸动不安,话语不清,脉象浮紧。心经郁火者常表现为舌暴肿,舌体胀大满口,色红疼痛,甚则不能饮食及言语,口苦,面色红赤,心中烦躁,坐卧不宁,夜寐不安,小便短黄,口苦,脉象数。心脾热盛者常表现为舌体赤色,肿大满口,伴有心情焦躁,手心与肌肤灼热,喜冷,但饮水不多,倦怠乏力,小便短赤,大便秘结,脉象滑数。脾虚寒湿者常表现为舌体肿大,边有齿痕,舌色暗淡,伴有面色黄白,肢体沉重,倦怠乏力,腹中胀满,食后腹胀加重,不欲饮水,小便清长,大便溏薄,脉象沉缓。舌肿常见于咽炎、舌炎、心力衰竭等病。

【同功穴配伍】

1. **主症选主穴**　廉泉、哑门、通里。

2. **辨证选配穴**　①外感风寒加风池、大椎;②心经郁火加心俞、太冲;

③心脾热盛加心俞、脾俞；④脾虚寒湿加关元、三阴交、脾俞、阴陵泉。

3. 随症加减穴　①眼睑闭合不全加鱼腰、阳白、攒竹、承泣；②肢体颤动加百会、合谷、太冲；③昏迷加十二井穴。

方解释义：廉泉、哑门，为局部取穴，祛邪活络，化滞消肿；通里，为循经取穴，活络消肿，清泻心火。风池、大椎善疏泄外感之邪；通里配心俞可清泄心火，太冲清肝泻火；心俞配脾俞疏散心脾积热；关元、足三里、脾俞、阴陵泉共奏健脾利湿化水之功。鱼腰、阳白、攒竹、承泣为局部选穴，可疏散局部气血，疏经通络；合谷、太冲开四关，配伍百会，可息风止痉，升举阳气；十二井穴可醒神开窍。

【针灸技法】

廉泉向舌根方向斜刺 0.5~0.8 寸，哑门向下颌方向刺入 0.5~1 寸，通里直刺 0.3~0.5 寸，施平补平泻。

①外感风寒：风池向鼻尖方向斜刺 0.8~1.2 寸，施捻转泻法，大椎可点刺放血；②心经郁火：心俞斜刺 0.5~0.8 寸，太冲直刺 0.5~0.8 寸，施捻转泻法；③心脾热盛：心俞、脾俞斜刺 0.5~0.8 寸，施捻转泻法；④脾虚寒湿：关元、三阴交直刺 1~1.5 寸，施提插捻转补法，阴陵泉直刺 1~1.5 寸，施提插捻转泻法，脾俞斜刺 0.5~0.8 寸，施捻转补法。

①眼睑闭合不全：鱼腰平刺 0.5~0.8 寸，阳白平刺 0.5~0.8 寸，攒竹向眉中方向斜刺 0.5~0.8 寸，承泣轻推眼球，靠眶下缘直刺 0.5~1 寸，施平补平泻；②肢体颤动：百会向后平刺 0.5~1 寸，施平补平泻，合谷直刺 0.5~1 寸，太冲直刺 0.5~0.8 寸，两穴均施提插捻转泻法；③昏迷：十二井穴点刺放血。

以上腧穴每次留针 30 分钟，每日 1 次，一般 5~10 次可愈。

【医案举例】

李某，女，63 岁，2020 年 12 月 28 日初诊。主诉：舌肿 3 天。伴舌红，口苦，面红目赤，小便黄赤。查体：神志清楚，语言清晰，舌红，苔黄，脉数。诊断：舌肿（心经郁火）。治疗：先针廉泉、哑门、通里，得气后施平补平泻，继针心俞、太冲，得气后施提插捻转泻法。治疗 3 次后，患者舌肿及舌红等症状好转，遂按上述腧穴继续针刺，治疗 5 次后，患者诸症消除。

十七、唇裂

唇裂，以口唇出现裂纹、疼痛渗血为主要表现。常见于慢性唇炎、剥脱性唇炎等病。本症多由胃热津伤、阴虚火旺所致。胃热津伤者常表现为唇部干燥皲揭,赤肿,伴口渴引饮,口臭,大便结,小便黄,舌质红,苔黄厚,脉滑数。阴虚火旺者常表现为唇赤,干燥皲裂,颧红,手足心热,潮热盗汗,虚烦不眠,小便黄,大便结,舌质红,少苔,脉细数。

【同功穴配伍】

1. **主症选主穴**　水沟、地仓、承浆。

2. **辨证选配穴**　①胃热津伤加脾俞、胃俞、足三里、三阴交;②阴虚火旺加肾俞、太溪。

3. **随症加减穴**　①口臭加颊车、内庭;②便秘加天枢、支沟;③手足心热加太溪、三阴交;④虚烦不眠加膻中、神门、安眠。

方解释义:水沟、地仓、承浆均为局部取穴,以疏通面部局部经气。取脾俞、胃俞、足三里、三阴交清胃泻火,和中养阴;肾俞、太溪以益肾滋阴、增液润燥。颊车为局部取穴,内庭为远端取穴,可清降胃火;天枢为局部取穴,配伍治疗便秘效验穴,可泻腑通便;太溪、三阴交可滋阴降火;膻中可宽胸理气,神门宁心安神,安眠为治疗失眠之效验穴。

【针灸技法】

水沟向上斜刺 0.3~0.5 寸,施强刺激,地仓斜刺或直刺 0.5~0.8 寸,承浆斜刺 0.3~0.5 寸,施平补平泻。

①胃热津伤:脾俞、胃俞斜刺 0.5~0.8 寸,足三里直刺 1~2 寸,三阴交直刺 1~1.5 寸,均施提插捻转补法;②阴虚火旺:肾俞、太溪直刺 0.5~1 寸,均施提插捻转补法。

①口臭:颊车直刺 0.3~0.5 寸,内庭直刺或斜刺 0.5~0.8 寸,施提插捻转泻法;②便秘:天枢直刺 1~1.5 寸,支沟直刺 0.5~1 寸,施提插捻转泻法;③手足心热:太溪、三阴交操作同前,施提插捻转泻法;④虚烦不眠:膻中平刺 0.3~0.5 寸,施平补平泻,神门避开尺动、静脉直刺 0.3~0.5 寸,安眠直刺 0.8~1.2 寸,施提插捻转泻法。

以上腧穴每次留针 30 分钟,每日 1 次,一般 5~10 次可愈。

【医案举例】

周某,女,66 岁,2019 年 2 月 14 日初诊。主诉:下唇干裂伴肿胀半年。伴口黏,口臭,口干口渴,便秘。查体:神志清楚,语言清晰,舌红,苔黄,脉数。诊断:唇裂(胃热津伤)。治疗:先针水沟,得气后施强刺激;再针地仓、承浆,得气后施平补平泻;再针天枢、支沟,得气后施提插捻转泻法;继针颊车、内庭,得气后施提插捻转泻法；又针足三里、三阴交，得气后施提插捻转补法；最后针脾俞、胃俞，得气后施捻转补法。治疗 5 次后，下唇干裂伴肿胀症状好转，口黏、口臭、便秘症状好转，但仍有口干口渴的症状，遂于金津、玉液点刺放血，针廉泉，得气后施捻转泻法，治疗 10 次后，诸症消除。

十八、舌痛

舌痛，指凡舌有灼痛、辣痛、麻痛、涩痛等感觉者，痛可在舌尖、舌边、舌心、舌根或全舌等不同部位。本症多由舌生疮痛，舌光剥，舌碎裂，舌尖红刺所致。可见于刺伤，舌系带外伤，溃疡，糙皮病，维生素 B_2 缺乏症，坏血病，尿毒症，抗生素过敏等病。

舌痛病因可分为脏腑实热、阴虚火旺。脏腑实热者常表现为舌上起红刺，舌痛而难举，苔薄黄或燥或厚，兼见心烦口渴，易怒，不寐，口苦，小便短赤，大便秘结，脉滑数。阴虚火旺者常表现为口舌干燥而痛，喉痛声嘶，或舌光剥，有横裂，无舌苔或剥苔，兼有盗汗，急躁易怒，失眠，五心烦热，脉细数。

【同功穴配伍】

1. **主症选主穴**　廉泉、通里。

2. **辨证选配穴**　①脏腑实热加内庭、太冲；②阴虚火旺加肾俞、肝俞、太溪。

3. **随症加减穴**　①易怒加期门；②心烦加劳宫；③口苦加行间、肝俞；④口干加金津、鱼际。

方解释义：廉泉祛邪活络，疏调舌部气血而止痛；心开窍于舌，故取手少阴心经之络穴通里，亦可作用于舌，可清泻心火。内庭清泻胃火，太冲清肝泻火；肾俞、肝俞滋养肝肾，配太溪共奏养阴清热之功。期门为肝之募穴，可平肝潜阳；劳宫为心包经之荥穴，可清心除烦；行间、肝俞可泻肝火；金津、鱼际可生津止渴。

【针灸技法】

廉泉向舌根斜刺 0.5~0.8 寸，通里直刺 0.3~0.5 寸，施平补平泻。

①脏腑实热：内庭直刺或斜刺 0.5~0.8 寸，太冲直刺 0.5~0.8 寸，施提插捻转泻法；②阴虚火旺：肝俞斜刺 0.5~0.8 寸，肾俞、太溪直刺 0.5~1 寸，施提插捻转补法。

①易怒：期门斜刺或平刺 0.5~0.8 寸，施捻转泻法；②心烦：劳宫直刺

0.3~0.5寸,施提插捻转泻法;③口苦:行间直刺0.5~0.8寸,肝俞斜刺0.5~0.8寸,施捻转泻法;④口干:金津点刺放血,鱼际直刺0.5~0.8寸,施捻转泻法。

以上腧穴每次留针30分钟,每日1次,一般5~10次可愈。

【医案举例】

张某,女,18岁,2021年4月18日初诊。主诉:舌尖痛10天。伴心烦口渴,小便黄赤,大便秘结。查体:神志清楚,语言清晰,舌红,苔黄,脉数。诊断:舌痛(脏腑实热)。治疗:先针廉泉、通里,得气后施平补平泻,继针劳宫、鱼际,得气后施提插捻转泻法,最后于金津点刺放血。治疗3次后,患者舌尖痛症状好转,心烦口渴症状好转,但仍有便秘的症状,遂加针天枢、支沟,治疗5次后,患者舌尖痛等症状基本消除。

十九、舌强

舌强,是指舌体强硬,伸缩不利。本症多因热入心包和风痰阻遏引起。热入心包者常表现为壮热、神昏谵语,舌强质绛,双颧微红,目赤,脉洪大滑数。本症风痰阻遏者常见于中风,中经络者,见口眼㖞斜或半身不遂,舌强,言语不利,或歪向一侧,脉浮弦或紧或滑;中脏腑者,猝然昏倒,不省人事,喉中痰鸣,牙关紧闭,吞咽不能,面红赤,脉弦紧。本症常见于中风、昏厥、抽搐等病。

【同功穴配伍】

1. **主症选主穴** 廉泉、哑门、通里、涌泉。

2. **辨证选配穴** ①热入心包加曲泽、委中;②风痰阻遏加风池、足三里、阴陵泉。

3. **随症加减穴** ①昏迷加十二井穴;②口眼㖞斜加地仓、颊车、承泣、阳白、鱼腰、攒竹;③四肢颤动加合谷、太冲;④手指颤动加三间、后溪、手三关。

方解释义:廉泉、哑门为局部取穴,可祛除病邪,疏调舌络;涌泉为循经取穴,能疏调舌络气血而治疗舌强,涌泉尚有开窍醒神之功;心开窍于舌,故取手少阴心经之络穴通里,可祛邪活络,清泻心火。曲泽、委中点刺放血,清营凉血,配合通里可以祛邪泻火、息风;风池为祛风要穴,足三里、阴陵泉健脾利湿祛痰;十二井穴为急救要穴,可醒神开窍;地仓、颊车、承泣、阳白、鱼腰、攒竹为局部取穴,可疏通局部气血;合谷、太冲开四关,可息风止颤;三间、后溪、手三关为局部取穴,可疏经通络。

【针灸技法】

廉泉向舌根方向斜刺 0.5~0.8 寸,哑门向下颌方向刺入 0.5~1 寸,通里直刺 0.3~0.5 寸,涌泉直刺 0.5~1 寸,均施平补平泻。

①热入心包:曲泽、委中直刺 1~1.5 寸,施提插捻转泻法;②风痰阻遏:风池向下颌方向斜刺 0.8~1.2 寸,施捻转泻法,足三里、阴陵泉直刺 1~1.5 寸,施提插捻转泻法。

①昏迷:十二井穴点刺放血;②口眼㖞斜:地仓平刺 0.5~0.8 寸,颊车平刺 1~1.5 寸,地仓与颊车互相透刺,承泣轻推眼球,靠眶下缘直刺 0.5~1 寸,施平补平泻,阳白、鱼腰平刺 0.5~0.8 寸,攒竹向眉中方向斜刺 0.5~0.8 寸;③四肢颤动:合谷直刺 0.5~1 寸,太冲直刺 0.5~0.8 寸,施提插捻转泻法;④手指颤动:三间直刺 0.5~0.8 寸,后溪直刺 0.5~1 寸,手三关直刺 0.3~0.5 寸,施平补平泻。

以上腧穴每次留针 30 分钟,每日 1 次,一般 5~10 次可愈。

【医案举例】

梁某,男,24 岁,2019 年 3 月 5 日。主诉:舌强伴发麻 3 天。伴言语不利,饮食欠佳,二便正常。查体:神志清楚,语言清晰,面色无华,舌淡红,苔白,脉弱。诊断:舌强(风痰阻遏)。治疗:先针廉泉、哑门,得气后施平补平泻;再针通里、涌泉,得气后施平补平泻;继针风池,得气后施捻转泻法,再针足三里,得气后施提插捻转补法,最后针阴陵泉,得气后施提插捻转泻法。治疗 5 次后,舌强伴发麻好转,但仍有言语不利,又出现便秘症状,遂于金津、玉液点刺放血,又加针天枢,得气后施提插捻转泻法。治疗 15 次后,诸症消除。

二十、牙痛

牙痛是指自觉牙齿或牙龈疼痛的症状。常见于龋齿、牙痈、牙咬痈、齿槽风等病。多由风热、风寒、胃热、虚火和气虚引起。风热者可表现为牙痛,牙龈红肿,得冷则痛减,受热则痛增,或有发热恶寒,口渴,舌红,苔微黄,脉浮数。风寒者可表现为牙齿疼痛,遇冷气则疼痛加重,得热痛减,兼见恶寒,口不渴,舌淡红,舌苔薄白,脉象浮紧。胃热者可表现为牙痛剧烈,牙龈红肿,口渴咽干,口臭,大便秘结,小便短黄,舌红苔黄,脉洪数。虚火者可表现为牙痛隐隐,牙根浮动,齿龈微红、微肿,午后痛甚,五心烦热,小便短黄,舌质红嫩,苔少而干,脉细数。气虚者可表现为牙齿微痛,龈肉萎缩、不红肿或虽肿不红,牙齿浮动,咬物无力,少气乏力,面色无华,舌淡胖嫩,脉弱。

【同功穴配伍】

1. **主症选主穴**　合谷、颊车、下关、地仓。

2. **辨证选配穴**　①风热加风池、外关;②风寒加风池、风府;③胃热加二间、内庭;④虚火加太溪、照海、悬钟;⑤气虚加气海、足三里。

3. **随症加减穴**　①口渴加廉泉;②牙根浮动加太溪、肾俞;③少气乏力加脾俞、胃俞。

方解释义:足阳明胃经入上齿,手阳明大肠经入下齿,二者经络的病变均可以引起牙痛,合谷为远端取穴,可清泻阳明经火热之邪,颊车、下关、地仓为局部取穴,可以疏泄局部病邪。诸穴合用,清热泻火,通经止痛。风池、外关疏风散热;风池、风府疏风散寒;二间、内庭清泻胃火;太溪、照海、悬钟滋养肾阴、降火止痛。廉泉可生津止渴;太溪、肾俞为俞原配穴,可补肾益精;脾俞、胃俞可健脾益气。

【针灸技法】

地仓向颊车方向透刺、颊车向地仓方向透刺;下关直刺 0.8~1.2 寸,合谷直刺 0.5~1 寸,施平补平泻。

①风热:风池向鼻尖方向斜刺 0.8~1.2 寸,外关直刺 0.5~1 寸;②风寒:风池操作同前,风府向下颌方向斜刺 0.5~1 寸,施提插捻转补法;③胃热:二间直刺 0.2~0.3 寸,内庭直刺或斜刺 0.5~0.8 寸,施提插捻转泻法;④虚火:太溪直刺 0.5~1 寸,照海、悬钟直刺 0.5~0.8 寸,施提插捻转补法;⑤气虚:气海直刺 1~1.5 寸,足三里直刺 1~2 寸,均施提插捻转补法。

①口渴:廉泉向舌根斜刺 0.5~0.8 寸;②牙根浮动:太溪、肾俞直刺 0.5~1 寸,施提插捻转补法;③少气乏力:脾俞、胃俞斜刺 0.5~0.8 寸,施捻转补法。

以上腧穴每次留针 30 分钟,每日 1 次,一般 1~3 次可愈。

【医案举例】

陈某,男,50 岁,2021 年 5 月 16 日初诊。主诉:牙痛 1 周。牙痛多为隐痛,手足心热,便秘,寐差。查体:神志清楚,语言清晰,舌红少苔,脉细数。诊断:牙痛(虚火)。治疗:先针合谷,得气后施平补平泻;再针地仓透颊车、颊车透地仓,得气后施捻转提拉;继针下关,得气后施提插平补平泻;又针太溪、照海、悬钟,得气后施提插捻转补法,最后针天枢,得气后施提插捻转泻法。治疗 1 次后,牙痛症状好转,便秘及手足心热好转,仍觉睡眠差,遂浅刺四神聪,施小幅度快频率提插捻转,再中刺神门,施捻转补法,又深刺三阴交,施提插捻转补法,治疗 3 次后,诸症消除。

二十一、齿衄

齿衄,是指齿缝或齿龈渗出血液而言。多见于牙龈炎和牙周炎等病。足阳明胃经行于上齿,手阳明大肠经行于下齿,肾主骨,齿为骨之余,故本症与胃、大肠及肾有关,但以胃的病变为多见。齿虽属肾,而满口之中,皆属于胃,因口乃胃之门户故也,牙床尤为胃经脉络所绕,故凡衄血,皆是胃火上炎,血随火动。因此,齿衄可辨证为胃中实火、胃中虚火、肾虚火旺和脾不统血。胃中实火者常表现为牙龈出血,血出如涌,血色鲜红,伴有牙龈红肿痛,口臭,口渴喜热饮,大便秘结,舌质红赤,苔黄腻,脉洪数有力。胃中虚火者常表现为牙龈出血,血色淡红,伴有轻度牙龈溃烂,口干欲饮,舌质红少津,苔薄,脉滑数无力。肾虚火旺者常表现为牙龈出血,血色淡红,牙齿松动,或牙齿疼痛,伴有头晕,耳鸣,腰膝酸软,舌质红,少苔,脉细数。脾不统血者常表现为牙龈出血,血色淡红,严重时全身散见出血点,舌质淡,苔薄白,脉缓。

【同功穴配伍】

1. 主症选主穴　颊车、承浆、地仓、合谷。

2. 辨证选配穴　①胃中实火加内庭;②胃中虚火加胃俞;③肾虚火旺加肾俞、太溪;④脾不统血加足三里、三阴交。

3. 随症加减穴　①口臭加内庭;②口干加廉泉;③头晕加百会、足三里;④散在出血点加脾俞、章门。

方解释义:颊车、承浆、地仓为局部取穴,祛邪止血,合谷作用于牙龈而治疗本症,止痛止血。内庭清热泻火;胃俞滋胃阴降胃火;肾俞、太溪滋养肾阴止血;足三里、三阴交健脾益气统血。内庭为胃经之荥穴,清泻胃火以除口臭;廉泉可生津止渴;百会、足三里可补益脾胃、清利头目;脾俞为脾经之背俞穴,章门为脾经之募穴,俞募配穴以补益脾气,加强脾主统血的功能。

【针灸技法】

颊车与地仓可互相透刺,承浆斜刺 0.3~0.5 寸,合谷直刺 0.5~1 寸,施平补平泻。

①胃中实火:内庭直刺或斜刺 0.5~0.8 寸,施提插捻转泻法;②胃中虚火:胃俞斜刺 0.3~0.5 寸,施捻转补法;③肾虚火旺:肾俞、太溪直刺 0.5~1 寸,施提插捻转补法;④脾不统血:足三里直刺 1~2 寸,三阴交直刺 1~1.5 寸,施提插

转补法。

①口臭:内庭操作同前,施提插捻转泻法;②口干:廉泉向舌根方向斜刺0.5~0.8寸,施平补平泻;③头晕:百会向后平刺0.5~1寸,足三里操作同前,施平补平泻;④散在出血点:脾俞斜刺0.5~0.8寸,章门直刺0.8~1寸,施捻转补法。

以上腧穴每次留针30分钟,每日1次,一般3~5次可愈。

【医案举例】

张某,男,46岁,2021年4月8日初诊。牙龈出血15天。伴耳鸣,腰膝酸软,早泄。查体:神志清楚,语言清晰,舌红,苔干,脉细弱。诊断:齿衄(肾虚火旺)。治疗:先针颊车、承浆、地仓、合谷,得气后施平补平泻,继针肾俞、太溪,得气后施提插捻转补法,最后针振阳穴、大肠俞、三焦俞,得气后施提插捻转补法,治疗3次后,患者牙龈出血等症状好转,但仍有耳鸣,遂加针听宫、听会,治疗5次后,诸症基本消除。

第三章 背 腰 症 状

一、背痛

背痛是指自觉背部疼痛的一种症状。本症疼痛还可牵涉到肩、胸、心下、腰等部位。胸痹心痛也有背痛的症状，但以胸痛为主，可见胸痛彻背，背痛彻心，而本症是以背痛为主。本症多由外感及内伤劳损引起。外感者，多起居不慎，感受风寒，表现为背痛板滞，可牵连颈项，项背强痛难以转侧，兼见恶寒，头痛，舌苔薄白，脉浮紧；或因姿势不良、长期劳作、情志内伤，致背部气机瘀滞，气滞血瘀，不通则痛，表现为背部酸痛，多为刺痛，入夜尤甚，活动后减轻，多见于老年人或久病体弱者；素体禀赋不足，或房劳过度，肾阳亏虚，表现为畏寒、背部冷痛，腰膝酸软，小便清长，大便溏。本症可见于骨质增生症、结核性脊椎炎、脊椎外伤及椎间盘脱出、腰背筋膜炎等多种疾病中。

【同功穴配伍】

1. **主症选主穴** 大杼、膈俞、委中。

2. **辨证选配穴** ①风寒侵袭加风门、肺俞；②气血凝滞加足三里、血海；③肾阳亏虚加肾俞、命门。

3. **随症加减穴** ①怕冷加风池、列缺；②头痛加风池、风府、天柱；③心悸、心慌加内关、神门；④颈肩部不舒加颈夹脊、肩井。

方解释义：大杼为膀胱经穴，又为骨之会穴，具有疏经活血、通络止痛之效；膈俞为血之会穴，可活血补血；委中为膀胱经之合穴，腰背委中求，刺之可理气止痛。风门、肺俞疏风解表；足三里、血海行气活血；肾俞、命门温煦肾阳。风池、列缺疏风散寒；风池、风府、天柱通络止痛；内关、神门安神定悸；颈夹脊、肩井舒缓筋急。

【针灸技法】

大杼向上斜刺0.5~1寸，平补平泻；膈俞沿脊柱斜刺0.5~0.8寸，行捻转泻法；委中直刺1~1.5寸，行捻转泻法。

①风寒侵袭：风门沿着脊柱方向斜刺0.5~0.8寸，行捻转泻法，可灸，肺俞

沿脊柱方向斜刺 0.5~0.8 寸,行捻转补法,可灸;②气血凝滞:足三里直刺 1~2寸,行捻转补法,可灸;血海直刺 1~1.5 寸,行捻转泻法;③肾阳亏虚:肾俞、命门直刺 0.5~1 寸,行捻转补法,命门穴可灸。

①怕冷:风池向鼻尖方向斜刺 0.8~1.2 寸,也可平刺或透刺风府穴,列缺斜刺 0.5~0.8 寸,行捻转泻法;②头痛:风池同前,天柱直刺 0.5 寸,风府向鼻尖方向斜刺 0.8~1.2 寸,行捻转泻法;③心悸心慌:内关直刺 0.5~1 寸,行捻转泻法,神门直刺 0.3~0.5 寸,平补平泻;④颈肩部不舒:颈夹脊、肩井直刺 0.5~0.8 寸,行捻转泻法,肩井不可深刺。

以上腧穴每次留针 30 分钟,每日 1 次,一般 3~5 次可愈。

【验案举例】

付某,男,29 岁,2022 年 11 月 14 日就诊。主诉:背部疼痛半个月。患者自述因运动过度出现背部疼痛,于当地医院就诊,诊断为"筋膜炎"。现症见背部疼痛,夜间刺痛,伴有睡眠不佳,便溏,舌质暗红,苔薄白,舌体胖大伴有齿痕,脉涩。诊断:背痛(气血凝滞)。治疗:先取大杼、膈俞、委中穴用捻转泻法,后取血海、足三里用捻转补法,继取中脘、丰隆(均取双侧),中脘穴针刺得气后用捻转补法,丰隆穴针刺用捻转泻法。针刺 4 次后背痛大减,仍有不适,继续针刺 3 次后症状全部消失。

二、背冷

背冷指自觉背部冰凉的症状,《伤寒论》中称为"背恶寒"。《金匮要略》中将其称为"背寒冷"。表证里证均可出现该症,就其部位而言,五脏六腑之俞穴皆在背,而脏腑之气皆输注于背腰部之背俞穴,背部又为督脉和诸阳经循行之所在,故脏腑之气皆与背相通。背冷多与外感风寒和脏腑阳气衰微有关。

本症多由外感风寒或素体阳虚、痰饮内停所致。起居不慎,卒感风寒者,多表现为背冷,恶寒喜暖,口淡不渴,手足不温,苔薄白,脉浮紧;或素体阳虚,饮食不节、贪食冷饮,损伤中阳,阳虚寒盛,多表现为背冷,肢冷蜷卧,喜暖,口淡不渴,大便溏,小便清长。或脾虚痰湿内伏,表现为背冷如冰,咳嗽或喘,痰多稀薄色白,头目眩晕,渴不欲饮或喜热饮但饮而不多,伴纳少,腹胀,倦怠乏力,或四肢浮肿,舌苔白滑,脉沉滑。本症可见于胃癌、肺癌、纵隔肿瘤、胸腺癌、胆囊癌、肝脾大等胸腹腔占位性病变的早期表现和脊柱风湿、强直性脊柱炎病变,也可见于胆石症、胆囊炎、慢性胃炎、胰腺炎等疾病中。

【同功穴配伍】

1. 主症选主穴 夹脊穴、大椎、膈俞、命门。

2. 辨证选配穴 ①风寒束表加风池、外关；②阳虚寒盛加灸气海、关元；③痰饮内伏加丰隆、阴陵泉。

3. 随症加减穴 ①恶寒加外关、列缺；②无汗或少汗加合谷、复溜；③颈项不舒加风池、肩井；④背痛加委中、大杼。

方解释义：针刺夹脊穴能使背部经脉气血运行通畅，大椎乃督脉与诸阳经之交会穴，能温通经脉，血会膈俞有舒筋活血之效，命门为温阳之要穴，诸穴合用，能起到温阳通经之作用。风池、外关祛风散寒；气海、关元温阳散寒；丰隆、阴陵泉祛痰除湿。外关、列缺祛风散邪；合谷、复溜开泄腠理；风池、肩井舒缓筋急；委中、大杼通络止痛。

【针灸技法】

夹脊穴直刺 0.5~0.8 寸，行捻转泻法；大椎向上斜刺 0.5~0.8 寸，可灸；膈俞向脊柱方向斜刺 0.5~0.8 寸，行平补平泻法；命门直刺 0.5~1 寸，行捻转补法，可灸。

①风寒束表：风池向鼻尖方向斜刺 0.8~1.2 寸，外关直刺 0.5~1 寸，行捻转泻法；②阳虚寒盛：气海、关元直刺 1~1.5 寸，行捻转补法，可灸；③痰饮内伏：丰隆直刺 1~1.5 寸，阴陵泉直刺 1~2 寸，行捻转补法。

①恶寒：外关直刺 0.5~1 寸，列缺斜刺 0.5~1 寸，行捻转泻法；②无汗或少汗：合谷直刺 0.5~1 寸，行捻转泻法，复溜直刺 0.5~1 寸，行捻转补法；③颈项不舒：风池向鼻尖方向斜刺 0.8~1.2 寸，肩井直刺 0.5~0.8 寸，平补平泻；④背痛：委中直刺 1~1.5 寸，行捻转泻法，或三棱针点刺放血；大杼向脊柱方向斜刺 0.5~0.8 寸，平补平泻。

以上腧穴每次留针 30 分钟，每日 1 次，一般 3~5 次可愈。

【验案举例】

赵某，男，49 岁，2019 年 9 月 24 日就诊。主诉：背部发冷 4 天。患者自述 4 天前睡觉不慎背部着凉，次日自觉背部冷感。现症：背部发冷，颈项部有拘急不舒感，恶寒，纳差，眠可，二便调。查体：神清语明，面色少华，舌淡红，苔薄白，脉浮紧。诊断：背冷（风寒束表）。治疗：先取夹脊穴、大椎、膈俞，得气后平补平泻，继取风池、外关用捻转泻法，再取中脘、足三里，针刺得气后用捻转补法。针刺每日 1 次，每次留针 30 分钟。针刺 1 次后，背部发冷及拘急不舒感明显减轻，继续针刺 4 次后背冷及不适感消失。

三、腰痛

腰痛,是指腰部一侧或双侧疼痛的症状。腰痛一症,有内因和外因之分,外因多由于风寒湿邪以及外伤致病,属实。卒感风寒湿邪者,表现为腰痛,时轻时重,得暖则舒,每遇阴雨或寒冷天气则加重。其中,风邪较重者,腰痛左右不定,牵引两足,或连脊背,或见关节游走疼痛;寒邪较重者,腰痛部位较为固定,有冷痛之感,疼痛程度也较重,甚则不能俯仰转动,脉沉有力;湿邪较甚者,重着酸楚,疼痛不甚,舌苔多滑腻,脉缓。内因多为肾精亏损,腰部酸痛,绵绵不休,喜揉喜按,卧床休息后减轻,兼有腿膝酸软,不能远行或久立。偏阳虚者,可见面色苍白,手足不温,少气乏力,小便清长,舌质淡,脉沉细无力;偏阴虚者,口干咽燥,面色潮红,手足心热,舌质红,脉细数。外伤所致者,多瘀血阻络,腰部多刺痛,痛处固定不移,日轻夜重,舌多紫暗,脉多涩滞。该症常见于腰部软组织损伤、风湿病、腰椎病变及部分内脏病变等多种疾病中。

【同功穴配伍】

1. 主症选主穴　肾俞、腰阳关、委中、局部阿是穴。

2. 辨证选配穴　①外感寒湿加灸大椎;②肾虚加灸命门;③瘀血阻滞加膈俞。

3. 随症加减穴　①睡眠不佳加神门、四神聪;②下肢麻木加环跳;③腰膝酸软加太溪、京门。

方解释义:腰为肾之府,针肾俞可益肾强腰膝;腰阳关、阿是穴可疏通局部经络,通经止痛;委中为腰背足太阳经两分支在腘窝的汇合点,"腰背委中求",可疏调腰背部经脉之气血。灸大椎以温阳散寒;灸命门益肾壮腰;膈俞活血化瘀。神门、四神聪以镇静安神;环跳以疏通经络,通调气血;太溪、京门以益肾壮骨,强腰膝。

【针灸技法】

肾俞、腰阳关直刺 0.5~1 寸,行捻转补法;委中直刺 1~1.5 寸,行捻转泻法,或三棱针点刺出血。

①外感寒湿:大椎向上斜刺 0.5~0.8 寸,可灸;②肾虚:命门直刺 0.5~1 寸,行捻转补法,可灸;③瘀血阻滞:膈俞向脊柱方向斜刺 0.5~0.8 寸,行捻转泻法。

①睡眠不佳:神门直刺 0.3~0.5 寸,行捻转补法;四神聪逆着督脉方向平刺 0.5~0.8 寸,行捻转补法;②下肢麻木:环跳直刺 2~3 寸,平补平泻;③腰膝

酸软:太溪直刺 0.5~1 寸,行捻转补法;京门斜刺 0.5~1 寸,行捻转补法。

以上腧穴每次留针 30 分钟,每日 1 次,一般 3~5 次可愈。

【验案举例】

王某,男,35 岁,2021 年 7 月 22 日就诊。主诉:腰部疼痛 1 个月。伴有颈部酸痛,射精无力,眠可,饮食二便正常。查体:神志清楚,面色少华,舌体胖大,舌边有齿痕,脉数。诊断:腰痛(肾虚)。治疗:针刺取肾俞(双)、腰阳关、委中(双)、命门、太溪(双)、京门穴(双)、颈夹脊穴,先针刺肾俞、腰阳关、委中穴,得气后行捻转补法;再针刺命门、太溪、京门穴,得气后行捻转补法,并于命门穴施灸,灸 6~9 壮,以局部皮肤潮红为度;最后针刺颈夹脊穴,得气后施平补平泻。每日 1 次,10 次为 1 个疗程。治疗 5 次后,患者腰痛症状得到明显缓解,颈部酸痛减轻。继续针刺 1 个疗程,患者腰痛症状消失,颈部酸痛消失,射精无力得到改善,遂在原针刺处方的基础上去掉颈夹脊穴,余穴继续常规针刺。连续治疗 6 个疗程,症状消失。

四、腰骶痛

腰骶痛是指腰骶部位疼痛的一种症状。尾闾上连腰脊,下接尾骨,尾闾部位的疼痛称为尾闾痛或尾骶痛。尾闾痛与腰痛的关系较为密切,腰痛常牵掣尾闾痛,或因尾闾痛而掣及腰痛,临床称为腰骶痛或腰尻痛。本症常见于腰骶椎部疾病、强直性脊柱炎等。

本症有外伤及内因之分,外伤者,多有明显的挫伤史,致气滞血瘀,表现为尾骶部疼痛剧烈,多为刺痛,痛掣腰部,腰骶部活动受限,不能俯仰转动,行走步履艰难,不能平卧及翻身,多数兼见食欲减退,大便秘结,舌暗,脉紧。或因起居不慎,房事不节,耗损肾气,肾气亏虚,腰骶部多酸楚不适感,疼痛症状较轻,活动受限较轻,若由于损伤而诱发者,症状较为明显,疼痛以骶部为甚,或伴有遗尿,舌淡胖,脉沉细弱。

【同功穴配伍】

1. 主症选主穴　大肠俞、八髎、秩边、昆仑。

2. 辨证选配穴　①气滞血瘀加膈俞、太冲;②肾气亏虚加肾俞、志室。

3. 随症加减穴　①腰膝酸软加太溪、肾俞;②髋部不舒加委中、居髎;③大腿屈伸不利加风市、阳陵泉。

方解释义:大肠俞为足太阳膀胱经腧穴,能疏通膀胱经经气,通行气血;

八髎、秩边可通利局部气血,乃治疗腰骶部疼痛的常用效穴;昆仑为足太阳膀胱经经穴,具有疏通经脉,行气活血之功效。膈俞活血止痛,太冲疏肝理气;肾俞、志室补肾壮骨。太溪、肾俞益肾强腰膝;委中、居髎通利关节;风市、阳陵泉舒筋通络。

【针灸技法】

大肠俞直刺 0.8~1.2 寸;上髎直刺 0.5~1 寸,次髎、中髎、下髎直刺 0.8~1 寸;秩边直刺 1.5~2 寸;昆仑直刺 0.5~0.8 寸。均行捻转泻法。

①气滞血瘀:膈俞沿脊柱方向斜刺 0.5~0.8 寸,太冲直刺 0.5~0.8 寸,均行捻转泻法;②肾气亏虚:肾俞直刺 0.5~1 寸,志室斜刺 0.5~0.8 寸,均行捻转补法,肾俞可灸。

①腰膝酸软:太溪直刺 0.5~1 寸,行捻转补法,肾俞同前;②髋部不舒:委中直刺 1~1.5 寸,行捻转泻法,或三棱针点刺放血,居髎直刺 1~1.5 寸,平补平泻;③大腿屈伸不利:风市直刺 1~1.5 寸,行捻转泻法,阳陵泉直刺 1~1.5 寸,行捻转补法。

以上腧穴每次留针 30 分钟,每日 1 次,一般 3~5 次可愈。

【验案举例】

张某,男,68 岁,2021 年 6 月 3 日就诊。主诉:左侧腰骶部疼痛 4 天。患者 4 天前晨起突然自觉左侧腰骶部酸痛,后自行休息,症状未见好转,遂于科室就诊。现症:左侧腰骶部疼痛,伴有耳鸣耳聋,腿软,盗汗,纳可,眠可,二便调。查体:腰骶部压痛,舌淡苔薄白,脉弱。诊断:腰骶痛(肾气亏虚)。治疗:先取大肠俞、八髎、秩边、昆仑,针刺得气后平补平泻,后针肾俞、志室、委中,得气后行捻转补法,再针听宫、听会,得气后用平补平泻,后针委中、承山、合谷、复溜,得气后复溜行捻转补法,余穴平补平泻。针刺 1 次后,腰骶痛的症状得到明显缓解,仍微有腰痛,继续针刺 3 次后,症状消失。

五、尾骨痛

尾骨痛是指尾骨所在部位疼痛的症状。尾骨痛的发生分外因与内因,外伤者有明显的跌仆挫伤史,致局部气滞血瘀,表现为起病突然,疼痛剧烈,尾骨部压痛明显。急性期,瘀血内聚,疼痛剧烈,持续时间较长,这是由于挫伤时尾骨往往受到不同程度的损伤,甚至骨折的缘故。急性期后,尾骨部疼痛减轻,遇劳累寒冷则加重。肾气亏虚者,多由于先天不足,骶骨未能完全闭合,因劳累或损伤而诱发,起病缓慢,疼痛症状不严重,可伴有遗尿。本症常见于腰骶椎部疾病、强直性脊柱炎等。

【同功穴配伍】

1. **主症选主穴**　八髎、秩边、昆仑。

2. **辨证选配穴**　①气滞血瘀加膈俞、太冲;②肾气亏虚加肾俞、志室。

3. **随症加减穴**　①腰痛加肾俞、委中;②腰膝酸软加太溪、肾俞;③睡眠不佳加四神聪、神门。

方解释义:八髎、秩边可通利局部气血,乃治疗腰骶部疼痛的常用效穴;昆仑为足太阳膀胱经经穴,可行气活血,通络止痛。膈俞、太冲疏肝理气、活血止痛;肾俞、志室补肾壮骨。肾俞、委中益肾强腰膝;太溪、肾俞补肾强腰;四神聪、神门镇静安神。

【针灸技法】

上髎直刺 0.5~1 寸,次髎、中髎直刺 0.8~1 寸,下髎直刺 1~1.5 寸;秩边直刺 1.5~2 寸,昆仑直刺 0.5~0.8 寸,均行捻转手法,平补平泻。

①气滞血瘀:膈俞沿脊柱方向斜刺 0.5~0.8 寸,太冲直刺 0.5~0.8 寸,行捻转泻法;②肾气亏虚:肾俞直刺 0.5~1 寸,志室斜刺 0.5~0.8 寸,行捻转补法,可灸。

①腰痛:肾俞同前,委中直刺 1~1.5 寸,点刺放血;②腰膝酸软:太溪、肾俞直刺 0.5~1 寸,行捻转补法;③睡眠不佳:四神聪逆督脉方向平刺 0.3~0.5 寸,行捻转泻法;神门直刺 0.3~0.5 寸,行捻转补法,避开尺动脉。

以上腧穴每次留针 30 分钟,每日 1 次,一般 3~5 次可愈。

【验案举例】

方某,男,19 岁,于 2018 年 6 月 26 日就诊。主诉:尾骨疼痛 2 天。患者于 2 天前不慎摔倒,坐于石块上,尾骨部位疼痛,不能坐,自行休息后未见缓解,遂于门诊就诊。现症:尾骨尖部刺痛,动则更甚,夜间明显,无法坐,纳可,眠差。查体:神清语明,触诊局部肿痛明显,舌质暗,苔薄白,脉弦。诊断:尾骨痛(气滞血瘀)。治疗:先取四神聪,用捻转泻法,再取八髎、秩边、昆仑,针刺得气后用捻转泻法,继取膈俞、太冲,针用捻转泻法。针刺每日 1 次,每次留针 30 分钟。治疗 1 次后,疼痛明显减轻,腰骶部已能轻微活动,继续针刺 5 次后,活动自如,疼痛消失。

第四章 胸腹症状

一、咳痰

咳痰，是指肺及肺系的痰液随咳嗽而吐出的症状。痰有广义和狭义之分，广义的痰即水，痰饮即水饮；狭义的痰指肺、肺系的产物，稠者称为痰，稀者称为饮。本症多因外感风、寒、湿邪，或素体阴虚，而致肺、脾、肾三脏功能失调。风寒外袭，感受风寒者，咳痰，色白、清稀，形寒肢冷、恶寒重、发热轻、咳嗽，舌淡白，苔白滑，脉沉弦或紧。风热犯肺，外感风热者，发热重，恶寒轻，咽喉红肿痛，恶风，有汗，舌苔薄黄，脉浮数。热邪炽盛，肺热壅盛者，咳痰，色黄，黏稠有块，或痰中带血，或胸痛喘促，或鼻翼煽动，面红目赤，咽喉肿痛，口渴唇燥，小便短赤，大便干结，舌红，苔黄，脉滑数或有力。素体阴虚，阴虚肺燥者，咳痰，痰少黏稠，难以咳出，或痰中带血。湿邪犯肺者，咳痰量多，白滑，易于咳出，伴四肢困重无力，眩晕，嗜睡，面虚浮，脘闷纳呆，便溏，口甜黏，舌体胖大，边有齿痕，色晦暗，苔白腻，脉滑缓。湿热蕴肺者，咳吐脓血痰、腥臭痰，高热或潮热，胸闷疼痛，转侧不利，有汗，口干不欲饮或口渴饮而不多，舌红苔黄腻，脉滑数。本症常见于支气管扩张、慢性哮喘等疾病中。

【同功穴配伍】

1. 主症选主穴　肺俞、天突、丰隆、太渊。

2. 辨证选配穴　①风寒外袭加列缺、膏肓俞；②风热犯肺加曲池；③肺热壅盛加尺泽；④阴虚肺燥加复溜；⑤湿邪犯肺加脾俞、足三里；⑥湿热蕴肺加阴陵泉、尺泽。

3. 随症加减穴　①恶风加大椎、风门；②恶寒加风池、合谷；③自汗加气海、三阴交；④颈项不舒加风池、肩井。

方解释义：肺俞宣通肺气；天突化痰利咽喉；丰隆为"祛痰要穴"，止咳化痰；太渊为肺经之原穴，可调理肺气。列缺、膏肓俞温化寒痰；曲池疏风清热；尺泽清泻肺热；复溜滋阴补肾以润燥；脾俞健脾化湿，足三里理气健脾化痰，使痰湿得化；阴陵泉、尺泽清热祛湿。大椎、风门祛风散邪；风池、合谷祛风散寒；

气海、三阴交益气固表止汗；风池、肩井疏通经络。

【针灸技法】

肺俞向脊柱方向斜刺 0.5~0.8 寸，行捻转补法；天突先直刺 0.2~0.3 寸，当针尖超过胸骨柄内缘后，针尖向下紧靠胸骨柄后缘、气管前缘缓慢向下刺入 0.5~1 寸；丰隆直刺 1~1.5 寸，行捻转补法；太渊直刺 0.3~0.5 寸，避开桡动脉。

①风寒外袭：列缺斜刺 0.5~0.8 寸，膏肓俞向脊柱方向斜刺 0.5~0.8 寸，行捻转泻法；②风热犯肺：曲池直刺 1~1.5 寸，行捻转泻法；③肺热壅盛：尺泽直刺 0.8~1.2 寸，行捻转泻法；④阴虚肺燥：复溜直刺 0.5~1 寸，行捻转补法；⑤湿邪犯肺：脾俞向脊柱方向斜刺 0.5~0.8 寸，行捻转补法，足三里直刺 1~2 寸，行提插捻转补法；⑥湿热蕴肺：阴陵泉直刺 1~2 寸，尺泽直刺 0.8~1.2 寸，行捻转泻法。

①恶风：大椎向上斜刺 0.5~1 寸，行捻转泻法，风门向脊柱方向斜刺 0.5~0.8 寸，平补平泻；②恶寒：风池沿鼻尖方向斜刺 0.8~1.2 寸，或透刺风府穴，合谷直刺 0.5~1 寸，行捻转泻法；③自汗：气海、三阴交直刺 1~1.5 寸，行捻转补法；④颈项不舒：风池同前，肩井直刺 0.5~0.8 寸，不可深刺，以免刺伤肺尖，造成气胸。

以上腧穴每次留针 30 分钟，每日 1 次，一般 3~5 次可愈。

【验案举例】

李某，男，17 岁，于 2019 年 2 月 20 日就诊。主诉：咳痰 3 年。患者咳黄痰、量多，晨起尤甚，伴有胸闷，口干，口苦，易口腔溃疡，纳可，眠可，二便调。查体：神清语明，面色淡红，舌质红，苔黄腻，脉滑数。诊断：咳痰（湿热蕴肺）。治疗：先取太渊、肺俞，用捻转补法，继针天突、丰隆，丰隆用捻转泻法，再针内庭、阴陵泉，用捻转泻法。针刺治疗 1 个疗程后，咳痰症状大减，继针 7 次后，诸症消失。

二、干咳

干咳，是指咳嗽无痰，或痰极少、不易排出的一种症状。本症的病因有外感、内伤两大类。外感咳嗽为六淫外邪侵袭肺系，内伤咳嗽为脏腑功能失调，致肺气不清，失于宣降。外感风寒，风寒束表者，可见咳嗽，伴咽痒声重，鼻塞流清涕，头痛发热，恶寒或恶风，关节酸痛，舌苔薄白，脉浮紧或浮缓；风热犯肺者,咳嗽不爽,痰少而稠,头痛鼻塞,口干咽痛,身热恶风有汗,或微恶风寒,舌苔薄黄,脉浮数。燥邪伤肺者,咳嗽,痰少黏稠,难于咳出,或痰中带血丝,或干咳无痰,鼻燥咽干,形寒身热,舌尖红,苔黄,脉浮数或细数。肝火犯肺者,干咳无痰,口干咽燥,胁痛,头疼,或有咯血,舌质红,苔黄,脉弦数。本症多见于急慢性气管炎、支气管扩张、肺炎、肺结核等以咳嗽为主要临床表现的肺系疾病中。

【同功穴配伍】

1. 主症选主穴　肺俞、列缺、太渊。

2. 辨证选配穴　①风寒束表加合谷;②风热犯肺加尺泽、曲池;③燥邪伤肺加太溪、照海;④肝火犯肺加太冲。

3. 随症加减穴　①恶风加大椎、风门;②恶寒加风池、合谷;③痰多加中脘、丰隆;④颈项不舒加风池、肩井。

方解释义:肺俞可宣肺理气止咳;列缺为手太阴肺经之络穴,宣通肺经经气以止咳;太渊为肺经原穴,补肺气,止咳嗽。合谷祛风散寒;尺泽、曲池疏散热邪,清热化痰止咳;太溪、照海滋阴润燥止咳;太冲疏肝理气止咳。大椎、风门疏散风邪;风池、合谷祛风散寒;中脘、丰隆健脾祛湿化痰;风池、肩井舒缓筋急,通经活络。

【针灸技法】

肺俞向脊柱方向斜刺 0.5~0.8 寸,行捻转补法;列缺斜刺 0.5~0.8 寸,行捻转泻法;太渊直刺 0.3~0.5 寸,避开桡动脉。

①风寒束表:合谷直刺 0.5~1 寸,针刺时手呈半握拳状,行捻转泻法;②风热犯肺:尺泽直刺 0.8~1.2 寸,曲池直刺 1~1.5 寸,行捻转泻法;③燥邪伤肺:太溪直刺 0.5~1 寸,照海直刺 0.5~0.8 寸,行捻转补法;④肝火犯肺:太冲直刺 0.5~0.8 寸,行捻转泻法。

①恶风:大椎向上斜刺 0.5~1 寸,风门向脊柱方向斜刺 0.5~0.8 寸,行捻转泻法;②恶寒:风池向鼻尖方向斜刺 0.8~1.2 寸,或平刺透刺风府,合谷直刺 0.5~1 寸,行捻转泻法;③痰多:中脘直刺 1~1.5 寸,行提插捻转补法,丰隆直刺 1~1.5 寸,行捻转补法;④颈项不舒:风池同前,肩井直刺 0.5~0.8 寸,平补平泻。

以上腧穴每次留针 30 分钟,每日 1 次,一般 3~5 次可愈。

【验案举例】

王某,42 岁,2017 年 3 月 24 日就诊。主诉:咳嗽 2 月余。患者自述 2 个月前不慎着凉后出现咳嗽、咳痰,痰少色白黏稠,轻微恶寒发热,伴有流清涕,自行服用感冒药后,症状缓解,仍有轻微咳嗽,此后断断续续。现症:干咳,咳痰不爽,急躁易怒,伴有头晕、胸闷、咽干口燥、纳差、眠差、小便黄、大便干。查体:神清语明,面红目赤,舌质红,苔薄黄,脉弦数。诊断:干咳(肝火犯肺)。治疗:先取列缺、太渊、肺俞,列缺针用捻转泻法,太渊、肺俞用平补平泻,再针太冲,用捻转泻法,继取中脘、天枢,用捻转补法,再取四神聪、神门,四神聪用捻转泻法,神门用捻转补法。针刺每日 1 次,治疗 2 次后,咳嗽减轻,继续针刺 3 次,症状消失。

三、哮喘

　　哮鸣,是以发作时喉中哮鸣有声,呼吸急促困难为特征的临床常见症状,而气喘则是以呼吸急促为主要临床表现的一种症状,甚者张口抬肩,鼻翼煽动,不能平卧。因为哮必兼喘,所以一般统称为哮喘。

　　本症的发生为宿痰内伏于肺,复感风寒、风热,或因饮食、情志、劳倦等,以致痰阻气道,肺气上逆所致。因卒感外邪,寒痰阻肺者,遇寒而发,喉中哮鸣,呼吸急促,胸膈满闷,痰白而黏,或清稀多沫,面色晦滞而青,口不渴,或渴喜热饮,舌苔白滑,脉象浮紧。痰热阻肺者,表现为喉中哮鸣,呼吸急促,声高气粗,烦闷不安,痰黄稠黏,咳痰不爽,面红自汗,口渴欲饮,舌质红,苔黄腻,脉滑数。久病耗损,脾肺气虚者,表现为喉中哮鸣,呼吸急促,气短难续,动则尤甚,面白汗出,形寒肢冷,舌质淡白胖嫩,脉沉弱无力。久病及肾,肾气亏虚者,表现为喉中哮鸣,呼吸急促,动则为甚,伴腰酸腿软,耳鸣,下肢不温,小便清长,舌淡,脉沉细。本症常见于支气管哮喘、喘息性支气管炎、阻塞性肺气肿、肺源性心脏病、心肺功能不全等病中。

　　【同功穴配伍】

　　1. 主症选主穴　天突、肺俞、定喘。

　　2. 辨证选配穴　①寒痰阻肺加列缺;②痰热阻肺加外关、尺泽;③脾肺气虚加脾俞、肺俞;④肾气虚加肾俞。

　　3. 随症加减穴　①痰多加中脘;②胸闷不舒加太冲;③恶寒加风池、合谷;④饮食不佳加足三里、中脘。

　　方解释义:天突调理肺系,化痰利咽,降逆止咳;肺俞宣通肺气;定喘理气宣肺,止咳平喘。列缺温肺散寒,化痰止哮;外关、尺泽清热化痰止哮;脾俞、肺俞补益脾肺;肾俞补肾益气。中脘健脾祛湿化痰;太冲疏肝理气解郁;风池、合谷疏风散寒;足三里、中脘补脾健胃,消食化滞。

【针灸技法】

天突先直刺 0.2~0.3 寸,当针尖超过胸骨柄内缘后,针尖向下紧靠胸骨柄后缘、气管前缘缓慢向下刺入 0.5~1 寸;肺俞向脊柱方向斜刺 0.5~0.8 寸,行捻转补法;定喘直刺 0.5~0.8 寸,行捻转补法,可灸。

①寒痰阻肺:列缺斜刺 0.5~0.8 寸,行捻转泻法;②痰热阻肺:外关直刺 0.5~1 寸,行捻转泻法,尺泽直刺 0.8~1.2 寸,行捻转泻法;③脾肺气虚:脾俞、肺俞向脊柱方向斜刺 0.5~0.8 寸,行捻转补法;④肾气虚:肾俞直刺 0.5~1 寸,行捻转补法,可灸。

①痰多:中脘直刺 1~1.5 寸,行捻转补法;②胸闷不舒:太冲直刺 0.5~1 寸,行捻转泻法;③恶寒:风池向鼻尖方向斜刺 0.8~1.2 寸,不可深刺,合谷直刺 0.5~1 寸,行捻转泻法;④饮食不佳:足三里直刺 1~2 寸,行提插捻转补法;中脘直刺 1~1.5 寸,行捻转补法。

以上腧穴每次留针 30 分钟,每日 1 次,一般 2~3 个月可愈。

【验案举例】

梁某,男,24 岁,2019 年 3 月 5 日初诊。主诉:喘咳 2 天。患者于 2 天前天气突变后出现喘咳,呼吸急促。现症:呼吸急促,喉中痰鸣如吼,咳痰量多,痰色白黏稠,恶寒,纳少,眠差,二便调。既往有支气管哮喘 3 年病史。查体:神清语明,面色少华,舌质暗紫,苔白腻,脉弦滑。诊断:哮喘(寒痰阻肺)。治疗:先取定喘、肺俞,针用捻转补法,后取天突、列缺,针用平补平泻,继针中脘、足三里、丰隆,中脘、足三里用捻转补法,丰隆用捻转泻法,再针四神聪,用捻转泻法,神门、三阴交,用捻转补法。针刺每日 1 次,每次留针 30 分钟,10 次为 1 个疗程。针刺 3 次后,喘咳明显缓解,继续针刺 1 个疗程后,咳喘消失。又针刺 1 个疗程巩固治疗,并嘱咐患者调饮食、避风寒,哮喘至今未发。

四、胸闷

胸闷,是指胸中满闷不舒,堵塞不畅的症状,又称胸痞、胸满、胸中痞满。临床中胸闷可兼有胸胀或胸痛,三者比较,一般胸闷轻,胸胀重,胸痛则最重。由于古代医籍往往将胸与胃脘部混称为心,故胸痞与心下(胃脘)痞也易混淆,应予鉴别。闷、痞与胀三者之间,闷、痞很少兼痛,而胀往往多兼疼痛。

本症多因寒邪内侵,邪热内蕴,情志失调,心血瘀阻等因素所致。起居不慎,外感风寒者,表现为胸闷不舒,伴发热,恶寒,头痛,身痛,咳嗽或喘,舌苔白,脉浮或紧。邪热壅肺者,胸闷憋气,喘鸣迫塞,上气咳逆,发热重,口渴欲饮,咳吐黄痰,或溲赤便干,舌红苔黄,脉数有力。肺痈痰阻者,胸闷多兼胸中隐隐作痛,发热,咳嗽,吐痰黄浊腥臭,或吐脓血,咽干,口燥,不渴,舌红苔黄,脉数或滑。心血瘀阻者,胸闷憋气,以夜间为甚,或伴有胸痛隐隐,或痛引肩臂,心悸,或短气,舌紫暗或有瘀血斑点,脉弱或结代。肝气郁滞者,胸闷不舒,常太息,以呼出为快,伴有胁痛,头目眩晕,口苦,咽干,或寒热往来,情绪急躁易怒,或妇女月经不调,舌正常或有薄黄苔,脉弦细。本症常见于慢性支气管炎、冠心病等疾病中。

【同功穴配伍】

1. **主症选主穴**　膻中、期门、中府。

2. **辨证选配穴**　①外感风寒加列缺、外关;②邪热壅肺加曲池、合谷;③肺痈痰阻加丰隆、尺泽;④心血瘀阻加心俞、膈俞;⑤肝气郁滞加太冲。

3. **随症加减穴**　①食欲不振加中脘、足三里;②恶心呕吐加内关、公孙;③胸胁胀痛加太冲。

方解释义:膻中为气之会穴,可宽胸理气,调畅气机;期门为肝经之募穴,可疏肝理气;中府为肺之募穴,与膻中相配可宽胸理气,治胸闷逆气。列缺、外关解表散寒;曲池、合谷清泻里热;丰隆、尺泽泻肺热,化痰浊;心俞、膈俞调心气化瘀血;期门配太冲疏肝理气,解肝之郁滞。中脘、足三里健胃消食;内关、公孙宽胸降逆止呕;太冲疏肝理气。

【针灸技法】

膻中向下平刺 0.3~0.5 寸,行捻转泻法;期门平刺或斜刺 0.5~0.8 寸,不可深刺,以免刺伤内脏;中府向外平刺或斜刺 0.5~0.8 寸,不可深刺。

①外感风寒:列缺斜刺 0.5~0.8 寸,外关直刺 0.5~1 寸,行捻转泻法;②邪热壅肺:曲池直刺 1~1.5 寸,行提插捻转泻法,合谷直刺 0.5~1 寸,行捻转泻法;③肺痈痰阻:丰隆直刺 1~1.5 寸,行提插捻转补法,尺泽直刺 0.8~1.2 寸,行捻转泻法;④心血瘀阻:心俞、膈俞向脊柱方向斜刺 0.5~0.8 寸,行捻转泻法;⑤肝气郁滞:太冲直刺 0.5~0.8 寸,行捻转泻法。

①食欲不振:中脘直刺 1~1.5 寸,行捻转补法,足三里直刺 1~2 寸,行提插捻转补法;②恶心呕吐:内关、公孙直刺 0.5~1 寸,行捻转泻法;③胸胁胀痛:太冲直刺 0.5~0.8 寸,行捻转泻法。

以上腧穴每次留针 30 分钟,每日 1 次,一般 3~5 次可愈。

【验案举例】

杨某,女,58岁,2023年2月13日就诊。主诉:胸闷2年。患者自述2年前与他人争吵后出现胸闷、头晕,后断断续续,时好时发,情绪激动时胸闷症状加重。现症:胸闷,胁痛,寐差,头晕,伴有口苦,咽干,情绪急躁易怒。查体:神清语明,舌淡红,苔薄黄,脉弦。诊断:胸闷(肝气郁滞)。治疗:先取膻中、期门、风府,针用捻转泻法,继针太冲,针刺得气后用捻转泻法,再针四神聪、内关、三阴交,四神聪、内关针刺得气后用捻转泻法,三阴交针刺得气后用捻转补法。针刺10次后,胸闷症状大减,睡眠质量得到明显改善,继续针刺10次后,症状全部消失。

五、心悸

心悸,是指患者自觉心中悸动,惊慌不安,甚则不能自主的一种自觉症状。该症每因情绪波动或劳累过度而诱发,常伴胸闷、气短、眩晕、失眠、健忘、耳鸣等症。本症多由体质虚弱、精神情志、病邪入侵三种因素所致。体质因素,为心之阴、阳、气、血虚弱,心神失养而致;精神因素,以惊恐、忧郁、思虑、气血逆乱,心神不安引起;病邪入侵,或风湿舍心,或瘀血内阻,或水饮上犯,或痰浊内扰者,均可致心悸。

【同功穴配伍】

1. **主症选主穴**　心俞、内关、神门。

2. **辨证选配穴**　①心气不足加巨阙;②心阳不振加关元;③心血亏耗加足三里;④心阴亏虚加阴郄、太溪;⑤惊恐扰心加间使、胆俞;⑥心血瘀阻加血海、膈俞;⑦痰火扰心加丰隆、巨阙;⑧水气凌心加肾俞、关元、阴陵泉。

3. **随症加减穴**　①胸闷不舒加膻中、太冲;②睡眠不佳加百会、四神聪;③眩晕加风池、百会;④耳鸣加听宫、听会。

方解释义:心俞补心益气,定悸安神;内关为心包经络穴,神门为心经之原穴,两穴相配,共奏安神定志之功。巨阙调补心气,安神定悸;关元振奋阳气;足三里健中焦以助气血化生;阴郄、太溪滋阴降火;间使、胆俞宁心安神,壮胆定志;血海、膈俞活血化瘀;丰隆、巨阙化痰宁心;肾俞、关元、阴陵泉壮阳利水,健脾利湿。膻中、太冲宽胸理气;百会、四神聪镇静安神;风池、百会息风定眩;听宫、听会聪耳开窍。

【针灸技法】

心俞向脊柱方向斜刺 0.5~0.8 寸,行捻转补法;内关直刺 0.5~1 寸,行捻转泻法;神门直刺 0.3~0.5 寸,行捻转补法。

①心气不足:巨阙直刺 0.3~0.6 寸,行捻转补法;②心阳不振:关元直刺 1~1.5 寸,行捻转补法;③心血亏耗:足三里直刺 1~2 寸,行提插捻转补法;④心阴亏虚:阴郄直刺 0.3~0.5 寸,太溪直刺 0.5~1 寸,行捻转补法;⑤惊恐扰心:间使直刺 0.5~1 寸,行捻转泻法,胆俞沿脊柱方向斜刺 0.5~0.8 寸,行捻转补法;⑥心血瘀阻:血海直刺 1~1.5 寸,膈俞向脊柱方向斜刺 0.5~0.8 寸,行捻转泻法;⑦痰火扰心:丰隆直刺 1~1.5 寸,巨阙直刺 0.3~0.6 寸,行捻转补法;⑧水气凌心:肾俞直刺 0.5~1 寸,关元直刺 1~1.5 寸,阴陵泉直刺 1~2 寸,行捻转补法。

①胸闷不舒:膻中向下斜刺 0.3~0.5 寸,太冲直刺 0.5~0.8 寸,行捻转泻法;②睡眠不佳:百会、四神聪平刺 0.5~0.8 寸,行捻转泻法;③眩晕:风池沿鼻尖方向斜刺 0.8~1.2 寸,百会平刺 0.5~0.8 寸,平补平泻;④耳鸣:微张口,听宫直刺 1~1.5 寸,听会直刺 0.5~0.8 寸,平补平泻。

以上腧穴每次留针 30 分钟,每日 1 次,一般 5~7 次可愈。

【验案举例】

王某,女,46 岁,2019 年 11 月 6 日初诊。主诉:心悸 1 个月。伴有动则心悸不安,气短乏力,手足心热,饮食二便正常。既往有甲亢病史。查体:神清语明,舌质红,舌前半无苔,脉细数。诊断:心悸(心阴亏虚)。治疗:先取内关、神门,针用捻转补法,后取心俞,针用捻转补法,继取阴郄、太溪(均取双侧),针用捻转补法。针刺治疗每日 1 次,每次留针 30 分钟,针刺治疗 7 次。于 2019 年 11 月 20 日复诊,患者仍然有心悸、心慌,睡觉时自觉呼吸不过来,仍取上述腧穴,并加膻中穴,连续针刺 7 次。2019 年 12 月 4 日复诊,患者心悸明显好转,略有不适,遂依前方继续针刺 7 天,症状消失。

六、嗳气

嗳气,又称"噫"或"噫气"。《景岳全书》:噫者,饱食之息,即嗳气也。嗳气,气味酸腐而臭者,叫嗳腐。嗳气与呃逆都有胃气上逆,但两者不同,嗳气声音沉长,是气从胃中上逆,呃逆声音急而短促,发自喉间。本症多由饮食不节,或忧思郁怒,或脾胃亏虚,而致胃失和降,胃气上逆。饮食不节,食滞胃肠者,嗳气,伴有酸腐臭味,嗳声闷浊,嗳气不连续发作,胸脘痞闷,或恶心,不思饮食,大便有酸腐臭味或秘结,舌苔厚腻,脉象滑实。情志不舒,忧思郁怒,肝气犯胃者,表现为嗳气频繁,嗳声响亮,纳呆胸闷不舒,胁肋隐痛,胃脘胀痛,舌苔薄白,脉弦。饮食不节,损伤脾胃,脾气虚弱者,表现为嗳气断续,嗳声低弱,神疲乏力,呕泛清水,不思饮食,便溏,面色萎黄,舌质淡,苔薄白,脉象虚弱。本症常见于功能性消化不良、慢性胃炎等疾病。

【同功穴配伍】

1. 主症选主穴　中脘、内关、足三里。

2. 辨证选配穴　①食滞胃肠加内庭;②肝气犯胃加太冲、期门;③脾气虚弱加脾俞、胃俞。

3. 随症加减穴　①胸闷不适加膻中;②大便不通加天枢;③恶寒加风池、风府。

方解释义:中脘为胃之募穴,可降气和胃;内关可健脾和中,降逆止呕;足三里健脾和胃,通经活络。内庭消食导滞,理气和中;太冲、期门疏肝理气,降逆和胃;脾俞、胃俞补益脾胃。膻中宽胸理气;天枢润肠通便;风池、风府祛风散寒。

【针灸技法】

中脘直刺 1~1.5 寸,行捻转补法;内关直刺 0.5~1 寸,行捻转泻法;足三里直刺 1~2 寸,行提插捻转补法。

①食滞胃肠:内庭斜刺 0.5~0.8 寸,行捻转补法;②肝气犯胃:太冲直刺 0.5~0.8 寸,期门斜刺 0.5~0.8 寸,行捻转泻法;③脾气虚弱:脾俞、胃俞向脊柱方向斜刺 0.5~0.8 寸,行捻转补法。

①胸闷不适:膻中向下平刺 0.3~0.5 寸,行捻转泻法;②大便不通:天枢直刺 1~1.5 寸,行捻转补法;③恶寒:风池向鼻尖方向斜刺 0.8~1.2 寸,风府向下颌方向刺入 0.5~1 寸,不可向上深刺,以免刺伤延髓。

以上腧穴每次留针 30 分钟,每日 1 次,一般 3~5 次可愈。

【验案举例】

于某,女,67 岁,2021 年 6 月 20 日就诊。主诉:嗳气 1 年。患者于 1 年前无明显诱因出现嗳气,呃逆,后间断发作。现症:嗳气,伴有呃逆,胸闷,时有头晕,腰酸背痛,纳可,眠差,睡后易醒,二便调。既往有骨质疏松病史 7 年。查体:神清语明,面色少华,舌质淡白,舌体胖大,苔薄白而腻,脉缓。诊断:嗳气(脾气虚弱)。治疗:先取中脘、内关(双)、足三里(双)、攒竹(双)、膻中,针用捻转补法,后取脾俞(双)、胃俞(双)、肾俞(双)、太溪(双),针用捻转补法,继取太冲、合谷,针用平补平泻,再取四神聪、神门(双)、三阴交(双),四神聪用捻转泻法,余二穴用捻转补法。针刺 3 次后,嗳气明显减轻,腰酸背痛及眠差缓解,出现颈部拘急不舒感,在原方的基础上加夹脊穴,继针 4 次后症状消失。

七、吞酸

吞酸,是指酸水由胃中上泛,不及吐出而咽下的一种症状,俗称“泛酸”。本症多由情志不遂,肝火犯胃,或过食辛辣,胃火素盛,或脾胃虚弱等引起胃气不和所致。情志不舒,肝气犯胃者,吞酸,胃内有烧灼感,反复发作,兼见胸胁不舒,口苦咽干,心烦易怒,舌苔薄黄,脉弦数;脾胃虚弱,饮食积滞者,吞酸,胃内有烧灼感,嗳腐食臭,胃脘痞闷,厌食,舌苔黄厚而腻,脉滑;素体虚弱,感受寒湿,寒湿内阻者,吞酸,脘痞胸闷,不欲饮食,舌苔白滑,脉象弦滑。本症常见于胃食管反流病、慢性消化不良、溃疡病和慢性胃炎等疾病中。

【同功穴配伍】

1. **主症选主穴**　中脘、内关、公孙、足三里。

2. **辨证选配穴**　①肝气犯胃加太冲、期门;②饮食积滞加天枢、下脘;③寒湿内阻加合谷、阴陵泉。

3. **随症加减穴**　①胸闷不舒加膻中;②恶心呕吐加公孙;③心悸心慌加神门;④睡眠不佳加百会、四神聪。

方解释义:中脘健脾和胃,调中消食;内关、公孙为八脉交会穴相配伍,治疗胃心胸疾患,健脾和胃;足三里通络调中。太冲、期门平抑肝气之冲逆,降逆和胃;天枢、下脘通调腑气,使食滞下行;合谷、阴陵泉祛散风寒,健脾除湿。膻中宽胸理气;公孙降逆止呕;神门安神定悸;百会、四神聪镇静安神。

【针灸技法】

中脘直刺 1~1.5 寸,行捻转补法;内关、公孙直刺 0.5~1 寸,行捻转泻法;足三里直刺 1~2 寸,行提插捻转补法。

①肝气犯胃:太冲直刺 0.5~0.8 寸,期门斜刺 0.5~0.8 寸,行捻转泻法;②饮食积滞:天枢、下脘直刺 1~1.5 寸,行捻转补法;③寒湿内阻:合谷直刺 0.5~1 寸,阴陵泉直刺 1~2 寸,行捻转补法,可灸。

①胸闷不舒:膻中向下平刺 0.3~0.5 寸,行捻转泻法;②恶心呕吐:公孙直刺 0.5~1 寸,行捻转泻法;③心悸心慌:神门直刺 0.3~0.5 寸,行捻转补法;④睡

眠不佳:百会、四神聪平刺 0.3~0.5 寸,行捻转泻法。

【验案举例】

熊某,女,52 岁,2021 年 6 月 21 日就诊。主诉:反酸半年。患者半年前无明显诱因出现反酸。现症:反酸,呃逆,伴有心悸,气短乏力,腰酸背痛,腹胀,手脚发凉,眠可,纳差。既往体健。查体:神志清楚,语言清晰,舌淡,苔薄白,脉濡缓。诊断:吞酸(寒湿内阻)。治疗:先针中脘、内关、公孙、足三里(双),针刺得气后行平补平泻手法,再针合谷、阴陵泉(双),针刺得气后行捻转补法,后行温针灸法治疗,继而针刺天枢(双)、三阴交(双),得气后行捻转补法,最后于气海、关元行温和灸,针刺每次留针 30 分钟。针刺治疗 7 次后,患者自觉反酸症状明显减轻,腰酸乏力、手脚发凉等得到改善。在上次处方的基础上继续治疗 5 次,诸症消失。

八、呃逆

呃逆,是指胃气上逆,喉间呃呃、频频作响的一种症状。本症系由胃气上逆而成,多由寒气蕴蓄、燥热内盛、气血亏虚而致脾胃虚弱,胃气上逆动膈。饮食不洁,胃中寒冷者,呃声缓而有力,胃脘不适,得热则减,得寒则甚,苔白润,脉迟缓。素食肥甘厚味,饮食不节,胃火上逆者,呃声洪亮,冲逆而出,烦渴口臭,小便短赤,大便秘结,舌苔黄,脉滑数。久病及肾,脾肾阳虚者,呃声频作,气不接续,面色苍白,手足不温,食少疲倦,腰膝无力,小便清长,大便溏薄,舌质淡,苔白润,脉沉弱。久病耗伤阴液,胃阴亏虚者,呃声急促,气不连续,口舌干燥,烦渴不安,舌质红绛,脉细数。本症常见于胃肠神经症、胃炎、胃扩张、肝硬化晚期、脑血管疾病中。

【同功穴配伍】

1. 主症选主穴　中脘、内关、足三里。

2. 辨证选配穴　①胃中寒冷加关元;②胃火上逆加合谷、内庭;③脾肾阳虚加脾俞、肾俞;④胃阴亏虚加胃俞、太溪。

3. 随症加减穴　①胸闷不适加膻中;②大便不通加天枢;③恶寒加风池、风府。

方解释义:中脘为胃之募穴,可疏通胃之气机;内关以宽胸利膈;足三里为胃之下合穴,能和胃降逆。关元补元气,以助温中散寒之力;合谷、内庭清泻阳明胃火;脾俞、肾俞补益脾肾,温阳止呃;胃俞、太溪滋阴生津。膻中宽胸理气;天枢润肠通便;风池、风府祛风散寒。

【针灸技法】

中脘直刺 1~1.5 寸,行捻转补法;内关直刺 0.5~1 寸,行捻转泻法;足三里直刺 1~2 寸,行提插捻转补法。

①胃中寒冷:关元直刺 1~1.5 寸,行捻转补法,可灸;②胃火上逆:合谷直刺 0.5~1 寸,内庭斜刺 0.5~0.8 寸,行捻转泻法;③脾肾阳虚:脾俞沿脊柱方向斜刺 0.5~0.8 寸,肾俞直刺 0.5~1 寸,行捻转补法;④胃阴亏虚:胃俞斜刺 0.5~0.8 寸,太溪直刺 0.5~1 寸,行捻转补法。

①胸闷不适:膻中向下平刺 0.3~0.5 寸,行捻转泻法;②大便不通:天枢直刺 1~1.5 寸,行捻转补法;③恶寒:风池向鼻尖方向进针 0.8~1.2 寸,或平刺透刺风府穴。

以上腧穴每次留针 30 分钟,每日 1 次,一般 3~5 次可愈。

【验案举例】

林某,男,75 岁,2019 年 3 月 28 日初诊。主诉:呃逆 4 天,加重 1 天。患者于 4 天前无明显诱因出现呃逆,近 1 天加重,伴有胃中灼热、口干、口苦、疲乏无力,纳可,寐差,小便短赤,大便秘结。查体:神清语明,面色红,舌质红,苔黄腻,脉数。诊断:呃逆(胃火上逆)。治疗:先取攒竹、内关、中脘、足三里,针刺得气后平补平泻,再取合谷、内庭,针用捻转泻法,继取四神聪,得气后用捻转泻法。针刺每日 1 次,10 次为 1 个疗程。针刺 5 天后,患者自觉呃逆程度明显减轻,胃中灼热感减轻,继续针刺 7 天,症状消失。

九、呕吐

呕吐,是指胃中食物或痰涎从胃中上涌,自口而出的一种症状。本症多由外邪侵袭、饮食不节、情志不调、脾胃虚弱等引起胃气上逆所致。起居不慎,外邪袭胃者,呕吐,发热,恶寒,头痛,身痛,舌苔白,脉浮紧;贪食饮冷,胃中寒冷者,呕吐,反胃,胃脘痞闷,胃痛,嗳气,畏冷,形瘦肢困,舌淡,脉弱;素食辛辣,胃中热盛者,呕吐,嗳腐吞酸,口臭,脘闷,溲赤,便秘,舌苔黄或腻,脉象弦或滑有力;饮食不节,饮食积滞者,呕吐,胃脘胀满,嗳腐吞酸,厌闻食臭,恶食,恶心,每以呕出为快,舌淡,苔薄白,脉象可正常;情志不舒,肝气犯胃,肝胃不和者,呕吐时作,但吐出物量不多,胸闷脘痞,胸胁疼痛,口苦,苔黄,脉弦;久病耗阴,胃阴亏虚者,呕吐剧烈,先吐出食物,食物吐尽继之清水,清水吐尽继之胆汁,不能饮食,甚至水入即吐,口渴不能饮,咽干,舌红,脉象细弱。本症常见于急性胃肠炎、贲门痉挛、幽门痉挛或梗阻、慢性胃炎、胃黏膜脱垂、食管癌、十二指肠壅积症等疾病。

【同功穴配伍】

1. **主症选主穴**　内关、中脘、足三里。

2. **辨证选配穴**　①外邪袭胃加合谷、三阴交;②胃中寒冷加关元;③胃中热盛加内庭、梁丘;④饮食积滞加下脘、天枢;⑤肝胃不和加期门、太冲;⑥胃阴亏虚加三阴交、血海。

3. **随症加减穴**　①畏寒加后溪、风门;②恶心呕吐加公孙;③心悸心慌加神门;④睡眠不佳加百会、四神聪。

方解释义:内关为手厥阴经之络穴,手厥阴经与三焦经相表里,故内关可宣通三焦之气机,和胃降逆;中脘为胃之募穴,可通降胃气;足三里为胃之合穴,与中脘相配为合募配穴法,主治胃腑一切疾患,调理脾胃,和胃降逆。合谷、三阴交疏风散寒,除湿止呕;关元温阳散寒;内庭、梁丘清胃热,止呕吐;下脘、天枢消食导滞;期门、太冲疏肝理气,助主穴和胃降逆;三阴交、血海补阴以养血,使胃得以濡养。后溪、风门祛风散邪;公孙降逆止呕;神门安神定悸;百会、四神聪镇静安神。

【针灸技法】

中脘直刺 1~1.5 寸,行捻转补法;内关直刺 0.5~1 寸,行捻转泻法;足三里直刺 1~2 寸,行提插捻转补法。

①外邪袭胃:合谷直刺 0.5~1 寸,行捻转泻法,三阴交直刺 1~1.5 寸,行捻转补法;②胃中寒冷:关元直刺 1~1.5 寸,行捻转补法,可灸;③胃中热盛:内庭斜刺 0.5~0.8 寸,梁丘直刺 1~2 寸,行捻转泻法;④饮食积滞:下脘、天枢直刺 1~1.5 寸,行捻转补法,天枢可灸;⑤肝胃不和:期门平刺 0.5~0.8 寸,平补平泻,不可深刺,太冲直刺 0.5~0.8 寸,行捻转泻法;⑥胃阴亏虚:三阴交、血海直刺 1~1.5 寸,行捻转补法。

①胃寒:后溪直刺 0.5~1 寸,鱼际直刺 0.5~0.8 寸,行捻转泻法;②恶心呕吐:公孙直刺 0.5~1 寸,平补平泻;③心悸心慌:神门直刺 0.3~0.5 寸,行捻转补法;④睡眠不佳:百会、四神聪平刺 0.5~0.8 寸,行捻转泻法。

以上腧穴每次留针 30 分钟,每日 1 次,一般 3~5 次可愈。

【验案举例】

杨某,女,79 岁,2019 年 12 月 29 日就诊。主诉:呕吐 3 天。患者于 3 天前食后出现胃部不适,呕吐,吐不消化食物,现症:恶心呕吐,胃部胀满不适,不欲饮食,伴有气短、乏力,眠差,大便不通。查体:神清语明,面色少华,胃肠蠕动慢,舌质淡,苔薄白,脉滑。诊断:呕吐(饮食积滞)。治疗:先取内关、中脘、下脘、天枢,内关用捻转泻法,中脘、下脘、天枢用捻转补法,四神聪针刺得气后用捻转泻法,神门、三阴交针用捻转补法。针刺每日1次,每次留针30分钟,10次为1个疗程。针刺治疗1次后,呕吐症状有所改善,继续针刺4次后,呕吐症状消失,仍有轻微胃胀、眠差,继续针刺3次后,诸症消失。

十、食欲不振

食欲不振,是以食欲差、不知饥饿、纳呆、不思食、不能食等为主要表现的症状,又称"不欲食"或"不欲饮食"。更甚者恶闻食臭,见食则呕,乃至呕恶欲吐,则称恶食、厌食。本症多由脾胃功能失调,即脾胃素虚,或喂养不当、饮食不节,伤及脾胃所致。偏实证者治以消导为主;偏虚证者治以调补为主。脾胃虚寒者,进食稍多则脘腹胀闷欲呕,脘腹隐痛,喜暖恶寒,伴疲倦气短,四肢不温,大便溏薄,舌淡苔白,脉沉迟;脾肾阳虚者,气短懒言,疲乏倦怠,畏寒肢冷,腹胀腹痛,腰酸腿软,肢体浮肿,完谷不化,五更泄泻,舌质淡,舌体胖,脉沉细;内伤食滞者,嗳腐吞酸,脘腹饱胀,大便臭秽或秘结不通,舌苔厚腻,脉滑;肝气犯胃者,不思饮食,呃逆嗳气,精神抑郁,胸胁胀闷或胀痛,脉弦;脾胃湿热者,呕恶厌食,脘腹痞闷,疲倦乏力,大便溏,小便黄,舌红,苔黄白而腻,脉濡数或滑;脾胃气虚者,不思饮食,食后腹胀,或进食少许即泛泛欲吐,气短懒言,倦怠少力,舌淡苔白,脉缓弱;胃阴不足者,饥不欲食,口渴喜饮,大便干结,小便短少,舌质红,苔少,脉细略数。本症常见于神经性厌食症、小儿消化不良等疾病。

【同功穴配伍】

1. **主症选主穴**　脾俞、胃俞、足三里。

2. **辨证选配穴**　①脾胃虚寒加关元;②脾肾阳虚加肾俞、志室;③内伤食滞加下脘、璇玑;④肝气犯胃加肝俞、期门;⑤脾胃湿热加阴陵泉、三阴交;⑥脾胃气虚加气海;⑦胃阴不足加中脘、三阴交。

3. **随症加减穴**　①腹胀加天枢;②胸胁不舒加膻中;③呕吐加内关、公孙。

方解释义:脾俞、胃俞补益脾胃之气,恢复其健运功能;足三里为胃下合穴,扶土以补中气。关元温中祛寒;肾俞、志室益肾壮阳,与主穴相配兼补脾肾;下脘、璇玑消食化滞;肝俞、期门疏肝和胃;阴陵泉、三阴交清热化湿;气海健脾益气;中脘、三阴交滋阴养胃。天枢通腹除胀;膻中宽中理气;内关、公孙和胃降逆止呕。

【针灸技法】

脾俞、胃俞向脊柱方向斜刺 0.3~0.5 寸,足三里直刺 1~1.5 寸,行捻转补法。

①脾胃虚寒:关元直刺 1~1.5 寸,行捻转补法,可灸;②脾肾阳虚:肾俞直刺 0.5~1 寸,志室斜刺 0.5~0.8 寸,行捻转补法;③内伤食滞:下脘直刺 1~1.5 寸,璇玑向下斜刺 0.3~0.5 寸,行捻转补法;④肝气犯胃:肝俞向脊柱方向斜刺 0.5~0.8 寸,期门平刺 0.5~0.8 寸,行捻转泻法;⑤脾胃湿热:阴陵泉、三阴交直刺 1~1.5 寸,行捻转补法;⑥脾胃气虚:气海直刺 1~1.5 寸,行捻转补法,可灸;⑦胃阴不足:中脘、三阴交直刺 1~1.5 寸,行捻转补法。

①腹胀:天枢直刺 1~1.5 寸,行捻转补法;②胸胁不舒:膻中向下平刺 0.3~0.5 寸,行捻转泻法;③呕吐:内关、公孙直刺 0.5~1 寸,行捻转泻法。

以上腧穴每次留针 30 分钟,每日 1 次,一般 5~7 次可愈。

【验案举例】

孙某,男,55 岁,2019 年 7 月 30 日就诊。主诉:食欲不振 1 个月。患者自觉食欲不振,伴有气短,眠差,急躁易怒,胃脘部胀闷不舒,二便调。查体:神清语明,面色红润,舌质淡红,苔薄白,脉弦数。诊断:食欲不振(肝气犯胃)。治疗:先取脾俞、胃俞、肝俞,脾俞、胃俞针刺得气后用捻转补法,肝俞针用捻转泻法,继取太冲、期门,得气后用捻转泻法,再取中脘、足三里,用捻转补法。针刺每日 1 次,10 次为 1 个疗程。针刺治疗 4 次后,食欲恢复正常,胃部略有胀闷,继针刺 3 次后,症状消失。

十一、噎膈

噎膈,是指下咽食物时噎塞不畅的一种症状。其病机是由于食管狭窄或干涩而导致吞咽食物梗塞不顺。本症的发生多由忧思恼怒、饮酒嗜辛、劳伤过度,导致肝郁、脾虚、肾伤,形成气郁、血瘀、痰凝、火旺、津枯等所致。痰气交阻者,表现为噎膈,胸膈痞满,大便难,口干咽燥,形体消瘦,舌质红,苔薄腻,脉弦;瘀血内结者,表现为噎膈,食入反出,甚则水饮难下,胸膈疼痛,体态消瘦,肌肤甲错,舌青紫,或带瘀斑,脉细涩;气虚阳微者,表现为噎膈,饮食不下,泛吐清涎,面白而虚浮,气短乏力,形寒肢冷,脘腹胀满,舌苔白润,脉细弱;阴津亏损者,表现为噎膈,饮食不下,形体消瘦,皮肤干枯,心烦胃热,大便干结,小便短赤,舌红少津,脉弦细而数。本症常见于食管炎、食管狭窄、食管溃疡、食管癌及贲门痉挛等疾病中。

【同功穴配伍】

1. 主症选主穴　膈俞、中脘、内关。

2. 辨证选配穴　①痰气交阻加膻中、丰隆;②瘀血内结加气海、血海;③气虚阳微加关元、气海;④阴津亏损加三阴交、太溪。

3. 随症加减穴　①胸闷不舒加膻中;②大便不通加天枢;③口渴加金津、玉液。

方解释义:膈俞为血之会穴,又位近膈部,故能调气行血,而起通瘀开膈的作用;中脘为胃之募穴,治疗胃腑一切疾患;内关为心包经之络穴,手少阴与手厥阴之脉皆循行胸膈,故可开胸膈之逆气。膻中、丰隆开郁润燥化痰;气海、血海补益气血,气行则血行,可活血开郁;关元、气海温补脾胃,降逆和胃;三阴交、太溪滋阴润燥。膻中宽中理气;天枢润肠通便;金津、玉液生津止渴。

【针灸技法】

膈俞向脊柱方向斜刺0.3~0.5寸,中脘直刺1~1.5寸,内关直刺0.3~0.5寸,均采用泻法。

①痰气交阻:膻中向下平刺0.3~0.5寸,行捻转泻法,丰隆直刺1~1.5寸,行捻转补法;②瘀血内结:气海直刺0.5~0.8寸,行捻转补法,血海直刺1~1.5寸,行捻转泻法;③气虚阳微:关元、气海直刺1~1.5寸,行捻转补法,可灸;④阴精亏损:三阴交直刺1~1.5寸,太溪直刺0.5~1寸,行捻转补法。

①胸闷不舒:膻中向下平刺0.3~0.5寸,行捻转泻法;②大便不通:天枢直刺1~1.5寸,行捻转补法;③口渴:金津、玉液点刺出血。

以上腧穴每次留针30分钟,每日1次,一般2~3个月可愈。

【验案举例】

富某,男,74岁,2019年4月9日就诊。主诉:饮水呛咳1个月。患者于1个月前夜间无明显诱因出现吞咽困难,饮水呛咳,于当地医院就诊(具体用药不详),症状有所缓解,为求中医治疗,遂于门诊就诊。现症:吞咽困难,饮水呛咳,饮食不下,伴有气短乏力,头晕,手脚凉,眠差。查体:神清语明,面色少华,舌质淡,舌苔白腻,脉弱。诊断:噎膈(气虚阳微)。治疗:针刺取膈俞、中脘、内关、廉泉、颊车、地仓、关元、气海、足三里、四神聪、神门、三阴交。膈俞针用捻转补法,颊车透刺地仓,内关用捻转补法,四神聪用捻转泻法,关元、气海用捻转补法,配合隔附子饼灸,每穴灸6~9壮,神门、足三里、三阴交用捻转补法。针刺每日1次,每次留针30分钟,10次为1个疗程。针刺1个疗程后,患者吞咽改善,偶有饮水呛咳,继续针刺1个疗程,患者可完全经口进食,又巩固针刺1个疗程,症状消失。

十二、胸痛

胸痛是指以胸部(颈与胸廓下缘之间)疼痛为表现的一种症状。胸痛在临床上所涉及的范围很广,如胸痹、心痛、真心痛、厥心痛、痰饮、肺痈、肺痿以及急性热病中的一些病症均可发生胸痛症状。按部位区分,一般认为胸属上焦,心肺二脏居于胸中,故胸痛为上焦心肺疾病的表现之一,因其多见于心脏病症,所以胸痛有时又是心痛的同义词。

该症辨证可分为寒凝气滞、心血瘀阻、痰浊阻遏、心气虚弱、气阴两虚等证型。寒凝气滞者,表现为胸痛胀闷,疼痛时轻时重,甚至胸痛彻背,症状重者可有面色苍白,自汗、畏寒,四肢清冷,或厥逆,舌淡润或胖大而有齿痕,脉沉迟或结代;心血瘀阻者,胸痛剧烈,多为刺痛,固定不移,心悸怔忡,慌恐不宁,缓解后体倦神疲,精神萎靡,舌青紫晦暗或有瘀斑,脉沉细或涩,或结代;痰浊阻遏者,胸痛,咳嗽痰多,或咳清稀痰涎,或咳痰稠黏,短气或气喘,甚者彻背而痛,不能平卧,舌苔白润或滑,脉滑;心气虚弱者,表现为胸痛隐隐、时轻时重,胸闷不舒,心悸,短气,伴自汗,倦怠乏力,活动后加重,面色白,舌质淡,脉细或虚大无力;气阴两虚者,表现为胸部隐痛,绵绵不休,时轻时重,心悸不宁,多梦失眠,自汗、短气,活动后尤甚,自觉发热,舌干少津,小便黄赤,舌红少苔,脉细或数而无力,或结代。本症常见于急慢性支气管炎、肺气肿、胸膜炎、气胸等多种疾病中。

【同功穴配伍】

1. 主症选主穴 膻中、内关、心俞。

2. 辨证选配穴 ①寒凝气滞加气海、关元;②心血瘀阻加膈俞;③痰浊阻遏加丰隆、中脘;④心气虚弱加大陵;⑤气阴两虚加太溪、足三里。

3. 随症加减穴 ①胸胁胀满加太冲;②气短加足三里、中脘;③盗汗加太溪、复溜。

方解释义：膻中为气之会穴，可宽胸利气；内关可通阳宽胸宣痹；心俞可调心气止痹痛。气海、关元温寒散凝；膈俞活血化瘀；丰隆、中脘可蠲化痰浊，畅展胸阳；心俞配大陵可补益心气；太溪育阴养心，足三里补中益气。太冲宽胸疏肝理气；足三里、中脘补中益气；太溪、复溜滋阴止汗。

【针灸技法】

膻中向下斜刺，使针感向四周扩散；内关直刺 0.5~0.8 寸；心俞向脊柱方向斜刺 0.3~0.5 寸，虚补实泻。

①寒凝气滞：气海、关元直刺 1~1.5 寸，行捻转补法；②心血瘀阻：膈俞沿脊柱方向斜刺 0.5~0.8 寸，行捻转泻法；③痰浊阻遏：丰隆直刺 1~2 寸，行捻转泻法，中脘直刺 1~1.5 寸，行捻转补法；④心气虚弱：大陵直刺 0.3~0.5 寸，行捻转补法；⑤气阴两虚：太溪直刺 0.5~1 寸，行捻转补法，足三里直刺 1~2 寸，行提插捻转补法。

①胸胁胀满：太冲直刺 0.5~0.8 寸，行捻转泻法；②气短：中脘直刺 1~1.5 寸，足三里直刺 1~2 寸，行捻转补法；③盗汗：太溪、复溜直刺 0.5~1 寸，行捻转补法。

以上腧穴每次留针 30 分钟，每日 1 次，一般 3~5 次可愈。

【验案举例】

夏某，女，48 岁，2020 年 1 月 14 日就诊。主诉：时有心前区闷痛 1 年。患者于 1 年前无明显诱因出现心前区闷痛，现心前区闷痛，心悸，心慌，易出汗，无腰酸背痛，伴有气短乏力，纳可，眠差，二便调。查体：神清语明，面色少华，舌质淡，苔薄白，脉细。诊断：胸痛（心气虚弱）。治疗：先针四神聪，针刺得气后用捻转泻法，继而针刺心俞、膻中、神门、内关、大陵，针用捻转补法，再针足三里、三阴交，三阴交用捻转补法，足三里用提插捻转补法。针刺每日 1 次，每次留针 30 分钟，10 次为 1 个疗程。针刺治疗 3 次后，患者自觉心前区疼痛明显减轻，偶有气短乏力，继续针刺 4 次后，症状全部消失。

十三、胁痛

胁痛，是指一侧或两侧胁肋部疼痛的症状。其病因多为情志不遂、饮食不节、外感湿热、体虚久病或外伤。邪犯少阳者，表现为胁痛，胸胁苦满，往来寒热，口苦，咽干，目眩，不欲饮食，心烦喜呕，舌苔白滑，脉弦；痰饮内阻者，表现为胸胁胀痛，悬饮，咳唾，转侧，呼吸时疼痛加重，气短息促，苔白，脉沉弦或沉滑;情志不舒,肝郁气滞者,表现为胁肋胀痛,痛无定处,疼痛每随情志的变化而增减,脘腹胀满,胸闷不舒,善太息,饮食减少,舌苔薄,脉弦;久病入络,瘀血阻络者,表现为胁痛如刺,痛有定处,入夜尤甚,胁肋下或有积块,舌质紫暗或有瘀斑,脉涩;饮食不洁,肝胆湿热者,胁肋胀满,胸闷纳呆,口苦心烦,恶心呕吐,目赤或黄疸,小溲黄,舌苔黄腻,脉弦滑;素体阴虚,肝阴不足者,表现为胁肋隐痛,绵绵不休,心中烦热,头目眩晕,或两目昏花,视物不清,口干咽燥,舌红少苔,脉弦细而数。本症常见于肋间神经痛、胆囊炎、胆石症、肝炎、外伤岔气等。

【同功穴配伍】

1. 主症选主穴　期门、肝俞、支沟。

2. 辨证选配穴　①邪犯少阳加阳陵泉;②痰饮内阻加丰隆;③肝郁气滞加太冲;④瘀血阻络加血海、膈俞;⑤肝胆湿热加阴陵泉;⑥肝阴不足加肾俞、蠡沟。

3. 随症加减穴　①胸胁胀满加太冲、膻中;②头晕加风池、风府;③口苦加颊车、地仓;④情志不舒加太冲、内关;⑤睡眠不佳加百会、四神聪。

方解释义:期门为肝之募穴,近取以理肝气;肝俞为肝之背俞穴以益肝气;支沟为手少阳经穴,与期门、肝俞相配和解少阳,疏利肝胆。阳陵泉助主穴以泻肝之实,使气血畅通;丰隆祛除痰饮,为祛痰之要穴;太冲疏肝理气;血海、膈俞活血化瘀,通络止痛;阴陵泉清利湿热;肾俞、蠡沟补益肝肾、养阴柔肝。太冲、膻中疏肝宽胸理气;风池、风府息风定眩;颊车、地仓生津止渴;太冲、内关疏肝理气;百会、四神聪镇静安神。

【针灸技法】

期门平刺0.5~0.8寸,行捻转泻法;肝俞沿脊柱方向斜刺0.5~0.8寸,行捻转补法;支沟直刺0.5~1寸,平补平泻。

①邪犯少阳:阳陵泉直刺1~1.5寸,行捻转泻法;②痰饮内阻:丰隆直刺1~2寸,行捻转补法;③肝郁气滞:太冲直刺0.5~0.8寸,行捻转泻法;④瘀血阻络:血海直刺1~1.5寸,膈俞沿脊柱方向斜刺0.5~0.8寸,行捻转泻法;⑤肝胆湿热:阴陵泉直刺1~2寸,行捻转泻法;⑥肝阴不足:肾俞直刺0.5~1寸,蠡沟平刺0.5~0.8寸。

①胸胁胀满:太冲直刺0.5~0.8寸,膻中向下平刺0.3~0.5寸,行捻转泻法;②头晕:风池沿鼻尖方向斜刺0.8~1.2寸,或平刺风府;③口苦:颊车直刺0.3~0.5寸,地仓斜刺0.5~0.8寸,平补平泻;④情志不舒:太冲同前,内关直

0.3~0.5 寸,行捻转泻法;⑤睡眠不佳:百会平刺 0.3~0.5 寸,四神聪逆着督脉方向平刺 0.3~0.5 寸,行捻转泻法。

以上腧穴每次留针 30 分钟,每日 1 次,一般 3~5 次可愈。

【验案举例】

徐某,男,38 岁,于 2022 年 8 月 21 日就诊。主诉:右侧胁肋部疼痛 20 天。患者于 20 天前自觉右侧胁肋部疼痛,疼痛呈阵发性,于当地医院就诊,诊断为"肋间神经痛",自服甲钴胺以及维生素 B₁,疼痛稍有缓解,偶有口苦,纳可,二便调,舌质红,舌体胖大,苔黄腻,脉弦数。诊断:胁痛(肝胆湿热)。治疗:先嘱患者仰卧位,针支沟、期门、阴陵泉、行间,得气后行捻转泻法,嘱患者俯卧位,再针肝俞、胆俞,得气后行捻转泻法,留针 30 分钟,针刺每日 1 次,治疗 7 次后,胁痛症状得到明显缓解,继续治疗 5 次后,症状消失。

十四、胃痛

胃痛,是指以上腹部胃脘近心窝处疼痛为主的一种症状。本症多为外感邪气,内伤饮食,情志不畅,脏腑功能失调等导致胃脘气机郁滞,胃失于温煦及濡养而发为疼痛。贪食冷饮,寒邪犯胃者,胃脘疼痛较甚,得温痛减,痛时常兼恶寒,或呕吐白沫,口不渴或喜热饮,舌苔白,脉紧;饮食不节,饮食积滞者,胃脘胀满,疼痛拒按,嗳腐酸臭,恶闻食气,恶心呕吐,吐后痛减,大便不爽,舌苔厚腻,脉滑;情志不舒,肝郁气滞者,胃脘胀满,攻冲作痛,连及两胁,胸闷痞塞,善太息,食少纳呆,嗳气吞酸,或见呕吐,大便不畅,舌苔薄白或薄黄,脉弦;肝郁化火,肝火燔灼者,胃脘烧灼疼痛,病势急迫,疼痛拒按,喜冷恶热,嘈杂吞酸,口干口苦,甚则呕吐苦水,或兼见吐血,便血,烦躁易怒,便秘溲赤,舌红苔黄,脉弦数;外伤或久病致瘀,瘀血留阻者,胃脘疼痛,如针刺或刀割,痛有定处而拒按,可兼见吐血便黑,舌质紫暗或有瘀斑,脉涩;饮食不节,损伤脾胃,脾胃虚寒者,胃脘隐隐作痛,绵绵不绝,食少纳呆,泛吐清水,喜暖喜按,饥饿时痛甚,得食稍减,遇冷加剧,畏寒肢冷,大便稀溏,小便清长,舌质淡嫩,边有齿痕,苔薄白而滑,脉沉迟;素体阴虚,胃阴不足者,胃脘隐隐灼痛,嘈杂如饥,或饥而不欲食,干呕呃逆,甚则噎膈反胃,口干唇燥,大便干燥,舌红少津,少苔或无苔,脉弦细或数。本症可见于急慢性胃炎、消化性溃疡、胃痉挛、胃癌、胃神经症等疾病中。

【同功穴配伍】

1. 主症选主穴　内关、中脘、足三里。

2. 辨证选配穴　①寒邪犯胃加神阙；②饮食积滞加天枢、内庭；③肝郁气滞加期门、太冲；④肝火燔灼加太冲、内庭；⑤瘀血留阻加膈俞、三阴交；⑥脾胃虚寒加公孙、脾俞；⑦胃阴不足加胃俞、三阴交。

3. 随症加减穴　①食欲不振加脾俞、胃俞；②胸闷加期门、膻中；③呕吐加公孙。

方解释义：内关为八脉交会穴之一，善治胃腑疾患；中脘为胃之募穴，足三里为胃之合穴，两穴相配为合募配穴法，疏调胃气而止痛。神阙散寒止痛；天枢、内庭可健脾消谷，推陈导滞；期门、太冲疏肝理气，降逆平冲；太冲、内庭清泻胃热，疏调气机，培土抑木；膈俞、三阴交活血化瘀；公孙、脾俞健脾和胃，温中散寒；胃俞、三阴交养阴和胃。脾俞、胃俞健胃消食；期门、膻中宽胸理气；公孙降逆止呕。

【针灸技法】

内关直刺 0.5~1 寸，中脘直刺 1~1.5 寸，足三里直刺 1~2 寸，行捻转补法。

①寒邪犯胃：神阙宜隔盐灸，灸 6~9 壮；②饮食积滞：天枢直刺 1~1.5 寸，行捻转补法，内庭斜刺 0.5~0.8 寸，行捻转泻法；③肝郁气滞：期门平刺 0.5~0.8 寸，太冲直刺 0.5~0.8 寸，行捻转泻法；④肝火燔灼：太冲直刺 0.5~0.8 寸，内庭斜刺 0.5~0.8 寸，行捻转泻法；⑤瘀血留阻：膈俞沿脊柱方向斜刺 0.5~0.8 寸，行捻转泻法，三阴交直刺 1~1.5 寸，行捻转补法；⑥脾胃虚寒：公孙直刺 0.5~1 寸，脾俞沿脊柱方向斜刺 0.5~0.8 寸，行捻转补法；⑦胃阴不足：胃俞沿脊柱方向斜刺 0.5~0.8 寸，三阴交直刺 1~1.5 寸，行捻转补法。

①食欲不振：脾俞、胃俞沿脊柱方向斜刺 0.5~0.8 寸，行捻转补法；②胸闷：期门平刺 0.5~0.8 寸，太冲直刺 0.5~0.8 寸，行捻转泻法；③呕吐：公孙直刺 0.5~0.8 寸，平补平泻。

以上腧穴每次留针 30 分钟，每日 1 次，一般 3~5 次可愈。

【验案举例】

张某，女，45 岁，2022 年 7 月 10 日就诊。主诉：胃痛 3 天。患者于 3 天前自觉胃部疼痛，胃部灼热感，压痛明显，以跳痛为主，总有饥饿感，偶有腰酸。现症：胃痛，饥不欲食，口干，伴有腰酸，眠差，二便可。有萎缩性胃炎病史 5 年。查体：胃脘部压痛，舌质红，苔薄白，脉弦细。诊断：胃痛（胃阴不足）。治疗：先针中脘、内关、足三里，得气后用平补平泻，后针刺脾俞、胃俞、三阴交、神门，得气后行捻转补法。针刺 4 次后，腹痛症状缓解，稍有疼痛，仍有轻微腰酸，后加肾俞、委中，继针 3 次后，诸症消失。

十五、脐腹痛

脐腹痛,是指当中腹部、脐部周围疼痛的症状。该症多由外邪入侵,饮食所伤,情志失调,跌仆损伤,以及气血不足,阳气虚弱等原因,引起腹部脏腑气机不利,经脉气血阻滞,脏腑经络失养,致不通则痛或不荣则痛。起居不慎,外邪侵袭,感受寒凉者,表现为脐腹骤然而痛,痛势剧烈,无休无止,得温稍减,不思饮食,肠鸣腹冷,大便泄泻或秘结不通,甚则手足厥冷,舌质淡或青,苔白润,脉沉紧而迟;饮食不节,阳明热结者,表现为腹部绕脐疼痛,腹满拒按,日晡潮热,手足汗出,大便秘结,或下利清水,小便短赤,舌质红,舌苔黄厚而燥,脉沉滑而数;情志不舒,肠胃气滞者,表现为脐腹疼痛,胀满不适,矢气后可减缓,或脐腹部有气瘕攻冲作痛,情志不舒则疼痛加重,不欲饮食,舌苔薄白,脉弦滑;饮食不节,湿热蕴结者,表现为脐腹疼痛,痛则欲泻,下而不爽,里急后重,大便黏稠臭秽,夹有脓血,口苦咽干,不欲饮水,舌质暗红,舌苔黄腻而厚,脉滑数;脾虚不运,伤食积滞者,脐腹疼痛,不欲饮食,嗳气吞酸,或腹痛泄泻,泻下未消化食物,气味酸臭,泻后痛减,舌苔厚腻,脉滑;蛔虫内扰,脐腹疼痛,发无定时,疼痛剧烈,或可见腹部积块突起,痛止一如常人,面黄形瘦,时吐清水,或嗜食异物,或唇面有虫斑,脉弦,或沉伏;久病体虚,脾肾阳虚者,脐腹冷痛,痛势绵绵,时轻时重,喜温喜按,遇冷加重,神疲倦怠,畏寒肢冷,大便溏薄,舌质淡,苔薄白,脉沉细弱。本症常见于不完全性肠梗阻、结核性腹膜炎、腹型过敏性紫癜、消化不良性腹痛、肠易激综合征等疾病中。

【同功穴配伍】

1. **主症选主穴** 中脘、天枢、足三里。

2. **辨证选配穴** ①感受寒凉加气海;②阳明热结加内庭、合谷;③肠胃气滞加气海、上巨虚;④湿热蕴结加阴陵泉、三阴交;⑤伤食积滞加内庭;⑥蛔虫内扰加百虫窝;⑦脾肾阳虚加脾俞、肾俞。

3. **随症加减穴** ①少腹痛加太冲、期门;②胸胁部胀满加膻中;③食欲不佳加脾俞、胃俞。

方解释义:中脘位于脐上,为胃之募穴,又为腑会;天枢位于脐旁,为大肠募穴;足三里为胃之下合穴,"合治内腑";诸穴合用,相得益彰,通腑止痛。气海温中散寒;内庭、合谷清泻阳明之热;气海、上巨虚降气散结,调中止痛;阴陵泉、三阴交清湿热,理气血以止痛;内庭消积导滞;百虫窝为驱虫要穴;脾俞、肾俞补益脾肾。太冲、期门疏肝理气止痛；膻中宽胸理气；脾俞、胃俞开胃消食。

【针灸技法】

中脘、天枢直刺 1~1.5 寸，行捻转补法；足三里直刺 1~2 寸，行提插捻转补法。

①感受寒凉：气海直刺 1~1.5 寸，行捻转补法，可灸；②阳明热结：内庭斜刺 0.5~0.8 寸，行捻转泻法，合谷直刺 0.5~1 寸，针刺时手呈半握拳状，行捻转泻法；③肠胃气滞：气海直刺 1~1.5 寸，上巨虚直刺 1~2 寸，行捻转泻法；④湿热蕴结：阴陵泉直刺 1~2 寸，三阴交直刺 1~1.5 寸，行捻转泻法；⑤伤食积滞：内庭斜刺 0.5~0.8 寸，行捻转泻法；⑥蛔虫内扰：百虫窝直刺 1.5~2 寸，平补平泻；⑦脾肾阳虚：脾俞沿脊柱方向斜刺 0.5~0.8 寸，肾俞直刺 0.5~1 寸，行捻转补法。

①少腹痛：太冲直刺 0.5~0.8 寸，期门平刺 0.5~0.8 寸，行捻转泻法；②胸胁部胀满：膻中向下平刺 0.3~0.5 寸，行捻转泻法；③食欲不佳：脾俞、胃俞沿脊柱方向斜刺 0.5~0.8 寸，行捻转补法。

以上腧穴每次留针 30 分钟，每日 1 次，一般 3~5 次可愈。

【验案举例】

李某，男，8 岁，2019 年 3 月 15 日就诊。主诉：脐周疼痛 2 天。其母代诉，患儿平素食欲差，进食不易消化，患儿于 2 天前过食蛋糕后出现腹胀痛，休息后未见缓解。现症：脐周胀痛，不欲饮食，按之脐周压痛明显，小便多，大便溏。查体：神清语明，面色萎黄，舌质淡，苔白腻，脉滑。诊断：脐腹痛（伤食积滞）。治疗：先取中脘、天枢，针用捻转补法，再取上巨虚、足三里，针刺得气后行提插补法，再取内庭、脾俞，针用捻转补法。针刺每日 1 次，每次留针 30 分钟。针刺治疗 3 次后，患儿自觉腹痛减轻，继续针刺 4 天后，食欲增加，腹痛消失。

十六、少腹痛

少腹痛，是指脐以下连及左右两侧腹部疼痛的症状，多与肝经病变有关。在古典医籍中，本症多与小腹痛混为一谈，常散见于"腹痛"篇目之下。《伤寒论》及《金匮要略》中所说的少腹痛，实指小腹部疼痛。

本症的发生多因外感寒邪，阻滞肝脉，或情志失调，肝郁气结，或湿热蕴结,或素体虚寒导致脉络痹阻,经脉不通所致。因饮食不节,贪食冷饮,寒滞肝脉者,少腹疼痛,痛引睾丸,坠胀剧痛,或阴囊收缩,遇寒加重,得热稍舒,常兼面色青白,形寒肢冷,舌苔白滑,脉沉弦或迟;下焦虚寒者,少腹疼痛,痛势绵绵,常以左侧少腹疼痛为甚,面色苍白,倦怠乏力,形寒畏冷,手足不温,舌淡苔白,脉弦迟;情志不舒,肝气郁结者,少腹疼痛,气滞不舒,痛引阴睾,其痛时缓时急,时作时止,每因情志激动而发,两胁胀痛,胸闷太息,舌苔薄白,脉弦或沉;饮食不节,大肠湿热者,少腹疼痛,下痢脓血,里急后重,口渴欲饮,舌红苔腻微黄,脉滑数。本症常见于急慢性肠炎、肝炎、胆囊炎、急性胰腺炎、急慢性阑尾炎等疾病中。

【同功穴配伍】

1. 主症选主穴　天枢、关元、气海。

2. 辨证选配穴　①寒滞肝脉加蠡沟;②下焦虚寒加关元;③肝气郁结加太冲;④大肠湿热加内庭。

3. 随症加减穴　①呕吐加内关、公孙;②泄泻加上巨虚、下巨虚;③腹胀加中脘。

方解释义:天枢为大肠募穴,和中健脾,通腑止痛;关元为小肠募穴,培元固本,益气止痛;气海通腑理气止痛;诸穴相配,疏通经络,通痹止痛。蠡沟温散肝经之寒;关元温下焦,散中寒;太冲疏肝理气;内庭泻阳明之湿热。内关、公孙和胃降逆止呕;上巨虚、下巨虚调肠止泻;中脘理气和胃。

【针灸技法】

天枢、关元、气海直刺 1~1.5 寸,行捻转补法,可灸。

①寒滞肝脉:蠡沟平刺 0.5~0.8 寸,行捻转补法,可灸;②下焦虚寒:关元直刺 1~1.5 寸,行捻转补法,可灸;③肝气郁结:太冲直刺 0.5~0.8 寸,行捻转泻法;④大肠湿热:内庭斜刺 0.5~0.8 寸,行捻转泻法。

①呕吐:内关、公孙直刺 0.5~1 寸,平补平泻;②泄泻:上巨虚、下巨虚直刺 1~2 寸,行提插捻转补法;③腹胀:中脘直刺 1~1.5 寸,行捻转补法。

以上腧穴每次留针 30 分钟,每日 1 次,一般 5~7 次可愈。

【验案举例】

王某,男,29 岁,2019 年 4 月 7 日就诊。主诉:腹胀痛 7 天。患者自述 7 天前与他人争吵后出现腹胀痛,时轻时重,休息后缓解,未予重视,每情绪激动时腹胀痛加重。现症:少腹胀痛,时作时止,每因情志激动而发,伴有胸闷,两胁胀闷不舒,喜太息,纳少,眠可,二便调。查体:神清语明,面色少华,舌质暗,苔薄白,脉弦。诊断:少腹痛(肝气郁结)。治疗:先取天枢、关元、气海,针刺得气后用平补平泻,再取膻中、太冲、期门,针刺得气后行捻转泻法,继而针足三里、中脘,针刺得气后用捻转补法。针刺每日 1 次,每次留针 30 分钟,10 次为 1 个疗程。治疗 3 次后,腹胀痛明显减轻,仍有轻微胸闷、胁肋胀痛,继续针刺 5 次后,症状消失。

十七、腹胀

腹胀,指自感腹部胀满不适,而腹部外形没有胀急之象的症状。辨证可分为寒湿内聚、脾胃虚寒、实热内结、湿热内蕴及宿食积滞等证型。寒湿内聚者,腹胀,按之不减,食欲不振,恶心呕吐,大便泄泻,或脘腹疼痛,口渴不欲饮,舌苔白腻,脉弦缓;脾胃虚寒者,腹胀,时轻时重,喜温喜按,得热则缓,神疲乏力,纳谷呆滞,舌胖淡或有齿痕,苔薄白,脉迟;实热内结者,腹胀满,大便秘结,手足汗出,潮热谵语,脉沉实,舌苔黄燥或焦裂起刺;湿热内蕴者,腹胀,脘痞呕恶,心中烦闷,口渴不欲多饮,时时汗出,大便溏泄,小便短赤,舌红苔黄腻,脉濡数;宿食积滞者,腹胀痛,嗳腐吞酸,或大便泄泻,臭如败卵,舌苔厚腻,脉沉滑。

【同功穴配伍】

1. **主症选主穴**　中脘、天枢、足三里。

2. **辨证选配穴**　①寒湿内聚加水分;②脾胃虚寒加脾俞、胃俞;③实热内结加上巨虚;④湿热内蕴加三阴交;⑤宿食积滞加内庭。

3. **随症加减穴**　①胸闷加膻中;②恶心呕吐加内关;③便秘加上巨虚、申脉、照海。

方解释义:中脘为胃之募穴;足三里为胃之下合穴,两穴相配为合募配穴法,主治胃腑疾患,健脾和胃,消除胀满;天枢为大肠之募穴,理气行滞。水分温化寒湿;脾俞、胃俞温补脾胃;上巨虚泻下热结;三阴交与主穴相配化湿清热;内庭为消食效穴。膻中宽胸理气;内关降逆止呕;上巨虚通调腹气,申脉、照海润燥通便。

【针灸技法】

中脘直刺 1~1.5 寸,行提插捻转补法;天枢直刺 1~1.5 寸,足三里直刺 1~2 寸,虚补实泻。

①寒湿内聚:水分直刺 0.5~1 寸,行捻转补法;②脾胃虚寒:脾俞、胃俞沿

脊柱方向斜刺 0.5~0.8 寸,行捻转补法;③实热内结:上巨虚直刺 1~1.5 寸,行捻转泻法;④湿热内蕴:三阴交直刺 1~1.5 寸,行捻转泻法;⑤宿食积滞:内庭直刺 0.3~0.5 寸,行捻转泻法。

①胸闷:膻中向下平刺 0.3~0.5 寸,行捻转泻法;②恶心呕吐:内关直刺 0.5~1 寸,平补平泻;③便秘:上巨虚直刺 1~1.5 寸,行捻转补法,申脉直刺 0.3~0.5 寸,行捻转泻法,照海直刺 0.5~0.8 寸,行捻转补法。

以上腧穴每次留针 30 分钟,每日 1 次,一般 3~5 次可愈。

【验案举例】

刘某,男,60 岁,2022 年 8 月 7 日就诊。主诉:腹胀 3 天,加重 1 天。患者 3 天前自觉小腹至肛脐部发热,腹部时有包块,1 天前食后腹胀加重,伴频频嗳气,手足凉,口干、口苦,胁肋部胀痛,纳少,食后腹胀加重,寐差,大便不成形。查体:神志清楚,面色红,舌质红,苔白腻,脉滑。诊断:腹胀(宿食积滞)。治疗:先针中脘、天枢、足三里,得气后行捻转补法,后针刺内庭、太冲,得气后用平补平泻。再针刺脾俞、胃俞、肝俞,得气后脾俞、胃俞行捻转补法,肝俞施捻转泻法,最后针四神聪、神门、三阴交,得气后四神聪行捻转泻法,神门、三阴交施捻转补法,留针 30 分钟,针刺每日 1 次,10 次为 1 个疗程。针刺治疗 7 次后,诸症消失。

十八、腹泻

腹泻又称为泄泻,是以大便次数超过原有的习惯频率,粪质稀薄,完谷不化,或如水样,容量或重量增多为主要表现的症状。本症一年四季均可发生,尤以夏秋两季最为常见。本症常因外邪、饮食、情志等因素诱发,主要有湿热下注、寒湿困脾、饮食积滞、肝气犯脾、热结旁流、脾气虚弱、瘀阻肠络、肾阳虚衰八种证型。湿热下注者,起病较急,泻下急迫如注,泻出黄色水样便,或泻下不爽,大便带黏液,腥臭,量多次频,口干渴而不多饮,胸脘痞闷,小便黄少赤涩,舌苔黄腻,脉滑数;寒湿困脾者,大便清稀,甚则如水样,不甚秽臭,腹痛肠鸣,喜温喜按,脘痞纳呆,肢体沉重困倦,小便清长,苔白腻,脉濡或缓;饮食积滞者,腹痛肠鸣即泻,泻下痛减,少顷复又腹泻,夹有不消化食物残渣,秽臭难闻,味如败卵,腹满厌食,舌苔垢腻,脉多弦滑;肝气犯胃者,每遇精神刺激或情绪紧张而诱发,两胁胀闷或窜痛,胸闷嗳气,同时有食欲不振、吞酸、矢气等症,舌质淡红少苔,脉沉弦;热结旁流者,大便泻下黄臭稀水或纯青稀水,绕脐疼痛,腹部拒按或按之有形,胃脘满闷,食欲不振,小便短赤,舌苔黄腻,脉沉滑;脾气虚弱者,大便时溏时泻,迁延反复,每食生冷油腻或较难消化食物则腹泻加重,食后作胀,伴面色萎黄,体倦神疲,气短懒言,舌质淡胖,苔白或白腻,脉沉细或虚缓;肾阳虚衰者,多在黎明之前,肠鸣即泻,泻后痛减,大便稀薄,伴腹部冷痛,腰腹部畏寒,四肢不温,面色无华,小便清长,或夜尿增多,舌质淡胖,舌苔白,多有齿痕,脉沉细无力;瘀阻肠络者,腹泻经年不愈,时有复发,少腹刺痛而固定不移,拒按或扪及包块,面色苍黑不泽,舌质紫暗,或有瘀点,苔薄腻,脉细或涩。

【同功穴配伍】

1. 主症选主穴　中脘、天枢、足三里、上巨虚。

2. 辨证选配穴　①湿热下注加内庭、阴陵泉;②寒湿困脾加合谷;③饮食积滞加脾俞、胃俞;④肝气犯胃加期门、太冲、阳陵泉;⑤热结旁流加曲池、大椎;⑥脾气虚弱加脾俞、胃俞;⑦肾阳虚衰加肾俞、关元;⑧瘀阻肠络加血海、地机。

3. 随症加减穴　①呕吐加内关、公孙;②纳食不佳加脾俞、胃俞;③恶寒加风池、风府。

方解释义:本病病位在肠,天枢为大肠募,中脘为胃募、腑会,足三里为胃经下合穴,上巨虚为大肠下合穴,四穴相合为合募配穴法,上下相因,调和胃肠气机,升清降浊,调理肠腑而止泻,标本兼治。配内庭、阴陵泉祛湿清热;配合谷祛寒除湿;配脾俞、胃俞消食化滞;配期门、太冲、阳陵泉和肝健脾;配曲池、大椎通肠泄热;配脾俞、胃俞补脾益气;肾俞、关元益肾壮阳;血海、地机活血化瘀。内关、公孙和胃止呕;脾俞、胃俞健胃消食;风池、风府祛风散邪。

【针灸技法】

中脘、天枢直刺 1~1.5 寸,行捻转补法;足三里直刺 1~2 寸,行提插捻转补法,可灸;上巨虚直刺 1~2 寸,行捻转补法。

①湿热下注:内庭直刺 0.5~0.8 寸,行捻转泻法,阴陵泉直刺 1~1.5 寸,行捻转补法;②寒湿困脾:合谷直刺 0.5~1 寸,行捻转补法;③饮食积滞:脾俞、胃俞沿脊柱方向斜刺 0.5~0.8 寸,行捻转补法;④肝气犯胃:期门平刺 0.5~0.8 寸,太冲直刺 0.5~1 寸,阳陵泉直刺 0.8~1.2 寸,均行捻转泻法;⑤热结旁流:曲池直刺 1~1.5 寸,行捻转泻法,大椎点刺放血;⑥脾气虚弱:脾俞、胃俞沿脊柱方向斜刺 0.5~0.8 寸,行捻转补法,可灸;⑦肾阳虚衰:肾俞直刺 0.5~1 寸,关元直刺 1~1.5 寸,行捻转补法,可灸;⑧瘀阻肠络:血海、地机直刺 1~1.5 寸,行捻转泻法。

①呕吐：内关、公孙直刺 0.5~1 寸，平补平泻；②纳食不佳：脾俞、胃俞沿脊柱方向斜刺 0.5~0.8 寸，行捻转补法；③恶寒：风池沿鼻尖方向斜刺 0.8~1.2 寸，或平刺透刺风府穴。

以上腧穴每次留针 30 分钟，每日 1 次，一般 3~5 次可愈。

【验案举例】

孟某，男，29 岁，2022 年 8 月 25 日就诊。主诉：腹泻 3 天。患者于 3 天前食后出现胃肠不适，腹泻便溏，排便时常伴有不消化的食物，伴有气短，乏力，纳少，眠可。既往有脂肪肝病史。诊断：腹泻（饮食积滞）。治疗：先针中脘、天枢、足三里、上巨虚、下巨虚，得气后行捻转补法，后针气海，得气后行捻转补法，并于针柄末端置燃烧的艾炷 6~9 壮，以局部温热潮红为度。后令患者俯卧位，针脾俞、胃俞，得气后行捻转补法，留针 30 分钟。每日 1 次，针刺 4 次后腹泻减轻，仍微有乏力、气短，继续针刺 3 次后症状全部消失。

十九、便秘

便秘，又名大便不通、大便难，指粪便在肠道内滞留过久，干燥坚硬，或有便意却艰涩难解，排出困难，或无力排出，或排便次数少，排便间隔超过 2 天，左下腹常有胀满或胀痛的症状。长期便秘者称为习惯性便秘。本症可由外感寒热之邪、内伤饮食情志、阴阳气血不足等均可使肠腑窒塞或肠失温润，大肠传导不利而产生便秘。临床有虚实之不同，主要有血虚阴亏、肝脾气滞、脾肺气虚、脾肾阳虚、胃肠实热五种证型。胃肠实热者，大便干结，数日不通，腹胀腹痛，疼痛拒按，面红身热，日晡热甚，多汗，小便短赤，时欲饮冷，口舌生疮，口干口臭，语声重浊，呼吸气粗，舌红，苔黄燥，或起芒刺，脉沉实或滑实；肝脾气滞者，大便不通，欲便不得，腹痛连及两胁，得矢气或便后则舒，精神抑郁，嗳气频作或喜叹息，或经期乳胀，舌苔白腻，脉沉或弦；脾肺气虚者，大便燥结或软，有时虽有便意，但解下困难，努责不出，努则汗出气短，便后虚疲至极，倦怠懒言，语声低怯，面色少华，舌淡嫩，苔薄白，脉细弱；脾肾阳虚者，大便秘结，腹部拘急冷痛，喜热畏寒，手足不温，小便清长，夜间多尿，舌质淡白，苔白润，脉沉迟；血虚阴亏者，大便长期干燥秘结，排便非常困难，往往数周 1 次，形体消瘦，咽干少津，面色不泽，心慌头晕，唇甲淡白，舌红少津，脉细或细数无力。

【同功穴配伍】

1. **主症选主穴**　大肠俞、天枢、支沟。

2. **辨证选配穴** ①胃肠实热加曲池、合谷；②肝脾气滞加太冲、内关、三阴交；③脾肺气虚加脾俞、肺俞；④脾肾阳虚加脾俞、肾俞、命门；⑤血虚阴亏加三阴交、足三里。

3. **随症加减穴** ①腹胀加三阴交、上巨虚；②胸胁部胀满不舒加膻中、太冲；③齿痛加合谷、内庭。

方解释义：便秘病位在肠，大肠俞为大肠经背俞穴，天枢为大肠经募穴，二穴合用为俞募配穴法，疏通肠腑气机；支沟为三焦经经穴，为治疗便秘经验效穴。诸穴合用，通调腑气，则便秘自除。配曲池、合谷泄热通腑；太冲、内关、三阴交理气通滞；脾俞、肺俞补脾益气；脾俞、肾俞、命门补气调中；三阴交、足三里养血益阴。三阴交、上巨虚疏通腹部气机；膻中、太冲宽胸理气；合谷、内庭泻火止痛。

【针灸技法】

大肠俞直刺 0.8~1.2 寸，天枢直刺 1~1.5 寸，行捻转补法；支沟直刺 0.5~1 寸，行捻转泻法。

①胃肠实热：曲池直刺 1~1.5 寸，合谷直刺 0.5~1 寸，行捻转泻法；②肝脾气滞：太冲直刺 0.5~0.8 寸，内关直刺 0.5~1 寸，行捻转泻法，三阴交直刺 1~1.5 寸，行捻转补法；③脾肺气虚：肺俞、脾俞沿脊柱方向斜刺 0.5~0.8 寸，行捻转补法；④脾肾阳虚：脾俞同前，肾俞、命门直刺 0.5~1 寸，行捻转补法，可灸；⑤血虚阴亏：三阴交直刺 1~1.5 寸，行捻转补法，足三里直刺 1~2 寸，行提插捻转补法。

①腹胀：三阴交直刺 1~1.5 寸，行捻转补法，上巨虚直刺 1~2 寸，行提插捻转补法；②胸胁部胀满不舒：膻中向下平刺 0.3~0.5 寸，平补平泻，太冲直刺 0.5~0.8 寸，行捻转泻法；③齿痛：合谷直刺 0.5~1 寸，内庭直刺 0.5~0.8 寸，行捻转泻法。

以上腧穴每次留针 30 分钟，每日 1 次，一般 5~7 次可愈。

【验案举例】

宋某，女，31 岁，2019 年 2 月 27 日就诊。主诉：便秘 9 年。患者 9 年前出现便秘，服用通便药物进行治疗（具体药物及剂量不详），多年来通过服用多种、大剂量通便药物进行通便，现为求中医系统治疗于门诊就诊。患者素来睡眠质量差，寐而易醒，月经前后腰酸背痛，自觉咽喉不适，现症：便秘，腹胀，偶有呕吐，胸闷心慌，眩晕，伴气短乏力，多汗，纳可。查体：神清语明，面色少华，舌质淡红，苔薄白，脉弱。诊断：便秘（脾肺气虚）。治疗：先取大肠俞、天枢、支沟,针刺得气后用捻转补法,继针中脘、脾俞、肺俞,得气后用捻转补法,再针四神聪、神门、三阴交,四神聪针刺得气后用捻转泻法,神门、三阴交针刺得气后用捻转补法。针刺治疗 3 个疗程后,便秘症状得到明显改善,乏力症状减轻,继续针刺治疗 2 个疗程后,症状完全消失。

第五章 二阴病症

一、痔疮

痔疮是指直肠末端黏膜下与肛门处血脉瘀结,形成小肉突起,伴有出血、疼痛、脱出的症状。生于齿线以上者为内痔,生于齿线以下者为外痔,内外兼有者为混合痔。一般内痔较为多见。本症多分为风火燥结、湿热蕴结、气血瘀结及气虚下陷四个证型。风火燥结者,便时有物脱出肛边,大便带血、滴血或血流如箭,血色鲜红,大便干燥秘结,数日一行,形如羊粪,排出困难,伴有口舌干燥,心烦头昏,腹胀不适,小便短赤,舌红少津,苔黄燥,脉浮数或洪;湿热蕴结者,便时有物脱出,滴血,血量较多,肛门坠胀或灼热,大便排出不畅,里急后重,常伴腹胀纳呆,身重倦困,舌苔黄腻,脉滑数;气血瘀结者,便时有物脱出,肛门坠痛,内外痔块混合肿大,触痛明显,大便排出困难,不易排净,伴有脘腹胀满,舌质紫暗,脉弦;气虚下陷者,便时有物脱出,便后需用手送还,出血时出时止,血色浅淡,肛门下坠,大便排出无力,伴有气短倦怠,食少懒言,面色苍白,舌淡苔白,脉虚。

【同功穴配伍】

1. 主症选主穴 二白、承山、长强。

2. 辨证选配穴 ①风火燥结加曲池、血海;②湿热蕴结加阴陵泉、中极;③气血瘀结加太冲、血海、三阴交;④气虚下陷加气海、白环俞、足三里。

3. 随症加减穴 ①神疲乏力加足三里、中脘;②泄泻加天枢、足三里;③胸腹胀满加内关、公孙;④便秘加支沟、天枢、上巨虚。

方解释义:二白为治疗痔疮的经验穴,擅治痔漏下血;承山为治疗肛门疾患的要穴,可清肛部之瘀滞热毒,行气止痛;近取长强、会阳调和气血、化瘀导滞。曲池、血海能清泻血中热毒,并疏散外邪,滋阴润燥;阴陵泉、中极清热利湿,通利小便,使湿热之邪由小便而解;太冲、血海、三阴交能疏肝解郁,行气活血;气海、白环俞、足三里补血益气,升提举陷。足三里、中脘补中益气;天枢、足三里健脾祛湿止泻;内关、公孙宽胸理气;支沟、天枢、上巨虚以润肠通便。

【针灸技法】

二白直刺 0.5~0.8 寸,承山直刺 1~2 寸,长强斜刺,针尖向上与骶骨平行刺入 0.5~1 寸,平补平泻。

①风火燥结:曲池、血海直刺 1~1.5 寸,行捻转泻法;②湿热蕴结:阴陵泉、中极直刺 1~1.5 寸,阴陵泉行捻转补法,中极行捻转泻法;③气血瘀结:太冲直刺 0.5~0.8 寸,血海直刺 1~1.5 寸,行捻转泻法,三阴交直刺 1~1.5 寸,行捻转补法;④气虚下陷:气海、白环俞直刺 1~1.5 寸,足三里直刺 1~2 寸,行捻转补法。

①神疲乏力:足三里直刺 1~2 寸,行提插捻转补法,中脘直刺 1~1.5 寸,行捻转补法;②泄泻:天枢直刺 1~1.5 寸,足三里直刺 1~2 寸,行捻转补法,可灸;③胸腹部胀满:内关、公孙直刺 0.5~1 寸,行捻转泻法;④便秘:支沟直刺 0.5~1 寸,天枢直刺 1~1.5 寸,上巨虚直刺 1~2 寸,行捻转补法。

以上腧穴每次留针 30 分钟,每日 1 次,10 次为 1 个疗程,一般 1~2 个疗程可愈。

【验案举例】

王某,男,29 岁,2018 年 12 月 14 日就诊。主诉:便血 2 天。患者于 2 天前发现便中带血,无疼痛,为求中医针灸治疗来诊。现症:便后出血,血色鲜红,出血量多,无痛,伴有腹胀,肛门灼热,身重乏力,纳可,眠差,小便黄,大便 3~5 日一行。查体:神清语明,面色红,舌质红,苔黄腻,脉滑。诊断:痔疮(湿热蕴结)。治疗:先取二白、承山、长强,针刺得气后用捻转泻法,再取阴陵泉、内庭,针用捻转泻法,继取四神聪、神门、三阴交,四神聪针用捻转泻法,神门、三阴交用捻转补法,再取天枢,针刺得气后平补平泻。针刺每日 1 次,10 次为 1 个疗程。针刺治疗 1 个疗程后,复诊大便通畅,便血已止。继续针刺 1 个疗程以巩固治疗,至今未发。

二、尿浊

尿浊,指尿液浑浊不清、色如泔浆的症状。尿浊而色白如泔浆者称为白浊,初尿不浑,留置稍长,沉淀呈积粉样者亦属本症。本症病位在下焦,主要涉及肾、膀胱、脾等脏腑。

本症多由于下焦湿热,膀胱泌别失职,或肾阴亏虚,阴虚内热,热移膀胱,清浊不分,或脾虚气陷,精微下渗,或肾阳不足,失于固摄所致。临床虚多实少,主要有下焦湿热、肾阴亏虚、脾肾两虚、脾虚气陷、肾阳虚衰五种证型。下焦湿热者,小便浑浊如米泔,时夹滑腻之物,或小便黄赤而浑浊不清,常有尿频尿短,或小便灼热疼痛,兼见身热烦躁,胸满脘闷,口干不欲多饮,大便秘结不爽,舌红苔黄腻,脉滑数或濡数;肾阴亏虚者,小便浑浊如泔浆,尿量不多,或有涩痛,兼见头晕,耳鸣,耳聋,咽干,颧红盗汗,骨蒸劳热;脾肾两虚者,小便浑浊,尿频数清长,头晕耳鸣,腰腿酸软,面色萎黄,纳少,肌肉消瘦,舌淡苔白,脉虚缓;脾虚气陷者,小便浑浊如米泔水,日久不愈,尿有余沥,兼见面色萎黄,精神疲倦,语声低怯,腹胀纳减,少腹坠胀,大便溏薄,面色无华,舌淡苔白,脉虚无力;肾阳虚衰者,小便浑浊,尿频数清长,伴面色淡白,头晕无力,腰酸膝软,畏寒肢冷,舌淡苔白,脉沉弱。

【同功穴配伍】

1. **主症选主穴**　中极、肾俞、三阴交。

2. **辨证选配穴**　①下焦湿热加行间;②肾阴亏虚加太溪;③脾肾两虚加脾俞、阴谷;④脾虚气陷加公孙、脾俞;⑤肾阳虚衰加关元、气海。

3. **随症加减穴**　①气短乏力加中脘、气海;②腰痛加大肠俞、委中;③心悸心慌加内关、神门。

方解释义:中极为膀胱经之募穴,疏通膀胱气机而利小便;肾俞补肾固涩;与三阴交相配,虚者可滋补脾肾、补虚固涩,实者分清泌浊。配行间清泄湿热;太溪滋阴益肾;脾俞、阴谷补益脾肾;公孙、脾俞健脾益气;关元、气海补肾壮阳;中脘、气海补中益气;大肠俞、委中疏通背腰部经气;内关、神门以宁心定悸。

以上腧穴每次留针 30 分钟,每日 1 次,一般 5~7 次可愈。

【针灸技法】

中极、三阴交直刺 1~1.5 寸,行捻转补法;肾俞直刺 0.5~1 寸,行捻转补法,可灸。

①下焦湿热:行间直刺 0.5~0.8 寸,行捻转泻法;②肾阴亏虚:太溪直刺 0.5~1 寸,行捻转补法;③脾肾两虚:脾俞沿脊柱方向斜刺 0.5~0.8 寸,阴谷直刺 1~1.5 寸,行捻转补法;④脾虚气陷:公孙直刺 0.5~1 寸,脾俞沿脊柱方向斜刺 0.5~0.8 寸,行捻转补法;⑤肾阳衰弱:关元、气海直刺 1~1.5 寸,可灸。

①气短乏力:中脘、气海直刺 1~1.5 寸,行捻转补法,气海可灸;②腰痛:大肠俞直刺 0.5~1 寸,行捻转补法,委中三棱针点刺放血;③心悸心慌:内关直刺

0.5~1 寸,平补平泻,神门直刺 0.3~0.5 寸,行捻转补法。

【验案举例】

田某,女,79 岁,2021 年 7 月 21 日就诊。主诉:尿液浑浊半年。患者自述半年前无明显诱因出现尿液浑浊,平素自觉乏力。现症:尿液浑浊,伴有乏力,腰部酸痛,耳鸣,膝痛,纳少,眠可。查体:神清语明,面色少华,舌质淡,苔薄白,脉细弱。诊断:尿浊(脾肾两虚)。治疗:先取中极、三阴交,中极针刺得气后平补平泻,三阴交针刺得气后行捻转补法,继取足三里、中脘、听宫、阴陵泉、膝眼,足三里、中脘得气后针用捻转补法,余穴针用平补平泻,再取脾俞、肾俞、委中,脾俞、肾俞针刺得气后用捻转补法,委中用三棱针点刺放血。针刺治疗 7 次后,上述症状减轻,继续针刺 7 次,症状消失。

三、尿频

尿频是指小便次数明显增加,甚则一日达数十次的一种症状。本症常分膀胱湿热、肾阴亏虚、肾气不固、肺脾气虚、肝郁气滞五种证型。膀胱湿热者,小便频数,伴尿道灼热感,色黄而混浊,口干而黏,小腹胀满,大便秘结,舌红苔黄腻,脉滑数;肾阴亏虚者,尿频而短黄,伴头晕耳鸣,咽干口燥,腰膝酸软,头晕耳鸣,潮热颧红,五心烦热,盗汗,大便硬结,舌红少津,脉细数;肾气不固者,小便频数清冷,夜尿多,伴面白无华,头晕耳鸣,腰膝酸软,四肢不温,舌质淡胖,苔薄白,脉沉迟细弱;肺脾气虚者,尿频清长,咳吐涎沫,头眩气短,形寒神疲,纳减便溏,舌淡苔白,脉虚弱;肝郁气滞者,小便频数,量少窘迫,胸腹胀满,喜叹息,苔薄,脉弦。

【同功穴配伍】

1. **主症选主穴**　中极、阴陵泉、三阴交。

2. **辨证选配穴**　①膀胱湿热加秩边;②肾阴亏虚加太溪;③肾气不固加肾俞;④肺脾气虚加脾俞、肺俞;⑤肝郁气滞加太冲、合谷。

3. **随症加减穴**　①睡眠不佳加神门、四神聪;②便秘加支沟、照海;③口渴加金津、玉液。

方解释义:中极乃膀胱募穴,刺之以清利膀胱湿热之邪,助气化之功;阴陵泉、三阴交既有清热利湿之功,又有健脾化湿之用。诸穴合用,脾气得健,湿热得除,小便频数可解。配秩边清利膀胱湿热;太溪滋肾养阴;肾俞固肾益气;脾俞、肺俞补益肺脾;太冲、合谷疏肝理气。神门、四神聪镇静安神;支沟、照海增液润肠通便；金津、玉液生津止渴。

【针灸技法】

中极、阴陵泉、三阴交直刺 1~1.5 寸，均行捻转补法。

①膀胱湿热：秩边直刺 1.5~2 寸，行捻转泻法；②肾阴亏虚：太溪直刺 0.5~1 寸，行捻转补法；③肾气不固：肾俞直刺 0.5~1 寸，行捻转补法，可灸；④肺脾气虚：肺俞、脾俞沿脊柱方向斜刺 0.5~0.8 寸，行捻转补法；⑤肝郁气滞：太冲直刺 0.5~0.8 寸，合谷直刺 0.5~1 寸，行捻转泻法。

①睡眠不佳：神门直刺 0.3~0.5 寸，行捻转补法，四神聪逆督脉方向平刺 0.3~0.5 寸，行捻转泻法；②便秘：支沟针刺 0.5~1 寸，行捻转泻法，照海直刺 0.5~0.8 寸，行捻转补法；③口渴：金津、玉液点刺出血。

以上腧穴每次留针 30 分钟，每日 1 次，一般 5~7 次可愈。

【验案举例】

王某，男，56 岁，2021 年 6 月 7 日就诊。主诉：夜间尿频 3 年。患者自述 3 年前无明显诱因出现夜间尿频，达 5~6 次，于当地三甲医院就诊，尿检及肾功能均属正常，经治疗后疗效不显，遂于我院门诊就诊。现症：夜尿频，小便清，伴有头晕，气短乏力，纳少，眠差，便溏。查体：神清语明，面色㿠白，体形肥胖，舌质淡，苔薄白，脉缓。诊断：尿频（肺脾气虚）。治疗：先取中极、三阴交，针刺得气后用捻转补法，再取肺俞、脾俞、气海，针用捻转补法，继取四神聪，针用捻转泻法，再取神门、足三里、三阴交，神门、三阴交用捻转补法，足三里用提插补法。针刺每日 1 次，10 次为 1 个疗程。针刺 1 个疗程后，复诊尿频大减，仅 2~3 次，继续针刺 1 个疗程，小便恢复正常。

四、尿失禁

尿失禁，是指在意识清楚的情况下，不能控制排尿，或因咳嗽、喷嚏、行走、直立、用力、情绪激动、大笑、高声呼叫、受到惊吓或听到滴水声时，尿液不自主外溢的症状。本症虚多实少，主要有肾气虚寒、肺脾气虚、膀胱蓄热、肝肾阴虚、下焦瘀滞五种证型。肾气虚寒者，小便失禁，随时自遗，尿频而清长，神疲怯寒，面色㿠白，腰膝酸软，头晕耳鸣，四肢不温，苔薄白，脉沉细无力；肺脾气虚者，小便失禁而频急，时有尿自遗，甚至咳嗽、直立、喷嚏、谈笑等均可使小便失禁，伴神疲体倦，纳呆腹胀，舌淡苔薄白，脉虚弱无力；膀胱蓄热者，小便失禁，伴尿频尿急尿痛，小便黄，尿时灼热，口苦口干，舌红苔黄，脉弦滑数；肝肾阴虚者,小便失禁,头晕耳鸣,两颧潮红,口渴心烦,腰酸腿软,骨蒸盗汗,大便干燥,舌红少苔,脉弦细数;下焦瘀滞者,小便失禁,小腹胀满隐痛,或可触及肿块,舌质暗或有斑点,苔薄,脉弦涩。

【同功穴配伍】

1. 主症选主穴　中极、膀胱俞、肾俞、三阴交。

2. 辨证选配穴　①肾气虚寒加关元、命门;②肺脾气虚加肺俞、脾俞、足三里;③膀胱蓄热加阴陵泉、行间;④肝肾阴虚加肝俞、太溪;⑤下焦瘀滞加血海、膈俞。

3. 随症加减穴　①湿疹加曲池、阴陵泉;②大便干燥加天枢、上巨虚;③食欲不佳加中脘、足三里;④乏力短气加气海、关元。

方解释义:中极、膀胱俞为俞募配穴法,可调理膀胱气机,增强膀胱对尿液的约束能力;肾俞补肾固涩;三阴交为足三阴经交会穴,可调理脾、肝、肾的气机。四穴相配,共奏益肾固脬之功。配关元、命门补肾固本;肺俞、脾俞、足三里补益肺脾;阴陵泉、行间清利湿热;肝俞、肾俞、太溪滋养肝肾;血海、膈俞活血祛瘀。曲池、阴陵泉以祛风除湿;天枢、上巨虚以润肠通便;中脘、足三里以醒脾开胃;气海、关元以补肾纳气。

【针灸技法】

膀胱俞、肾俞直刺 0.5~1 寸,中极、三阴交直刺 1~1.5 寸,行捻转补法。

①肾气虚寒:关元直刺 1~1.5 寸,命门直刺 0.5~1 寸,行捻转补法,可灸;②肺脾气虚:肺俞、脾俞沿脊柱方向斜刺 0.5~0.8 寸,行捻转补法,足三里直刺 1~2 寸,行提插捻转补法;③膀胱蓄热:阴陵泉直刺 1~1.5 寸,行间直刺 0.5~0.8 寸,行捻转泻法;④肝肾阴虚:肝俞沿脊柱方向斜刺 0.5~0.8 寸,太溪直刺 0.5~1 寸,行捻转补法;⑤下焦瘀滞:血海直刺 1~1.5 寸,膈俞沿脊柱方向斜刺 0.5~0.8 寸,行捻转补法。

①湿疹:曲池直刺 1~1.5 寸,行捻转泻法,阴陵泉同前;②大便干燥:天枢直刺 1~1.5 寸,上巨虚直刺 1~2 寸,行捻转补法;③食欲不佳:中脘直刺 1~1.5 寸,足三里直刺 1~2 寸,行捻转补法;④乏力气短:气海、关元直刺 1~1.5 寸,行捻转补法,可灸。

以上腧穴每次留针 30 分钟,每日 1 次,10 次为 1 个疗程,一般 1~2 个疗程可愈。

【验案举例】

赵某,女,44 岁,于 2017 年 9 月 20 日就诊。主诉:尿失禁 3 个月。患者于 3 个月前因手术出现尿频、尿急,之后发展为尿失禁,于当地医院就诊,诊断为"尿失禁",经治疗未见好转,为求中医治疗,遂于门诊就诊。现症:步行缓慢,稍微卧位即有尿失禁,需垫着尿不湿,腰膝酸软,伴有乏力,头晕,手脚凉,纳可,寐可,大便溏。查体:神清语明,面色㿠白,舌质淡,苔薄白,脉沉细。诊断:尿失禁(肾气虚寒)。治疗:嘱咐患者排空膀胱后,先取中极,针用平补平泻,再取三阴交、关元、上巨虚,针用捻转补法,再取命门、膀胱俞、肾俞,针刺得气后用捻转补法。针刺每日 1 次,10 次为 1 个疗程。针刺 3 个疗程后,患者自述症状好转,可短时间控制小便,精神状态也改善,继续针刺 3 个疗程后,尿失禁基本消失,继续针刺 1 个疗程以巩固治疗,3 个月后随访未见复发。

五、尿痛

尿痛,是指排尿时尿道发生刺痛、灼痛、涩痛、绞痛的一种症状,同时伴有小便淋漓不畅,小腹拘急或痛引腰腹等。下焦湿热者,小便热涩疼痛,尿频尿急,尿色赤紫,舌红苔黄或黄腻,脉滑数;肾阴亏虚者,伴有尿血或小便浑浊,头晕耳鸣,咽干颧红,潮热盗汗,腰酸腿软,口干,舌红苔少,脉细数;下焦血瘀者,小便刺痛或涩痛,频急不畅伴小便浑浊、尿血,小腹胀痛或刺痛,肌肤甲错,口唇发紫,舌暗有瘀点,脉弦细涩;肝郁气滞者,小便涩痛、刺痛,淋沥不畅,头痛目眩,口苦,胸胁胀满,少腹胀痛,妇女可见月经不调,舌质稍暗,苔薄黄,脉弦;心火炽盛者,小便灼痛,面赤咽干,渴喜冷饮,口舌生疮,舌尖红赤,苔黄燥,脉数。本症多见于急慢性前列腺炎、膀胱炎、乳糜尿等疾病中。

【同功穴配伍】

1. **主症选主穴**　中极、秩边、行间。

2. **辨证选配穴**　①下焦湿热加阴陵泉;②肾阴亏虚加太溪;③下焦血瘀加地机;④肝郁气滞加太冲;⑤心火炽盛加神门。

3. **随症加减穴**　①心烦加内关、太冲;②食欲不佳加中脘、足三里;③睡眠不佳加四神聪、三阴交。

方解释义:中极为膀胱经募穴,可疏通膀胱气机;秩边为膀胱经穴位,且接近病所,针之可疏通局部气血;行间为肝经荥穴,肝经络于阴器,刺之可通络而止痛。诸穴合用,可调节气机,疏通经络,消瘀止痛。配阴陵泉清泄下焦湿热;太溪滋肾阴;地机化瘀血;太冲通气机;神门清心火,安心神。内关、太冲以清心除烦;中脘、足三里以开胃消食;四神聪、三阴交以镇静安神。

【针灸技法】

中极直刺 1~1.5 寸,行捻转补法;秩边直刺 1.5~2 寸,平补平泻;行间直刺 0.5~0.8 寸,行捻转泻法。

①下焦湿热:阴陵泉直刺 1~1.5 寸,行捻转补法;②肾阴亏虚:太溪直刺 0.5~1 寸,行捻转补法;③下焦血瘀:地机直刺 1~1.5 寸,行捻转泻法;④肝郁气滞:太冲直刺 0.5~0.8 寸,行捻转泻法;⑤心火炽盛:神门直刺 0.3~0.5 寸,行捻转泻法。

①心烦:内关直刺 0.5~1 寸,太冲直刺 0.5~0.8 寸,行捻转泻法;②食欲不佳:中脘直刺 1~1.5 寸,足三里直刺 1~2 寸,行提插捻转补法;③睡眠不佳:四神聪逆督脉方向平刺 0.3~0.5 寸,行捻转泻法;三阴交直刺 1~1.5 寸,行捻转补法。

以上腧穴每次留针 30 分钟,每日 1 次,一般 5~7 次可愈。

【验案举例】

赵某,男,32 岁,2019 年 4 月 21 日就诊。主诉:小便刺痛 4 天。患者于 4 天前无明显诱因出现小便刺痛,尿中带血,色鲜红,休息后未见缓解,遂于门诊就诊。现症:小便刺痛,尿血,色鲜红,尿频尿急,伴有头晕,身体困重,纳少,眠可,大便黏。查体:神清语明,面色红,舌质红,苔黄腻,脉弦数。诊断:尿痛(下焦湿热)。治疗:先取中极、行间、阴陵泉,针刺得气后用捻转泻法,再取中脘、足三里,针用捻转补法,继取秩边、膀胱俞,针刺得气后平补平泻。针刺每日 1 次,10 次为 1 个疗程。针刺 3 次后,尿痛明显减轻,仍有轻微尿血,继续针刺 7 次,症状消失,小便恢复正常。

六、尿闭

尿闭,是指小便排出困难,严重者尿液点滴难出的症状。该症常由排尿困难发展而来,具有发病迅速、病势较急、膀胱区有锐利的疼痛和高度尿意、但不能排尿等特点。本症的病位在膀胱,膀胱气化不利是导致本病的直接原因。本症主要有下焦湿热、肺气壅滞、中气不足、肾阳不足、肝气郁结、溺道瘀阻六种证型。下焦湿热者,小便量少难出,甚或不通,常伴尿痛、尿频、尿急,可有尿道灼痛,小腹胀痛难忍,大便不畅或秘结,舌质红,苔黄腻,脉沉数或濡数;肺气壅滞者,小便不通,胸闷,咳嗽气急,呼吸不畅,舌质红或淡红,苔白或薄黄,脉濡数;中气不足者,小便欲出不出,排尿无力,甚而尿闭不出,伴身疲气短,头晕眼花,纳食减少,舌淡苔薄白,脉沉弱;肾阳不足者,小便量少,排出无力,尿意频而排尿困难,面色淡白,神疲,肢冷畏寒,腰膝酸软,舌质淡有齿痕,苔薄白,脉沉细而尺弱;肝气郁结者,小便不通,伴小便胀急,多因精神紧张或惊恐而发,两胁不舒,夜寐不安,舌红苔薄黄,脉弦;溺道瘀阻者,尿液不通,小腹胀满疼痛,舌质紫暗或有瘀点,苔白或微黄,脉弦涩。

【同功穴配伍】

1. **主症选主穴**　关元、三阴交、阴陵泉、膀胱俞。

2. **辨证选配穴**　①下焦湿热加中极;②肺气壅滞加太渊;③中气不足加气海;④肾阳不足加肾俞、命门;⑤肝气郁结加太冲、内关;⑥溺道瘀阻加膈俞、血海。

3. **随症加减穴**　①下腹部胀加中极、太冲;②恶心呕吐加内关;③头晕加风池、风府;④胸闷加膻中。

方解释义:关元、三阴交均为足三阴经交会穴,可调理肝、脾、肾,助膀胱气化;阴陵泉健脾渗湿、通利小便;膀胱经背俞穴膀胱俞,疏调膀胱气化功能。诸穴合用,膀胱气化功能正常,尿道通利而开闭。配中极清利下焦;太渊开宣肺气;气海补益中气;肾俞、命门补肾壮阳;太冲、内关疏肝理气;膈俞、血海祛瘀通络。中极、太冲以通调腹气;内关以宽胸理气、降逆止呕;风池、风府以息风定眩;膻中宽胸理气。

【针灸技法】

关元、三阴交、阴陵泉直刺1~1.5寸,膀胱俞直刺0.5~1寸,行捻转补法。

①下焦湿热:中极直刺1~1.5寸,行捻转泻法;②肺气壅滞:太渊直刺0.3~0.5寸,行捻转泻法;③中气不足:气海直刺1~1.5寸,行捻转补法,可灸;④肾阳不足:肾俞、命门直刺0.5~1寸,行捻转补法;⑤肝气郁结:太冲直刺0.5~0.8寸,内关直刺0.5~1寸,行捻转泻法;⑥溺道瘀阻:膈俞沿脊柱方向斜刺0.5~0.8寸,血海直刺1~1.5寸,行捻转泻法。

①下腹胀:中极直刺1~1.5寸,太冲直刺0.5~0.8寸,行捻转泻法;②恶心呕吐:内关直刺0.5~1寸,行捻转泻法;③头晕:风池沿鼻尖方向斜刺0.8~1.2寸,风府向下颌方向斜刺0.5~1寸,平补平泻;④胸闷:膻中向下平刺0.3~0.5寸,行捻转泻法。

以上腧穴每次留针30分钟,每日1次,一般7~10次可愈。

【验案举例】

常某,男,76岁,2019年4月23日就诊。主诉:无自主排尿1个月。患者于 1 个月前行息肉切除术后,插尿管被动排尿 1 个月,每 10 日更换 1 次尿管,至今无自主排尿,现小腹部疼痛,伴有神疲乏力,纳少,眠可,大便溏。查体:神清语明,面色少华,舌淡苔薄白,脉沉弱。诊断:尿闭(中气不足)。治疗:先取关元、气海、中脘,针刺得气后用捻转补法,继取足三里、三阴交、阴陵泉,针用捻转补法,针刺治疗 7 次。于 2019 年 5 月 1 日,患者排尿情况改善,乏力症状仍在,继取上述处方针刺治疗 7 次后,症状消失。

七、早泄

早泄,指每次同房时,性交时间极短,过早射精,随后阴茎即软,不能正常进行性交,甚或在阴茎尚未插入阴道前即已射精,且不能自我控制,以致不能继续进行正常性交的症状。本病常因房事不节或手淫过度,致肾气亏虚、肾阴不足、相火妄动,或湿热下注、流于阴器,或肝气郁结、疏泄失职,或大病、久病、思虑过度,致心脾两虚,肾失封藏、固摄无权而引起。主要有肾气虚损、肝经湿热、心脾亏损、阴虚阳亢四种证型。肾气虚损者,早泄,阴茎勃起较慢,泄后疲乏,伴腰膝酸软,性欲减退,精神萎靡不振,脱发,牙齿松动,脉沉弱;肝经湿热者,性欲亢进,交即泄,伴阴囊瘙痒,小便黄赤,口苦,舌质红,舌苔黄,脉弦滑而数;心脾亏损者,早泄,伴形体消瘦,面色萎黄,肢体倦怠,气短乏力,心悸失眠,自汗,多梦健忘,纳呆便溏,舌淡,脉细;阴虚阳亢者,性欲亢进,临房早泄,多梦遗精,腰膝酸软,头晕目眩,心悸失眠,潮热盗汗,舌红少苔,脉细数。

【同功穴配伍】

1. **主症选主穴**　肾俞、命门、关元、三阴交。

2. **辨证选配穴**　①肾气虚损加太溪;②肝经湿热加行间、阴陵泉;③心脾亏损加心俞、脾俞;④阴虚阳亢加太溪、太冲。

3. **随症加减穴**　①胆怯加肝俞、胆俞;②情志抑郁加期门、太冲;③腰痛加委中、阴谷;④耳鸣耳聋加太溪、听宫。

方解释义:肾俞乃肾经之背俞穴,配命门可助益肾固精之力;关元、三阴交均为足三阴经之交会穴,调养肝脾肾,以固精关。诸穴合用,精关得固,储泄有度。配太溪补肾固精;行间、阴陵泉清热利湿;心俞、脾俞补益心脾;太溪、太冲以益阴制阳。肝俞、胆俞益肝壮胆;期门、太冲疏肝解郁;委中、阴谷益肾壮骨,疏通经络;太溪、听宫益精聪耳开窍。

【针灸技法】

肾俞、命门直刺 0.5~1 寸,关元、三阴交直刺 1~1.5 寸,行捻转补法。

①肾气虚损:太溪直刺 0.5~1 寸,行捻转补法,可灸;②肝经湿热:行间直刺 0.5~0.8 寸,行捻转泻法,阴陵泉直刺 1~1.5 寸,行捻转补法;③心脾亏损:心俞、脾俞沿脊柱方向斜刺 0.5~0.8 寸,行捻转补法;④阴虚阳亢:太溪直刺 0.5~1 寸,行捻转补法;太冲直刺 0.5~0.8 寸,行捻转泻法。

①胆怯:肝俞、胆俞沿脊柱方向斜刺 0.5~0.8 寸,行捻转补法;②情志抑郁:期门平刺 0.5~0.8 寸,太冲直刺 0.5~0.8 寸,行捻转泻法;③腰痛:委中直刺 1~1.5 寸,或点刺放血,阴谷直刺 1~1.5 寸,行捻转补法;④耳鸣耳聋:太溪直刺 0.5~1 寸,听宫张口直刺 1~1.5 寸,行捻转补法。

以上腧穴每次留针 30 分钟,每日 1 次,一般 2~3 个月可愈。

【验案举例】

宋某,男,30 岁,2020 年 12 月 17 日就诊。主诉:早泄 2 年。伴有腰酸背痛,无气短,手脚凉,纳少,眠可,二便调。查体:神清语明,面色少华,舌质淡红,舌体胖大,边有齿痕,苔薄白,脉沉弱。诊断:早泄(肾气虚损)。治疗:先取肾俞、命门、委中,肾俞、命门针刺得气后行捻转补法,委中针用平补平泻,继取关元、太溪、三阴交、足三里,针刺得气后用捻转补法。针刺每日 1 次,10 次为 1 个疗程,2 个疗程之间间隔 3~5 天。针刺治疗 1 个疗程后,患者自觉有所好转,腰酸背痛症状及饮食得到改善,继续针刺 3 个疗程,患者自觉房事时间延长,早泄症状改善,仍有轻微腰酸,继续针刺 4 个疗程,症状消失。

八、遗精

遗精,指不性交而精自遗泄的一种症状,该症多伴有头晕目眩、神疲乏力、精神不振、腰膝酸软等。本症主要有心火旺盛、心脾两虚、心肾两虚、湿热下注、肾气不固、相火妄动六种证型。心火旺盛者,昼则心悸不宁,夜则多梦遗精,心烦,面赤,小便黄赤,舌尖红,脉数;心脾两虚者,梦遗频频,形体消瘦,困倦神疲,动则气短,自汗,食欲不振,心悸,失眠,健忘,唇淡口和,舌质淡白,脉细弱;湿热下注者,多有梦中遗精,烦热,阴部潮湿或痒,小便黄赤,舌苔厚或黄,脉滑数;肾气不固者,无梦而遗,或稍遇劳累则滑遗不禁,以至昼夜数次,伴头晕耳鸣,腰膝酸软,舌淡、苔薄白,脉沉细而弱;相火妄动者,阳强易举,有梦而遗,或无梦滑泄,口苦,尿赤,舌苔黄,脉弦细。

【同功穴配伍】

1. 主症选主穴 会阴、肾俞、次髎、三阴交。

2. 辨证选配穴 ①相火妄动加中渚、照海;②心火旺盛加神门、大陵;③心脾两虚加心俞、脾俞;④肾气不固加太溪、志室;⑤湿热下注加行间、阴陵泉;⑥心肾两虚加心俞、太溪。

3. 随症加减穴 ①阳虚怕冷加关元、气海;②阴虚盗汗加太溪、复溜;③肾虚腰痛加委中、阴谷;④心烦失眠加神门、内关。

方解释义:会阴为任、督二脉交会穴,可交通阴阳;肾俞补肾固精;次髎调肾固精;三阴交为足三阴经之交会穴,调脾、肝、肾之气而精关得固。诸穴合用,可涩精止遗,调肾养心。配志室、关元固摄精关;神门、大陵清心泻火;心俞、脾俞养心健脾;心俞、太溪养心益肾;行间、阴陵泉清利湿热;太溪、志室补肾固精;中渚、照海滋阴降火。关元、气海温补阳气;太溪、复溜滋阴止汗;委中、阴谷补肾壮腰;神门、内关镇静安神。

【针灸技法】

会阴深刺 1~1.5 寸,次髎刺入骶骨后孔中为佳,肾俞直刺 0.5~1 寸,三阴交直刺 1~1.5 寸,提插捻转平补平泻法。

①相火妄动:中渚直刺 0.3~0.5 寸,行捻转泻法,照海直刺 0.5~0.8 寸,行捻转补法;②心火旺盛:神门、大陵直刺 0.3~0.5 寸,行捻转泻法;③心脾两虚:心俞、脾俞沿脊柱方向斜刺 0.5~0.8 寸,行捻转补法;④肾气不固:太溪直刺 0.5~1 寸,志室斜刺 0.5~0.8 寸,行捻转补法;⑤湿热下注:行间直刺 0.5~0.8寸,阴陵泉直刺 1~1.5 寸,行捻转泻法;⑥心肾两虚:心俞沿脊柱方向斜刺0.5~0.8 寸,太溪直刺 0.5~1 寸,行捻转补法。

①阳虚怕冷:关元、气海直刺 1~1.5 寸,行捻转补法,可灸;②阴虚盗汗:太溪、复溜直刺 0.5~1 寸,行捻转补法;③肾虚腰痛:委中、阴谷直刺 1~1.5 寸,行捻转补法;④心烦失眠:神门直刺 0.3~0.5 寸,内关直刺 0.5~1 寸,平补平泻。

以上腧穴每次留针 30 分钟,每日 1 次,一般 1~2 个月可愈。

【验案举例】

赵某,男,29 岁,2017 年 4 月 27 日就诊。主诉:遗精 3 个月。患者自述无明显诱因出现遗精,为求中医治疗来诊。现症:遗精,1 周 5~6 次,神疲乏力,伴有心烦,头晕,纳少,眠差。查体:神清语明,面色萎黄,舌质淡,苔薄白,舌边有齿痕,脉细。诊断:遗精(心脾两虚)。治疗:先取会阴、三阴交,针刺得气后平补平泻,再取肾俞、次髎,针用捻转补法,继取心俞、脾俞,针刺得气后用捻转补法,再取四神聪,针用捻转泻法,继取内关,针用平补平泻。针刺每日1次,10次为1个疗程。针刺7次后,症状消失。

九、阳痿

阳痿,指男性未到性功能衰退年龄,出现性生活中阴茎不能勃起或勃起不坚,或坚而不持久,影响正常性生活的症状。本症以虚证多见,主要有元阳不足、心脾两虚、惊恐伤肾、湿热下注四种证型。元阳不足者,阳痿,阴冷,腰膝酸软,精神萎靡,耳鸣脱发,牙齿松动,畏寒肢冷,形体瘦弱,面色淡白,短气乏力,舌淡苔白,脉沉细;心脾两虚者,阳痿,面色萎黄,食欲不振,精神倦怠,失眠健忘,胆怯多疑,心悸怔忡,易惊多梦,自汗,短气乏力,食少腹胀,便溏,舌淡,脉细弱;惊恐伤肾者,阳痿,焦虑紧张,惊惕不宁,伴失眠多梦,平时阴茎尚能勃起,但每同房时则焦虑不安,反致阳痿不举,舌红,苔薄白,脉细弦;湿热下注者,阳痿,阴囊潮湿或痒痛,尿短黄,舌苔黄腻,脉弦滑数。

【同功穴配伍】

1. 主症选主穴　关元、肾俞、命门、三阴交。

2. 辨证选配穴　①元阳不足加气海、神阙;②心脾两虚加心俞、脾俞、足三里;③惊恐伤肾加志室、神门;④湿热下注加阴陵泉。

3. 随症加减穴　①腰膝酸软加大肠俞、委中;②胆怯加肝俞、胆俞;③情志抑郁加太冲、期门。

方解释义:关元为任脉与足三阴经的交会穴,能调补肝、脾、肾,温下元之气,兴奋宗筋;肾俞、命门可补益元气、培肾固本;三阴交是肝、脾、肾三经的交会穴,可健脾益气、补益肝肾,兼清热利湿、起痿。诸穴合用,筋强肾固,阳痿自除。配灸气海、神阙填补元阳;心俞、脾俞、足三里补益心脾;志室、神门交通心肾、安神定志;阴陵泉清利湿热。大肠俞、委中疏通腰部经络;肝俞、胆俞益肝壮胆;太冲、期门疏肝解郁。

【针灸技法】

关元针尖向下斜刺1~1.5寸,力求针感向前阴传导,提插捻转平补平泻法;命门、肾俞采用隔附子饼灸法;三阴交直刺1~1.5寸,提插捻转平补平泻法。

①元阳不足:气海、神阙施隔附子饼灸6~9壮,灸至局部潮红不起疱为度;②心脾两虚:心俞、脾俞沿脊柱方向斜刺0.5~0.8寸,行捻转补法,足三里直刺1~2寸,行提插捻转补法;③惊恐伤肾:志室斜刺0.5~0.8寸,神门直刺0.3~0.5

寸,行捻转补法;④湿热下注:阴陵泉直刺 1~1.5 寸,行捻转泻法。

①腰膝酸软:大肠俞、委中直刺 0.5~1 寸,行捻转补法;②胆怯:肝俞、胆俞沿脊柱方向斜刺 0.5~0.8 寸,行捻转补法;③情志抑郁:太冲针刺 0.5~0.8 寸,期门平刺 0.5~0.8 寸,行捻转泻法。

以上腧穴每次留针 30 分钟,每日 1 次,一般 3~5 个月可愈。

【验案举例】

吴某,男,32 岁,2022 年 1 月 26 日就诊。主诉:阳痿 3 年。患者自述阳痿症状明显,伴有腰部疼痛,手脚冰凉,口苦咽干,夜寐不安,小便短赤,大便不成形。既往身体较健康,素有气短乏力。查体:神志清楚,舌质红,苔黄腻,脉濡数。诊断:阳痿(湿热下注)。治疗:先令患者俯卧位,针四神聪,得气后行捻转泻法;神门、三阴交针刺得气后行捻转补法;再针刺肾俞、命门、委中,得气后行捻转补法;振阳穴深刺,针刺得气后用提插补法。最后令患者仰卧位,针关元,得气后行捻转补法,并于针柄末端放置燃烧的艾条,行温针灸,灸 6~9 壮;再针足三里,得气后行提插捻转补法。针刺每日 1 次,10 次为 1 个疗程。治疗 1 个疗程后,患者腰痛、乏力、口苦等症状均得到明显改善,阳痿症状得到一定缓解,同时还略有气短乏力,于是另立针刺处方:关元、肾俞、命门、三阴交、中脘、气海、足三里、膻中。连续治疗 2 个疗程,患者气短乏力症状消失,阳痿症状得到改善,在二诊的针刺处方基础上去掉足三里、膻中、中脘,其余穴常规针刺,关元、气海、命门配合隔附子饼灸,连续治疗 6 个疗程,患者症状消失。

十、阳强

阳强,指阴茎异常勃起,经数小时、数日甚至逾月挺举持续不倒的症状。本症多由肝胆气盛,郁而化火,或妄服壮阳之药,耗伤肾阴,相火亢盛无所制,以致阴茎异常勃起。临床主要有肝经实热和阴虚火旺两种证型。肝经实热者,阴茎异常勃起,历数小时,久久不衰,甚至彻夜性交而不泄,阴茎瘀血,色紫暗,胀痛,伴面红目赤,烦躁易怒,尿色黄赤,大便秘结,舌苔黄,脉弦或兼数;阴虚火旺者,形体消瘦,阴茎异常勃起,胀痛不适,伴五心烦热,腰膝酸软,口苦咽干,两颧红赤,夜寐失眠多梦,排尿困难,尿黄,甚至不时精自出,大便秘结,舌红少苔,脉细数。

【同功穴配伍】

1. 主症选主穴 大敦、蠡沟、侠溪。

2. 辨证选配穴　①肝经实热加行间；②阴虚火旺加太溪、照海。

3. 随症加减穴　①小便不通加中极、膀胱俞；②情志抑郁加太冲、期门；③遗精加太溪、肾俞。

方解释义：大敦、蠡沟为足厥阴肝经穴，肝主筋，前阴乃宗筋所聚，配胆经荥穴侠溪，能泻肝胆之火；诸穴相配，可使宗筋弛缓，阳强得除。配行间清热泻火；太溪、照海滋阴降火；中极、膀胱俞通利小便；太冲、期门疏肝解郁；太溪、肾俞固精止遗。

【针灸技法】

大敦用三棱针点刺出血；蠡沟平刺 0.5~0.8 寸，捻转平补平泻法；侠溪直刺 0.3~0.5 寸，提插捻转平补平泻法。

①肝经实热：行间直刺 0.5~0.7 寸，用捻转泻法；②阴虚火旺：太溪、照海直刺 0.5~1 寸，用捻转补法。

①小便不通：中极向下斜刺 1~1.5 寸，膀胱俞直刺 0.5~1 寸，虚补实泻；②情志抑郁：太冲直刺 0.3~0.5 寸，期门斜刺 0.3~0.5 寸，行捻转泻法；③遗精：太溪、肾俞直刺 0.5~1 寸，行捻转补法。

以上腧穴每次留针 30 分钟，每日 1 次，一般 5~7 次可愈。

【验案举例】

王某，男，5 岁，2017 年 6 月 27 日就诊。主诉：阴茎异常勃起 1 个月。家长代诉，患儿于 1 个月前阴茎异常勃起，未予重视及治疗，后异常勃起频次增加，每次发作短则十来分钟，长则半小时，每次勃起时伴有疼痛，遂于门诊就诊。现症：阴茎勃起，触之坚硬，颜色暗红，心烦，平素急躁易怒，伴有胸闷，偶有头晕，形体消瘦，纳差，眠差，小便黄。查体：神清语明，面色红，阴茎触之疼痛，舌质红，苔薄黄，脉弦数。诊断：阳强（肝经实热）。治疗：先取蠡沟、大敦、侠溪，针刺得气后用捻转泻法，再取行间、太冲，针用捻转泻法，继取膻中穴用捻转泻法，再取足三里、四神聪、三阴交，四神聪用捻转泻法，足三里、三阴交用捻转补法。针刺每日 1 次，10 次为 1 个疗程。针刺 1 次后，阴茎勃起很快消退，勃起频次及时间减少，继续针刺 4 次后，阴茎未再异常勃起。

十一、阴缩

阴缩，是由于某种原因，致使阴茎、睾丸和阴囊内缩的一种症状。本症主要有伤寒直中、瘥后劳复、沉寒痼冷、亡阳虚脱四种证型。伤寒直中者，突然起病,前阴凉冷,阴茎内缩掣痛,睾丸上窜,阴囊及少腹挛急,畏寒肢冷,口鼻气冷,唇青,少腹痛甚,尿清长,舌淡苔白润,脉弦或弦紧;瘥后劳复者,久病之后阴缩,并有少腹里急,拘挛痛引阴中,少气,身体困重,头昏目眩,腰膝拘急,甚至畏寒厥逆,舌淡,脉沉细;沉寒痼冷者,阴缩,畏寒肢冷,少腹久痛发凉,长期腹泻,腰膝冷重酸痛,小便频数,精液清冷,舌淡,脉细;亡阳虚脱者,阴茎、阴囊退缩,睾丸上提近腹,时发阴茎掣痛,少腹紧痛,面色晦黑,形寒肢冷,四肢厥逆,腰膝酸软,冷汗自出,甚者不省人事,脉微欲绝。

【同功穴配伍】

1. 主症选主穴　中封、气海、肾俞。

2. 辨证选配穴　①伤寒直中加大椎、外关;②瘥后劳复加关元、太溪;③沉寒痼冷加命门、腰阳关;④亡阳虚脱灸神阙、命门。

3. 随症加减穴　①少腹痛加太冲、蠡沟;②手脚发凉加关元;③泄泻加天枢、上巨虚。

方解释义:肾俞为膀胱经穴,肾之背俞穴,配任脉穴位气海,振奋肾阳、温煦宗筋使气机调畅,筋脉舒展,寒凝消散;肝经输穴中封为治疗阴缩之经验效穴。配大椎、外关散寒温里;关元、太溪补气益阴;命门、腰阳关温肾祛寒;灸神阙、命门回阳固脱。太冲、蠡沟疏肝止痛;关元温阳散寒;天枢、上巨虚调肠止泻。

【针灸技法】

中封直刺 0.5~0.8 寸,气海向下斜刺 1~2 寸,使针感传至阴器,肾俞向下斜刺 0.5~1 寸,均采用提插捻转平补平泻法。

①伤寒直中:外关直刺 0.5~1 寸,行捻转补法,大椎用灸法,灸 6~9 壮;②瘥后劳复:太溪直刺 0.5~1 寸,行捻转补法,关元直刺 1~1.5 寸,行捻转补法,后用灸法,灸 6~9 壮;③沉寒痼冷:命门直刺 0.5~1 寸,配合艾灸,腰阳关直刺 0.5~1 寸,行捻转补法,可灸;④亡阳虚脱:神阙用隔附子饼灸,命门直刺 0.5~1 寸,可用灸法。

①少腹痛:蠡沟平刺 0.5~0.8 寸,以局部酸胀感为宜,太冲直刺 0.5~0.8 寸,虚补实泻,寒证可用艾炷灸 5~8 壮;②手脚发凉:关元同前;③泄泻:上巨虚、天枢直刺 1~1.5 寸,行捻转补法。

以上腧穴每次留针 30 分钟,每日 1 次,一般 7~10 次可愈。

【验案举例】

杨某,男,51 岁,2017 年 4 月 17 日就诊。主诉:阴茎缩短 5 个月。患者自述于 5 个月前不慎跌倒,触及雪地半小时,此后发现阴茎短缩,伴有小腹疼痛不适。现症:阴茎短缩,下腹部冷痛,遇热则舒,房事不能,纳少,眠差,小便清长,大便干。查体:神清语明,面色㿠白,舌质淡,苔薄白,脉沉弦。诊断:阴缩(伤寒直中)。治疗:先取中封,针刺得气后平补平泻,配合艾条灸 5~10 分钟,再取大椎、气海、关元、肾俞,针刺得气后用捻转补法,配合隔姜灸,灸 10~15 分钟。继取中脘、足三里、三阴交,针用捻转补法,再取四神聪,针刺得气后用捻转泻法。针刺每日 1 次,每次留针 30 分钟,针刺 10 次为 1 个疗程。针刺治疗 1 个疗程后,阴茎长度改善,但仍较正常短,继续针刺 1 个疗程后,诸症消失。

十二、阴囊潮湿

阴囊潮湿,指阴囊部位潮湿阴冷的症状。该症多与湿盛有关,湿邪从阴化寒,而成寒湿;从阳化热则成湿热,湿性趋下,易留着阴囊而湿冷。本症常见寒湿阻络、湿热下注、脾气虚弱、肾气虚惫四种证型。寒湿阻络者,阴囊部位潮湿阴冷,阴囊挛缩,喜温恶寒,伴肢体困重,腰膝酸痛,无汗,苔白腻,脉弦;湿热下注者,阴囊潮湿,有腥臭气味,瘙痒异常,小便黄赤,大便干结,舌红,苔黄腻,脉弦滑;脾气虚弱者,阴囊潮湿,阴冷汗出,纳差便溏,神疲乏力,舌淡红,苔白,脉沉缓;肾气虚惫者,阴囊潮湿、汗渍阴冷,得温则舒,腰膝酸软,畏寒肢冷,小便清长,大便稀溏,舌淡红,苔白,脉沉细。

【同功穴配伍】

1. 主症选主穴　大敦、蠡沟、曲骨、三阴交。

2. 辨证选配穴　①寒湿阻络加腰阳关、阴陵泉;②湿热下注加行间、地机;③脾气虚弱加脾俞、足三里;④肾气虚惫加肾俞、关元。

3. 随症加减穴　①多汗加合谷、复溜;②食欲不佳加中脘、足三里;③皮肤瘙痒加合谷、曲池。

方解释义:足厥阴肝经络于阴器,故取足厥阴肝经井穴大敦,配足厥阴肝经络穴蠡沟,疏通肝脉,散寒除湿;曲骨为任脉穴位,为近部取穴,且任脉起于会阴,刺之可宣通局部气血;三阴交为足之三阴经交会之穴,刺之可调理肝肾,健脾除湿。诸穴合用,可起到散寒除湿、通调气血的作用。配腰阳关、阴陵泉散寒通络;行间、地机清利湿热;脾俞、足三里补益脾气;肾俞、关元补气益肾。合谷、复溜固表止汗;中脘、足三里开胃消食;合谷、曲池祛风止痒。

【针灸技法】

大敦直刺 0.1~0.2 寸,蠡沟平刺 0.5~0.8 寸,曲骨直刺 1~1.5 寸,平补平泻;三阴交直刺 1~1.5 寸,行捻转补法。

①寒湿阻络:腰阳关直刺 0.5~1 寸,阴陵泉直刺 1~1.5 寸,行捻转补法,可灸;②湿热下注:行间直刺 0.5~0.8 寸,地机直刺 1~1.5 寸,行捻转泻法;③脾气虚弱:脾俞沿脊柱方向斜刺 0.5~0.8 寸,足三里直刺 1~2 寸,行捻转补法;④肾气虚惫:肾俞直刺 0.5~1 寸,关元直刺 1~1.5 寸,行捻转补法,可灸。

①多汗:合谷直刺 0.5~1 寸,行捻转泻法,复溜直刺 0.5~1 寸,行捻转补法;②食欲不佳:中脘直刺 1~1.5 寸,行捻转补法,足三里直刺 1~2 寸,行提插捻转补法;③皮肤瘙痒:合谷直刺 0.5~1 寸,曲池直刺 1~1.5 寸,行捻转泻法。

以上腧穴每次留针 30 分钟,每日 1 次,一般 5~7 次可愈。

【验案举例】

彭某,男,61 岁,2021 年 3 月 16 日就诊。主诉:阴部潮湿 1 个月。患者无明显诱因自觉阴囊部位潮湿,于当地医院就诊,给予中药口服(具体用药及剂量不详),缓解不明显,遂于门诊就诊。现症:阴囊潮湿,口干口苦,腰酸背痛,纳少,眠差,小便短黄,大便调。查体:神清语明,面色红润,舌质淡,苔黄腻,脉弦滑。诊断:阴囊潮湿(湿热下注)。治疗:先取大敦、蠡沟、曲骨,针刺得气后用捻转泻法,继取四神聪,针用捻转泻法,再取行间、阴陵泉、地机,针刺得气后用捻转补法,足三里针刺得气后用提插捻转补法。针刺每日 1 次,每次留针 30 分钟,10 次为 1 个疗程。治疗 3 次后,阴囊潮湿有所缓解,口干、口苦及饮食改善,继续针刺 7 次,症状消失。

第六章　妇科病症

一、月经先期

月经先期是指月经周期提前 7~14 天,其至半个月一行,经期正常,并连续 3 个月经周期以上的一种症状。该症辨证可分为实热、郁热、虚热及气虚四个证型。实热者,月经提前,量多,色深红,口渴,喜冷饮,便干溲黄,舌红苔黄,脉洪数,质黏稠,下血时阴部有热感,面赤,唇赤;郁热者,月经提前,量或多或少,色紫红有块,胸胁或小腹或乳房胀痛,心烦易怒或口渴,舌红苔薄黄,脉弦数;虚热者,月经提前,色红,质黏稠,量少,口干,渴不多饮,两颧潮红,手足心热,舌红少苔,脉细数;气虚者,月经提前,量多,色淡,质清稀,神疲肢倦,小腹空坠,纳少便溏,舌淡,脉细弱。可见于盆腔炎、黄体功能不全、子宫肌瘤等多种疾病中。

【同功穴配伍】

1. 主症选主穴　关元、血海、三阴交。

2. 辨证选配穴　①阳盛实热加合谷、太冲;②肝郁血热加行间、太冲;③阴虚血热加太溪、然谷;④气虚加脾俞、气海。

3. 随症加减穴　①胸胁胀满加太冲、肝俞;②神疲乏力加中脘、足三里;③口腔溃疡加承浆。

方解释义:方中关元为任脉经穴,冲任二脉同起胞中,关元为调理冲任之要穴;血海、三阴交均为足太阴经穴,三阴交又是足三阴经交会穴,两穴有调理冲任、血海之功,补之可健脾固摄,泻之可清血热、调经脉。配合谷、太冲清血热,调经脉;行间、太冲疏肝解郁,清热调经;太溪、然谷滋肾阴,清虚热,凉血调经;脾俞、气海健脾益气,摄血调经。太冲、肝俞以疏肝解郁、宽胸理气;中脘、足三里以补中益气;承浆以疏通局部气血,兼以清热。

【针灸技法】

关元直刺 1~1.5 寸,在操作时连续捻转,使小腹产生热感;血海直刺 1~1.5 寸,针刺时实证用泻法、虚证用补法;三阴交针刺时紧贴胫骨后缘进针,直刺

1~1.5寸,以酸胀感为度。

①阳盛实热:合谷直刺0.5~1寸,太冲直刺0.5~0.8寸,行捻转泻法;②肝郁血热:行间向上斜刺0.5~1寸,使局部酸胀感向足背扩散,太冲直刺0.5~0.8寸,行捻转泻法;③阴虚血热:太溪直刺0.5~1寸,行捻转补法,然谷直刺0.5~1寸,平补平泻;④气虚:脾俞沿脊柱方向斜刺0.5~0.8寸,气海直刺1~1.5寸,行捻转补法,气海亦可用艾炷灸,灸5~10壮。

①胸胁胀满:肝俞沿脊柱方向斜刺0.5~0.8寸,太冲直刺0.5~0.8寸,行捻转泻法;②神疲乏力:中脘、足三里直刺1~1.5寸,行捻转补法;③口腔溃疡:承浆斜刺0.3~0.5寸,平补平泻。

以上腧穴每次留针30分钟,每日1次,7次为1个疗程,一般2~3个疗程可愈。

【验案举例】

谢某,女,38岁,2019年4月24日就诊。主诉:月经提前1年。伴有下腹部胀闷感,气短乏力,偶有腰酸,头晕,耳鸣,纳少,眠可,二便调。既往有子宫肌瘤病史3年。查体:神清语明,面色㿠白,舌淡苔薄白,脉弱。诊断:月经先期(气虚)。治疗:先取关元、气海,针用捻转补法,继取三阴交、血海,针刺得气后用捻转补法,再取中脘、足三里,中脘针用捻转补法,足三里针用提插捻转补法,治疗7次后,症状改善,继针7次后,月经恢复正常。

二、月经后期

月经后期是指月经周期延后超过7天,甚至3~5个月一行,经期基本正常,并连续出现3个周期以上的一种症状。辨证可分为肾虚、血虚、实寒及气滞等四个证型。肾虚者,表现为经期延后,量少,色淡红,质清稀,腰膝酸软,头晕目眩,面色㿠白,舌质淡,脉沉弱;血虚者,表现为经期延后,量少,色淡红,质清稀,小腹绵绵作痛,头晕眼花,面色苍白或萎黄,心悸少寐,舌质淡,脉细弱;实寒者,经期延后,量少,色暗,有块,小腹冷痛,拒按,得热痛减,畏寒肢冷,舌质紫而暗,苔白,脉沉紧;气滞者,经行延后,量少,色暗红,有块,胸胁、乳房、小腹胀痛,精神郁闷,舌象正常,脉弦。

【同功穴配伍】

1. 主症选主穴 气海、归来、血海、三阴交。

2. 辨证选配穴　①肾虚加肾俞、太溪;②血虚加足三里、脾俞、膈俞;③实寒加天枢、中极;④气滞加行间、太冲。

3. 随症加减穴　①腰酸加大肠俞、委中;②腹痛加内关、公孙;③纳差加中脘、足三里。

方解释义:方中气海位于任脉,有调和冲任、补肾益气的作用;归来位于下腹部,可活血通经,使月水归来;血海和血调经;三阴交为足三阴经之会,益肾调血,补养冲任。配肾俞、太溪补肾填精,养血调经;足三里、脾俞、膈俞益气补血;天枢、中极灸之以温通胞脉,活血通经;行间、太冲疏肝解郁,理气行血。大肠俞、委中疏通经络;内关、公孙通腑止痛;中脘、足三里醒脾开胃。

【针灸技法】

气海直刺 0.8~1.2 寸,补法;归来直刺或斜刺 0.5~1 寸,使针感向子宫方向传导;血海、三阴交,平补平泻。一般于经前 5~7 天开始治疗,至月经来潮,连续治疗 3~5 个周期。

①肾虚:肾俞、太溪直刺 0.5~1 寸,行捻转补法;②血虚:足三里直刺 1~2 寸,行提插捻转补法;脾俞、膈俞沿脊柱方向斜刺 0.5~0.8 寸,行捻转补法;③实寒:天枢、中极直刺 1~1.5 寸,行捻转补法,中极穴针刺前需排空膀胱;④气滞:行间、太冲直刺 0.5~0.8 寸,行捻转泻法。

①腰酸:大肠俞、委中直刺 1~1.5 寸,平补平泻;②腹痛:内关直刺 0.5~1 寸,公孙直刺 0.6~1.2 寸,平补平泻;③纳差:中脘直刺 1~1.5 寸,行捻转补法;足三里直刺 1~2 寸,行提插捻转补法。

以上腧穴每次留针 30 分钟,每日 1 次,7 次为 1 个疗程,一般 2~3 个疗程可愈。

【验案举例】

薛某,女,42 岁,2021 年 8 月 18 日就诊。主诉:月经推迟。患者自述月经周期异常,月经推迟,伴有睡眠不佳,早起心慌,气短乏力,伴有腰酸,纳可,手脚发凉,二便正常。查体:神志清楚,面色少华,舌淡苔薄白,脉弱。诊断:月经后期(实寒)。治疗:取三阴交(双)、归来(双)、气海、中极、天枢(双)、关元、子宫、中脘、四神聪、神门(双)、足三里(双)。先针刺四神聪、神门,四神聪针刺得气后行捻转泻法,神门针刺得气后行捻转补法。再针刺中脘、天枢、归来、气海、中极、子宫穴,得气后行捻转补法,并于针柄末端放置燃烧的艾条,行温针灸。最后针刺足三里、三阴交,得气后行捻转补法。每日 1 次,连续治疗 7 天。患者于 2021 年 8 月 29 日复诊,上述症状有所缓解,伴有心慌,气短,乏力,纳差,二便可,时有腰酸背痛,月经量少,睡眠不佳,同时因工作压力大,时常叹气,急躁易怒。针刺处方加太冲、合谷、肝俞、委中、肾俞,并配合中药治疗,治疗12天后,诸症消失。

三、闭经

闭经,指女子年逾十八岁,月经尚未来潮,或月经周期建立后停经三个月以上的症状,前者为原发性经闭,后者为继发性经闭。本症按中医辨证可分为肾气亏损、气血虚弱、气滞血瘀及痰湿阻滞四个证型。肾气亏损者,月经超龄未至,或初期较迟,量少,色红或褐,渐至经闭。伴腰背酸痛,四肢不温,头晕耳鸣,面色暗淡或有褐斑,舌质正常或稍淡,脉沉细无力;气血虚弱者,月经大多后期而至,伴头晕心悸,纳少便溏,面色萎黄,神疲乏力,舌质淡,脉象细弱;气滞血瘀者,月经闭止,胸胁胀满,少腹胀痛拒按,精神抑郁,舌质紫暗,边有瘀点,苔薄,脉沉涩;痰湿阻滞者,月经延后,量少,色淡质黏,渐至月经停闭,形体肥胖,神疲嗜睡,头晕目眩,胸闷泛恶,纳少痰多,白带量多,苔白腻,脉濡或滑。

【同功穴配伍】

1. **主症选主穴** 关元、肾俞、三阴交、合谷、归来。

2. **辨证选配穴** ①气血虚弱加脾俞、足三里;②肾气亏损加太溪、气海;③气滞血瘀加太冲、血海;④痰湿阻滞加脾俞、阴陵泉、丰隆。

3. **随症加减穴** ①食欲不佳加足三里、脾俞;②腹胀加天枢、足三里;③情绪焦虑加太冲;④失眠加四神聪、神门。

方解释义:关元乃足三阴经、任脉之交会穴,通于胞宫,可调补冲任、行气活血;三阴交为足三阴经的交会穴,能调理肝、脾、肾三脏;肾为先天之本,元气之根,取肾俞,可补肾气、益精血而调经;归来位于下腹部,可活血通经,使月水归来;合谷配三阴交能通经活血,促使经血来潮。配脾俞、足三里以健脾养胃,化生气血;太溪、气海、肾俞以补肾气,调冲任;太冲、血海以疏肝理气,行气活血;脾俞、阴陵泉、丰隆以祛湿化痰,活血通经。足三里、脾俞醒脾开胃;天枢、足三里通调腹气;合谷、太冲舒畅气机;四神聪、神门、三阴交镇静安神。

【针灸技法】

肾俞直刺0.5~1寸,关元、三阴交直刺1~1.5寸,均行捻转补法;合谷直刺0.5~1寸,行捻转泻法;归来直刺1~1.5寸,或向子宫方向斜刺,行捻转补法。

①气血虚弱:脾俞沿脊柱方向斜刺0.5~0.8寸,行捻转补法,足三里直刺

1~2 寸,行提插捻转补法;②肾气亏损:太溪直刺 0.5~1 寸,气海直刺 1~1.5 寸,行捻转补法;③气滞血瘀:太冲直刺 0.5~0.8 寸,血海直刺 1~1.5 寸,行捻转泻法;④痰湿阻滞:脾俞同前,阴陵泉直刺 1~1.5 寸,行捻转补法,丰隆直刺 1~2 寸,行捻转泻法。

①食欲不佳:足三里、脾俞同前;②腹胀:天枢直刺 1~1.5 寸,足三里直刺 1~2 寸,行捻转补法;③情绪焦虑:合谷直刺 0.5~1 寸,行捻转泻法;④失眠:四神聪逆督脉方向平刺 0.3~0.5 寸,行捻转泻法,神门直刺 0.2~0.3 寸,行捻转补法。

以上腧穴每次留针 30 分钟,每日 1 次,一般 5~7 次可愈。

【验案举例】

王某,女,42 岁,2022 年 8 月 29 日就诊。主诉:停经 9 个月。患者人工流产术后出现反复停经 9 个月,偶有月经来潮,但月经量少,偶有腰酸,气短,饮食二便正常。查体:神清语明,面色少华,舌质淡红,舌苔薄白,脉弦涩。诊断:闭经(气滞血瘀)。治疗:先取关元、归来、三阴交,针刺得气后用捻转补法,继取太冲、血海,针刺得气后用捻转泻法,针灸治疗 7 次后,腰酸诸症缓解,嘱患者于经前期治疗,每次针刺 7 天。连续治疗 3 个月经周期,月经恢复正常,诸症消失。

四、痛经

痛经是指在经期或经行前后出现周期性小腹疼痛,或痛引腰骶,甚至剧痛晕厥的一种症状,亦称"经行腹痛"。该症主要有气血瘀滞、寒湿凝滞、肝经湿热、气血亏虚及肝肾亏损五个证型。气血瘀滞者,小腹胀痛拒按,或伴乳胁胀痛,经血色紫暗有块,舌质紫暗或有瘀点,脉沉弦或涩;寒湿凝滞者,小腹冷痛,得热则舒,色紫暗有块,小便清长,苔白,脉沉紧;肝经湿热者,小腹疼痛,或痛连腰骶,月经量多质稠,色鲜红或紫,有小血块,小便短赤,带下黄稠,舌质红,苔黄腻,脉弦数;气血亏虚者,小腹隐痛喜按,经行量少质稀,头晕眼花,心悸气短,舌质淡,苔薄,脉细弦;肝肾亏损者,小腹绵绵作痛,经行量少,腰膝酸软,头晕耳鸣,舌淡红,苔薄,脉细弦。本症多见于原发性痛经、子宫内膜异位症、子宫腺肌病、盆腔炎、子宫发育异常等多种疾病中。

【同功穴配伍】

1. 主症选主穴　关元、三阴交、地机、次髎。

2. 辨证选配穴　①气血瘀滞加合谷、太冲；②寒湿凝滞加水道；③肝经湿热加中极、行间；④气血亏虚加足三里、脾俞；⑤肝肾亏损加肾俞、肝俞。

3. 随症加减穴　①恶心呕吐加内关；②心烦失眠加神门、四神聪；③胸胁部胀满加膻中、太冲。

方解释义：关元属任脉经穴，为任脉与足三阴经交会穴，可温经散寒、行气活血、补益肝肾、调补冲任；三阴交为肝、脾、肾三经交会之处，可调理全身气血；地机是足太阴脾经郄穴，为血中之气穴，可调血通经止痛；次髎可调气活血，为治疗痛经的经验效穴。配合谷、太冲以调气活血，通经止痛；水道可达散寒除湿、温经止痛之效；中极、行间以疏肝郁、清湿热；足三里、脾俞以补气血，益冲任；肾俞、肝俞以补肝肾，益精血，精血充沛，胞脉得濡而痛经可除。内关以降逆止呕；神门、四神聪以降心火，安神志；膻中、太冲以宽胸理气。

【针灸技法】

关元直刺 0.8~1.2 寸，提插补法；三阴交、地机常规刺法；次髎直刺 0.5~0.8 寸，使针感向小腹传导。

①气血瘀滞：合谷直刺 0.5~1 寸，太冲直刺 0.5~0.8 寸，行捻转泻法；②寒湿凝滞：水道直刺 1~1.5 寸，行捻转补法，可灸；③肝经湿热：中极直刺 1~1.5 寸，行间斜刺 0.5~1 寸，使局部酸胀并向足背放射；④气血亏虚：足三里直刺 1~2 寸，脾俞沿脊柱方向斜刺 0.5~0.8 寸，行捻转补法；⑤肝肾亏损：肾俞直刺 0.5~1 寸，肝俞沿脊柱方向斜刺 0.5~0.8 寸，行捻转补法。

①恶心呕吐：内关直刺 0.3~0.5 寸，平补平泻；②心烦失眠：神门直刺 0.3~0.5 寸，行捻转补法，四神聪逆督脉方向平刺 0.3~0.5 寸，行捻转泻法；③胸胁部胀满：膻中向下平刺 0.3~0.5 寸，太冲斜刺 0.5~0.8 寸，行捻转泻法。

以上腧穴每次留针 30 分钟，每日 1 次，一般 2~3 个疗程可愈。

【验案举例】

李某，女，22 岁，2023 年 4 月 10 日就诊。主诉：痛经 2 年。患者月经 2 个月一行，经期疼痛，喜温喜按，伴有气短乏力，腰背酸痛，鼻塞，泄泻。既往有鼻炎病史 4 年。查体：舌淡苔薄白，舌体胖大有齿痕，脉细。诊断：痛经（气血亏虚）。处方：关元、三阴交、地机、次髎、足三里、脾俞、肾俞、委中、迎香、鼻通、上巨虚。操作：三阴交、关元、脾俞、足三里针用捻转补法，迎香穴针尖向目内眦方向斜刺，以局部酸胀，针感向鼻部扩散，有时眼泪流出为度，其余穴位常规针刺。每日 1 次，10 次为 1 个疗程。针刺 1 个疗程后，痛经症状稍有好转，略有轻微鼻塞，继续针 2 个疗程，症状消失。

五、崩漏

崩漏是以经血非时暴下或淋漓不尽为主要表现的一种月经周期、经期、经量严重失常的症状。本症有虚实之分,实证有血热内扰和瘀滞胞宫之分,虚证有气不摄血、肾阳不足及肾阴亏虚之分。血热内扰者,经来无期,量多如崩,色深红或紫红,质黏稠,面赤头晕,烦躁易怒,口干喜饮,便秘尿赤,舌质红,苔黄,脉弦数;气不摄血者,经血非时暴下不止,或淋漓不净,量多色淡质稀,伴神疲懒言,面色萎黄,头晕心悸,纳呆便溏,舌质淡胖边有齿痕,苔薄润,脉细无力;肾阳不足者,经乱无期,出血量多,色淡质稀,精神不振,肢冷畏寒,腰膝酸软,小便清长,舌质淡,苔薄润,脉沉细;肾阴亏虚者,经乱无期,经血时多时少,淋漓不净,色鲜红,头晕耳鸣,伴五心烦热,夜寐不安,舌质红或有裂纹,苔少或无苔,脉细数;瘀滞胞宫者,经乱无期,淋漓漏下,色暗有块,小腹疼痛,块下痛减,舌质紫暗或边有瘀斑,脉涩。

【同功穴配伍】

1. 主症选主穴　关元、三阴交、隐白。

2. 辨证选配穴　①血热内扰加大敦、行间、太冲;②气不摄血加脾俞、气海、足三里;③肾阳不足加命门、肾俞;④肾阴亏虚加肾俞、太溪、阴谷;⑤瘀滞胞宫加地机、太冲、合谷。

3. 随症加减穴　①腰酸加肾俞、命门;②胸闷气短加膻中;③疲倦乏力加中脘、足三里;④手足心热、汗出:太溪、合谷、复溜。

方解释义:方中关元为任脉经穴,又是足三阴经之会,可调冲任、理经血;三阴交为足三阴经交会穴,可调补三阴而益气固冲;艾灸隐白可止血治崩,为治疗崩漏的效穴。配大敦、行间、太冲以清泄血热,固冲止血;脾俞、气海、足三里以健脾益气,固冲止血;命门、肾俞以温肾壮阳,收摄经血;肾俞、太溪、阴谷以滋肾益阴,宁冲止血;地机、太冲、合谷以理气化瘀止血。肾俞、命门补肾强腰膝;膻中宽胸理气;中脘、足三里补中益气;太溪、合谷、复溜滋阴固表止汗。

【针灸技法】

关元直刺1~1.5寸,行捻转补法;三阴交直刺1.5寸,平补平泻;隐白用艾灸皮肤微红为度。

①血热内扰:大敦浅刺0.1~0.2寸,行间、太冲直刺0.5~0.8寸,行捻转泻法;②气不摄血:脾俞沿脊柱方向斜刺0.5~0.8寸,气海直刺1~1.5寸,行捻转

补法,气海可灸,足三里直刺 1~2 寸,行提插捻转补法;③肾阳不足:命门、肾俞直刺 0.5~1 寸,行捻转补法;④肾阴亏虚:肾俞、太溪直刺 0.5~1 寸,阴谷直刺 1~1.5 寸,行捻转补法;⑤瘀滞胞宫:地机直刺 1~1.5 寸,平补平泻;太冲直刺 0.5~0.8 寸,合谷直刺 0.5~1 寸,行捻转泻法。

①腰酸:肾俞、命门直刺 0.5~1 寸,行捻转补法,命门可用灸法;②胸闷气短:膻中向下平刺 0.3~0.5 寸,平补平泻;③疲倦乏力:中脘直刺 1~1.5 寸,行捻转补法,足三里直刺 1~2 寸,行提插捻转补法;④手足心热、汗出:太溪直刺 0.5~1 寸,行捻转补法,合谷直刺 0.5~1 寸,行捻转泻法,复溜直刺 1~1.5 寸,行捻转补法。

以上腧穴每次留针 30 分钟,每日 1 次,一般 1~2 个疗程可愈。

【验案举例】

李某,女,39 岁,2023 年 3 月 26 日就诊。主诉:经血淋漓不尽 13 天。患者经血量多,色鲜红,伴有腰酸,头晕,五心烦热,纳可,眠差,二便调。查体:神清语明,舌红苔少,脉细数。诊断:崩漏(肾阴亏虚)。针刺处方:关元、三阴交、隐白、肾俞、太溪、四神聪、神门、委中。操作:关元向下方斜刺,使针感传至耻骨联合上下,隐白用灸法,肾俞、太溪、三阴交针用捻转补法,四神聪针用捻转泻法,其余穴平补平泻。针刺每日 1 次,10 次为 1 个疗程,针刺 3 个疗程后,患者月经恢复如前。

六、经行腰痛

经行腰痛是指每逢经行前后或值经期,出现腰部作痛,经后逐渐缓解的一种症状。而妇女经期出现的腰骶部轻微不适感,可不作病论。辨证可分为以下几个证型:气血不足者,经期或经后腰痛而酸,绵绵不已,伴有神疲乏力,气短懒言,心悸失眠,经行量少,色淡质稀,舌淡嫩,苔薄白,脉沉细无力;肾阳虚衰者,经行腰痛,得热则舒,遇冷加剧,伴有形寒肢冷,双膝酸软,大便溏或五更泻,小便清长,夜尿频,白带清稀,月经后期,量少色淡,舌淡而胖,脉沉迟无力;肾阴不足者,伴有心烦失眠,五心烦热,口燥咽干,潮热盗汗,舌红少苔,脉细数;寒湿阻滞者,腰部酸沉冷痛,寒冷或阴雨天加重,伴有腰骶及下肢凉麻,月经量少,带下清稀,大便溏,舌苔白腻,脉沉缓;气滞血瘀者,腰部如锥刺作痛,部位固定,伴有胸胁不适,两乳作胀,舌暗或有瘀斑,脉弦涩。

【同功穴配伍】

1. **主症选主穴**　肾俞、次髎、委中。

2. **辨证选配穴**　①气血不足加脾俞、胃俞；②肾阳虚衰加命门、腰阳关；③肾阴不足加太溪、照海；④寒湿阻滞加阴陵泉、风府；⑤气滞血瘀加太冲、膈俞。

3. **随症加减穴**　①背部拘急不舒加后溪；②痛经加三阴交、地机；③腰膝酸软加太溪、绝骨。

方解释义：腰为肾之府，肾俞、次髎补肾填精治其本，"腰背委中求"，委中调和足太阳的经气舒筋通络止痛。配脾俞、胃俞促进气血的生化；命门、腰阳关补肾助阳；太溪、照海滋补肾阴；阴陵泉、风府祛寒湿；太冲、膈俞活血化瘀，疏肝理气。后溪疏通背部督脉经气；三阴交、地机调经止痛；太溪、绝骨益肾壮骨。

【针灸技法】

肾俞直刺 0.5~1 寸，行捻转补法；次髎直刺 0.8~1 寸，委中直刺 1~1.5 寸，平补平泻。

①气血不足：脾俞、胃俞沿脊柱方向斜刺 0.5~0.8 寸，行捻转补法；②肾阳虚衰：命门、腰阳关直刺 0.5~1 寸，行捻转补法，可灸；③肾阴不足：太溪直刺 0.5~1 寸，照海直刺 0.5~0.8 寸，行捻转补法；④寒湿阻滞：阴陵泉直刺 1~1.5 寸，行捻转补法，风府向下颌方向缓慢刺入 0.5~1 寸，不可向上深刺，以免伤及延髓；⑤气滞血瘀：太冲直刺 0.5~0.8 寸，行捻转泻法，膈俞沿脊柱方向斜刺 0.5~0.8 寸，行捻转补法。

①背部拘急不舒：后溪直刺 0.5~1 寸，平补平泻；②痛经：三阴交、地机直刺 1~1.5 寸，虚补实泻；③腰膝酸软：太溪直刺 0.5~1 寸，绝骨直刺 0.5~0.8 寸，行捻转补法。

以上腧穴每次留针 30 分钟，每日 1 次，一般 5~7 次可愈。

【验案举例】

吕某，女，40 岁，2018 年 11 月 10 日就诊。主诉：经期腰痛 2 天。患者自述经期出现腰痛，休息未见缓解，遂于门诊就诊。现症：腰痛，伴有腰酸，神疲乏力，气短，偶有心悸，月经量少色淡，纳少，寐差，二便调。查体：神清语明，面色少华，舌质淡，苔薄白，脉沉细。诊断：经行腰痛（气血不足）。治疗：先针四神聪，用捻转泻法，再取肾俞、次髎、委中，肾俞、次髎针刺得气后用捻转补法，委中用三棱针点刺，再取脾胃、胃俞，针用捻转补法，继取三阴交、足三里，用提插捻转补法。针刺每日 1 次,每次留针 30 分钟,10 次为 1 个疗程。针刺治疗 7 次后,2019 年 2 月复诊,腰痛未再发。

七、经断前后症

经断前后症,指妇女在绝经前后,出现如眩晕耳鸣、烘热汗出、烦躁易怒、潮热面红、心悸失眠,或腰背酸楚、面浮肢肿、纳呆便溏,或皮肤蚁行感、情志不宁等症状,亦称为"绝经前后诸证"。该症辨证可分为肾阴虚、肾阳虚、心肾不交、肝肾阴虚及脾肾阳虚证。肾阴虚者,绝经前后,月经先期或先后不定,量或少或多,或崩或漏,经色鲜红,伴眩晕耳鸣,汗出,五心烦热,腰膝酸软,口干,大便干结,尿少色黄,舌红少苔,脉细数;肾阳虚者,绝经前后,月经紊乱,量多、色淡暗,或崩中漏下,精神萎靡,面色晦暗,畏寒肢冷,腰背冷痛,小便清长,夜尿多,苔薄白,脉沉细弱;心肾不交者,绝经前后,月经紊乱,量少,烘热汗出,心悸怔忡,腰膝酸软,头晕耳鸣,心烦不宁,失眠多梦,舌红少苔,脉细数;肝肾阴虚者,绝经前后,月经紊乱,量小,头晕目眩,耳鸣健忘,腰膝酸软,胸胁胀痛,口干咽燥,五心烦热,舌红少苔,脉细数;脾肾阳虚者,绝经前后,月经不调,量多或少,头晕耳鸣,形寒肢冷,腰膝酸软,小便频数或失禁,面色晦暗,舌淡苔白滑,脉沉细而迟。

【同功穴配伍】

1. 主症选主穴　肾俞、太溪、三阴交、关元、百会。

2. 辨证选配穴　①肾阴虚加照海、阴谷;②肾阳虚加命门、腰阳关;③心肾不交加内关、心俞、神门;④肝肾阴虚加太冲、行间、肝俞;⑤脾肾阳虚加脾俞、足三里、气海。

3. 随症加减穴　①潮热盗汗加复溜;②失眠加神门、四神聪;③胸闷不舒加膻中、太冲。

方解释义:方中肾俞和肾经之原穴太溪,针用补法,阳虚加灸,可滋肾阴或温肾阳;三阴交为足三阴经的交会穴,能健脾补肾调肝以理冲任;关元为任脉经穴,是任脉与足三阴经的交会穴,可益元气,调理冲任,为强壮补虚、治疗生殖系疾病之要穴;百会可升清降浊,清利头目。配照海、阴谷加强补肾阴之功;命门、腰阳关加强温肾阳之效;内关、心俞、神门滋补肾阴,清泻心火;太冲、行间、肝俞等共奏育阴潜阳,疏肝理气之功;脾俞、足三里、气海温阳补脾。复溜滋阴止汗;神门、四神聪镇静安神;膻中、太冲疏肝宽胸理气。

【针灸技法】

关元、三阴交、百会常规操作,太溪直刺 0.3~0.5 寸,肾俞向脊柱方向斜刺 0.5~0.8 寸,诸穴针用补法。

①肾阴虚:照海直刺 0.5~0.8 寸,阴谷直刺 1~1.5 寸,行捻转补法;②肾阳虚:命门、腰阳关直刺 0.5~1 寸,行捻转补法;③心肾不交:内关直刺 0.5~1 寸,行捻转泻法,心俞沿脊柱方向斜刺 0.5~1 寸,神门直刺 0.3~0.5 寸,行捻转补法;④肝肾阴虚:太冲、行间直刺 0.5~0.8 寸,肝俞沿脊柱方向斜刺 0.5~0.8 寸,行捻转补法;⑤脾肾阳虚:脾俞沿脊柱方向斜刺 0.5~0.8 寸,足三里直刺 1~2 寸,气海直刺 1~1.5 寸,行捻转补法。

①潮热盗汗:复溜直刺 0.5~1 寸,行捻转补法;②失眠:神门直刺 0.3~0.5 寸,行捻转补法,四神聪逆督脉方向平刺 0.5~0.8 寸,行捻转泻法;③胸闷不舒:膻中向下平刺 0.3~0.5 寸,太冲直刺 0.5~0.8 寸,行捻转泻法。

【验案举例】

陶某,女,54 岁,2019 年 11 月 6 日就诊。主诉:烘热汗出 2 年。患者于 2 年前绝经后出现烘热,汗出,难以入睡,经当地医院诊治后,症状有所减轻,后反复发作,为求中医针灸治疗,遂于门诊就诊。现症:烘热汗出,心烦,口干口苦,偶有心慌,纳可,眠差。查体:神清语明,面色红,舌质红,苔薄白,脉细数。诊断:经断前后症(肾阴虚)。治疗:先取肾俞、太溪,针用捻转补法,再取三阴交、照海、阴谷,针刺得气后用捻转补法,继取四神聪,针刺得气后用捻转泻法,再取内关,针用捻转泻法。针刺每日 1 次,每次留针 30 分钟,10 次为 1 个疗程。针刺治疗 1 个疗程后,烘热汗出大减,继续针刺 1 个疗程,上述症状消失。

八、妊娠呕吐

妊娠呕吐,指在妊娠早期(6 周左右),孕妇反复出现严重的恶心呕吐,头晕厌食,甚则食入即吐,或吐不能食的一种症状。本症主要由于"冲气上逆,胃失和降"所致。临床常见脾胃虚弱、脾虚痰盛、肝胃不和、气阴两虚四种证型。脾胃虚弱者,素体虚弱,妊娠期呕不能食,或食入即吐,兼见脘闷腹胀,精神倦怠,乏力,嗜睡,偶有溏泄,舌淡苔白,脉滑无力;脾虚痰盛者,妊娠期呕吐痰涎或黏沫,头晕目眩,恶心,胸膈满闷,不思饮食,口中淡腻,舌淡胖边有齿痕,苔白腻,脉滑;情志不舒,肝气犯胃,肝胃不和者,妊娠期呕不能食,或食入即吐,兼见呕吐酸水,头目眩晕,口臭,胸闷胁痛,嗳气,舌质红,苔薄黄或黄,脉弦滑或滑数;气阴两虚者,妊娠期干呕,精神萎靡,形体消瘦,舌红少津,苔薄黄而干或苔光剥,脉细滑数无力。

【同功穴配伍】

1. 主症选主穴 内关、公孙、中脘、足三里。

2. 辨证选配穴 ①脾胃虚弱加脾俞、胃俞;②脾虚痰盛加丰隆;③肝胃不和加太冲、期门、阳陵泉;④气阴两虚加太溪。

3. 随症加减穴 ①口干口渴加金津、玉液;②胸闷加膻中、太冲;③食欲不振加脾俞、胃俞;④大便秘结加天枢、大肠俞。

方解释义:内关既为手厥阴经之络,又为阴维交会穴,可调和内外,公孙为足太阴脾经之络穴,又为冲脉交会穴,二者相配可健脾化湿,平冲降逆;中脘为足阳明胃经之募穴,有降逆和胃之功;足三里为足阳明胃经之下合穴,既可健脾养胃,又可平肝降逆。诸穴相合,有疏肝健脾、降逆止呕之效。脾俞、胃俞健脾养胃、和中止呕;丰隆健脾化痰;太冲、期门、阳陵泉平肝降逆;太溪滋阴补气。金津、玉液生津止渴;膻中、太冲疏肝宽胸理气;脾俞、胃俞健脾开胃;天枢、大肠俞下气通腑。

【针灸技法】

内关、公孙直刺 0.5~0.8 寸,中脘沿任脉方向平刺 0.8 寸,足三里直刺 1~1.5 寸,诸穴针用捻转补法。

①脾胃虚弱:脾俞、胃俞沿脊柱方向斜刺 0.5~0.8 寸,行捻转补法;②脾虚痰盛:丰隆直刺 1~2 寸,行捻转补法;③肝胃不和:太冲针刺 0.5~0.8 寸,期门平刺 0.3~0.5 寸,阳陵泉直刺 1~1.5 寸,行捻转泻法;④气阴两虚:太溪直刺 0.5~1 寸,行捻转补法。

①口干口渴:金津、玉液点刺出血;②胸闷:膻中向下平刺 0.3~0.5 寸,太冲直刺 0.5~0.8 寸,行捻转泻法;③食欲不振:脾俞、胃俞同前;④大便秘结:天枢直刺 1~1.5 寸,大肠俞直刺 0.5~1 寸,虚补实泻。

以上腧穴每次留针 30 分钟,每日 1 次,一般 5~10 次可愈。

【验案举例】

成某,女,29 岁,2018 年 11 月 12 日就诊。主诉:恶心呕吐 2 个月。现患者怀孕 3 个月,身体消瘦,纳差,不欲饮食,食入即吐,时吐苦水,眠差,二便调。查体:神清语明,面色萎黄,舌质淡,苔薄白,脉细。诊断:妊娠呕吐(脾胃虚弱)。治疗:先取内关、公孙,针刺得气后平补平泻,再取中脘、足三里,针用捻转补

法,继取四神聪、三阴交,四神聪针用捻转泻法,三阴交用捻转补法。针刺每日
1次,10次为1个疗程。针刺2次后,患者恶心呕吐大减,继续针刺5次后症
状消失。

九、妊娠肿胀

妊娠肿胀,是指妊娠中晚期孕妇肢体面目发生肿胀的一种症状,又称为
"子肿"。本症多与肝、脾、肾三脏密切相关,脾虚者,妊娠数月,面目虚浮,四
肢浮肿,渐及遍身悉肿,肤色淡黄,肿处皮肤光亮,按之凹陷,良久不起,气短
乏力,口淡乏味,或大便溏薄,舌质淡,苔薄白而润,脉缓滑无力;肾虚者,妊娠
五六月始,面浮肢肿,肿处皮薄光亮,按之如泥,面色晦暗,心悸气短,下肢逆
冷,腰酸腿软,舌质淡,苔白或白腻而润,脉象沉迟;气滞者,妊娠三四月后,肢
体肿胀,多自脚始,渐及于腿,肿胀之处,皮色不变,按之凹陷,伴胸闷胁胀,头
眩,心烦易怒,苔白腻,脉弦滑。

【同功穴配伍】

1. 主症选主穴 关元、阴陵泉、膀胱俞。

2. 辨证选配穴 ①脾虚加脾俞、足三里;②肾虚加肾俞、太溪;③气滞加
三焦俞、内关。

3. 随症加减穴 ①呕吐加内关、公孙;②小便不通加中极、三阴交;③胸
闷加膻中。

方解释义:方中关元为足三阴经交会穴,可调理肝、脾、肾,助膀胱气化;
阴陵泉健脾渗湿,通利小便;膀胱俞疏调膀胱气化。诸穴相配,可健脾益肾、通
调水道,水肿可除。脾俞、足三里健脾利水渗湿;肾俞、太溪温阳化气行水;三
焦俞、内关化气行滞消肿。内关、公孙降逆止呕;中极、三阴交通阳利小便;膻
中宽胸理气。

【针灸技法】

关元直刺0.5~1寸,阴陵泉直刺1~1.5寸,行捻转补法;膀胱俞直刺0.5~1
寸,平补平泻。

①脾虚:脾俞沿脊柱方向斜刺0.5~0.8寸,行捻转补法,足三里直刺1~2
寸,行提插捻转补法;②肾虚:肾俞、太溪直刺0.5~1寸,行捻转补法;③气滞:
三焦俞、内关直刺0.5~1寸,行捻转泻法。

①呕吐:内关直刺0.5~1寸,公孙直刺0.6~1.2寸,平补平泻;②小便不通:

中极斜刺 0.5~0.8 寸,平补平泻,不可直刺深刺,三阴交直刺 1~1.5 寸,行捻转泻法;③胸闷:膻中向下平刺 0.3~0.5 寸,行捻转泻法。

以上腧穴每次留针 30 分钟,每日 1 次,一般 5~10 次可愈。

【验案举例】

刘某,女,32 岁,2018 年 5 月 22 日就诊。主诉:下肢水肿 1 个月。患者自述怀孕 6 个月,于 1 个月前出现下肢水肿,全身沉重。现症:下肢水肿,腰酸,身体困重,乏力,伴有气短,纳可,眠可。查体:神清语明,面色㿠白,口唇色淡,舌质淡,苔白腻,脉沉。诊断:妊娠肿胀(肾虚)。治疗:先取阴陵泉,针刺得气后用捻转泻法,再取肾俞、太溪,针用捻转补法,继取足三里、三阴交,针刺得气后行捻转补法。针刺每日 1 次,每次留针 30 分钟。针刺 3 次后,下肢水肿大减,继续针刺 4 次后,症状消失。

十、滑胎

凡堕胎或小产连续发生 3 次以上者,称为滑胎。可分为肾气不固、脾胃气虚、相火妄动、虚寒相搏、外伤等五种证型。肾气不固者,曾数次胎堕,受孕之后腰膝酸软,小腹下坠,头晕耳鸣,尿频或失禁,或阴道流血,舌质淡,脉滑大,两尺尤弱;脾胃气虚者,数次胎堕或小产,面黄微肿,腹胀下坠,神疲乏力,少气懒言,口淡纳呆,大便溏薄,舌淡红,苔薄白,脉缓;相火妄动者,表现为多次堕胎,形瘦色枯,两颧红赤,五心烦热,口干喜饮,腰酸痛,阴道流血,舌质红赤,苔少,脉滑数或尺部虚大;虚寒相搏者,多有滑胎史,少腹冷痛,四肢不温,形寒喜暖,腰膝酸痛,大便泄泻,小便清长,舌质淡,苔薄白滑润,脉沉迟无力;外伤者,有明显的外伤史,多次堕胎,孕后腰酸腹痛,阴道流血,胎动欲堕,精神困倦,脉滑无力。本症类似于西医学的习惯性流产。

【同功穴配伍】

1. 主症选主穴　肾俞、脾俞、足三里。

2. 辨证选配穴　①肾气不固加肓俞、志室;②脾胃气虚加胃俞、太白;③相火妄动加太溪、复溜;④虚寒相搏加命门、神阙;⑤外伤加膻中、血海、肝俞、膈俞。

3. 随症加减穴　①腰膝酸软加太溪、命门;②神疲乏力加中脘、气海;③恶心呕吐加内关。

方解释义:方中肾俞、脾俞为肾和脾之背俞穴,二者相配补肾益脾,养血固冲任，足三里益气养血，诸穴合用，共奏补肾健脾、固冲安胎之效。肓俞、志室补益肾气以固胎；胃俞、太白补脾健胃，益气固胎；太溪、复溜滋阴降火固胎；命门、神阙温补肾阳以固胎；膻中、血海、肝俞、膈俞行气扶气、养血安胎。太溪、命门补肾强腰膝；中脘、气海补中益气；内关降逆止呕。

【针灸技法】

肾俞直刺 0.5~1 寸，脾俞沿脊柱方向斜刺 0.5~0.8 寸，足三里直刺 1~2 寸，行捻转补法。

①肾气不固：膏肓、志室斜刺 0.5~0.8 寸，行捻转补法；②脾胃气虚：胃俞沿脊柱方向斜刺 0.5~0.8 寸，行捻转补法，太白直刺 0.5~0.8 寸，平补平泻；③相火妄动：太溪直刺 0.5~1 寸，复溜直刺 0.8~1 寸，以局部酸胀，有麻电感向足底放散为度；④虚寒相搏：命门直刺 0.5~1 寸，行捻转补法，神阙用隔附子饼灸，灸 6~9 壮；⑤外伤：膻中向下平刺 0.3~0.5 寸，平补平泻，血海直刺 1~1.5 寸，肝俞、膈俞沿脊柱方向斜刺 0.5~0.8 寸，行捻转补法。

①腰膝酸软：太溪、命门直刺 0.5~1 寸，行捻转补法；②神疲乏力：中脘直刺 0.5 寸，气海直刺 0.3~0.5 寸，平补平泻，注意不可深刺；③恶心呕吐：内关直刺 0.5~1 寸，平补平泻。

以上腧穴每次留针 30 分钟，每日 1 次，一般 2~3 个月可愈。

【验案举例】

刘某，女，34 岁，2017 年 7 月 21 日就诊。主诉：不良孕史 4 次。患者于 2014—2017 年间出现 4 次自然流产，于针灸门诊就诊以调理。现症：神疲乏力，少气懒言，形体消瘦，纳少，大便溏。查体：神清语明，面色萎黄，舌质淡红，苔薄白，脉缓。诊断：滑胎（脾胃气虚）。治疗：先取肾俞、脾俞、胃俞，针刺得气后用捻转补法，再取中脘、足三里、上巨虚，针用捻转补法，继取三阴交、太白，针用捻转补法。针刺每日 1 次，10 次为 1 个疗程，疗程之间间隔 3~5 天。针刺 3 个疗程后，患者精神状态明显好转，继续针刺 2 个月后，患者再次怀孕，继续以调脾胃法巩固调理 2 月，胎儿存活，未出现再次流产。

十一、胎位不正

胎位不正，是指妊娠后期（30 周后）胎儿在子宫内的位置不正常（不居枕前位），亦称胎位异常。本症多见于腹壁松弛的孕妇或经产妇。本症一般分为气机郁滞、脾虚湿盛、气血虚弱三种证型。气机郁滞者，妊娠 30 周后，胎位不正,伴见精神抑郁,胸胁胀满,时轻时重,不思饮食,嗳气,大便不调,苔薄白,脉弦滑;脾虚湿盛者,妊娠后期,胎位异常,形体较胖,或脘闷纳少,或食欲不振,或见浮肿,舌质胖淡,脉滑或兼濡;气血虚弱者,妊娠30周后发现胎位不正,伴见形弱体瘦,头昏乏力,神疲懒言,心悸气短,食少便溏,小腹下坠,舌淡,苔薄白,脉滑无力。

【同功穴配伍】

1. **主症选主穴**　至阴、三阴交。

2. **辨证选配穴**　①气机郁滞加太冲、期门;②脾虚湿盛加脾俞、丰隆;③气血虚弱加足三里、肾俞。

3. **随症加减穴**　①胸闷气滞加太冲、肝俞;②气短乏力加足三里、中脘;③失眠加四神聪、神门。

方解释义:至阴为足太阳膀胱经之井穴,具有疏通经络、调整阴阳的功能,灸之可调冲任,是纠正胎位异常的经验效穴;三阴交为脾、肝、肾经之交会穴,可健脾、疏肝、益肾、化瘀滞、理胞宫,为女科要穴,有辅助转胎之效。太冲、期门开郁行滞,畅行血脉以转胎;脾俞用补法,丰隆以健脾利湿,养血转胎;足三里、肾俞可益气养血,调理胎位。太冲、肝俞疏肝理气;足三里、中脘补中益气;四神聪镇静安神,神门养心安神。

【针灸技法】

至阴用艾条灸;三阴交直刺1寸,捻转平补平泻法。嘱孕妇排空小便,解松裤带,坐在靠背椅上或仰卧在床上,双侧至阴以艾条温和灸或雀啄灸,致皮肤潮红耐受为度。

①气机郁滞:太冲直刺0.5~0.8寸,期门平刺0.5~0.8寸,行捻转泻法;②脾虚湿盛:脾俞沿脊柱方向斜刺0.5~0.8寸,丰隆直刺1~1.5寸,行捻转补法;③气血虚弱:足三里直刺1~2寸,行提插捻转补法,肾俞直刺0.5~1寸,行捻转补法。

①胸闷气滞:太冲逆经脉方向斜刺0.3~0.5寸,肝俞沿脊柱方向斜刺0.5~0.8寸,行捻转泻法;②气短乏力:足三里直刺1~2寸,行提插捻转补法,中脘直刺1~1.5寸,行捻转补法;③失眠:四神聪逆督脉方向平刺0.3~0.5寸,行捻转泻法,神门直刺0.3~0.5寸,行捻转补法。

以上腧穴每次留针30分钟,每日1次,一般1~3次可愈。

【验案举例】

宋某,女,32岁,于2018年6月19日就诊。主诉:胎位不正。患者怀孕

34 周,行 B 超检查发现胎位呈臀位,遂来治疗。现症:形体消瘦,神疲乏力,心悸,纳少,大便溏。查体:神清语明,面色少华,舌质淡,苔薄白,脉滑无力。诊断:胎位不正(气血虚弱)。治疗:嘱患者仰卧位,屈曲双膝,先取至阴穴,针刺得气后捻转平补平泻,再取三阴交、足三里,平补平泻。针刺每日 1 次,每次留针 30 分钟。针刺 3 次后,行 B 超检查显示胎位已转正。

十二、难产

难产指妊娠足月,临产分娩困难的症状。也称为“子难”。孕妇分娩过程中,受到产力、产道、胎儿及精神心理等多种因素的影响,这些因素相互协调,相互影响,任何一个或多个因素异常时,可导致难产。难产处理不及时,可导致母子双亡,或留下严重后遗症。辨证可分为气血瘀滞和气血虚弱两个证型。气血瘀滞者,多临产过度紧张,忧惧恐怖,以致气结,或产前安逸过度,气血运行不畅,碍胎外出;气血虚弱者,素体元气不足,或临产用力过早,耗伤气力,不能促胎外出,或临产胞浆早破,水下液竭,滞涩难产。

【同功穴配伍】

1. 主症选主穴　足三里、三阴交、合谷。
2. 辨证选配穴　①气血瘀滞加太冲;②气血虚弱加脾俞、胃俞。
3. 随症加减穴　①心悸气短加内关;②胸胁胀满疼痛加太冲;③腰痛加次髎。

方解释义:足三里为足阳明胃经之下合穴,可强壮脾胃,以化生气血;三阴交为足三阴经之交会穴,可疏肝健脾益肾;合谷为催产效穴。太冲疏肝解郁,行气活血;脾俞、胃俞健脾益气养血。内关以宁心定悸;太冲理气宽胸;次髎活血止痛,疏通腰部经络。

【针灸技法】

足三里直刺 1~2 寸,三阴交直刺 1~1.5 寸,合谷直刺 0.5~1 寸,均行捻转泻法。

①气血瘀滞:太冲直刺 0.5~0.8 寸,行捻转泻法;②气血虚弱:脾俞、胃俞沿脊柱方向斜刺 0.5~0.8 寸,行捻转补法。

①心悸气短:内关针刺 0.5~1 寸,行捻转补法;②胸胁胀满疼痛:太冲同前;③腰痛:次髎直刺 0.8~1 寸,虚补实泻。

以上腧穴每次留针 30 分钟,一般 1 次即可。

【验案举例】

姜某,女,29 岁,2012 年 5 月 25 日就诊。主诉:难产 6 小时。患者怀孕 41 周,今日突感腰酸、腰痛,及时推入产房,6 小时未分娩出婴儿,患者拒绝剖宫产,求针灸以辅助催产。查体:患者满头大汗,乏力。遂针灸取三阴交、合谷、足三里,三阴交针用捻转泻法,合谷用捻转补法,足三里用捻转补法,行针数分钟,患者即觉胎儿下降感,随即婴儿顺利产出。

十三、恶露不下

胎儿娩出后,胞宫内的瘀血和浊液留滞不下,或虽下甚少,称恶露不下。中医辨证可分为气滞、寒凝、血瘀及气血两虚四个证型。气滞者,多由情志不遂引起,表现为产后恶露不下,或虽下不畅,小腹胀痛,胸胁胀满,脘闷食少,舌正常,脉沉弦;寒凝者,多产后感受寒邪,表现为产后恶露不下,小腹冷痛,喜热熨,肢冷,唇淡口和,舌淡苔白,脉沉迟;血瘀者,表现为产后恶露所下极少,色紫暗,夹有血块,腹痛拒按,或痛处有块,舌质紫,苔薄白,脉沉细或沉涩;产后气血两虚者,表现为产后恶露虽下而忽然中止,自觉小腹坠胀,但不痛,头晕耳鸣,心悸气短,神疲倦怠,舌淡苔白,脉虚细。

【同功穴配伍】

1. **主症选主穴** 中极、地机、气冲。

2. **辨证选配穴** ①气滞加太冲;②寒凝加灸神阙、关元;③血瘀加血海、太冲;④气血两虚加足三里、三阴交。

3. **随症加减穴** ①胸胁胀甚者,加支沟、阳陵泉;②恶风加风池、风府;③食欲不振加中脘、足三里。

方解释义:中极乃任脉经穴,位近胞宫,针之可调理冲任,加灸可散胞寒、暖胞脉;气冲、地机可调理气机,行瘀滞通血脉而止腹痛。诸穴合用,共奏通络止痛之功。太冲为肝经原穴,行气导滞;神阙、关元温宫散寒;血海、太冲行气活血;足三里、三阴交补益气血。支沟、阳陵泉疏泄肝胆经气,使气血通畅;风池、风府祛风散寒;中脘、足三里益气养血。

【针灸技法】

中极、地机直刺 1~1.5 寸,气冲直刺 0.5~1 寸,平补平泻。

①气滞:太冲直刺 0.5~0.8 寸,行捻转泻法;②寒凝:关元直刺 1~1.5 寸,

亦可灸关元、神阙；③血瘀：血海直刺 1~1.5 寸，太冲直刺 0.5~0.8 寸，行捻转泻法；④气血两虚：三阴交直刺 1~1.5 寸，足三里直刺 1~2 寸，行捻转补法。

①胸胁胀：支沟直刺 0.5~1 寸，行捻转泻法，阳陵泉直刺 1~1.5 寸，平补平泻；②恶风：风池沿鼻尖方向斜刺 0.8~1.2 寸，不可深刺，也可平刺透风府穴；③食欲不振：中脘直刺 1~1.5 寸，足三里直刺 1~2 寸，行提插捻转补法。

以上腧穴每次留针 30 分钟，每日 1 次，一般 5~10 次可愈。

【验案举例】

范某，女，35 岁，2023 年 4 月 16 日就诊。主诉：少腹疼痛 2 天，患者家属代诉，患者产后恶露量极少，少腹疼痛，曾予西医抗炎治疗，效果甚微，遂于门诊就诊。主诉：少腹疼痛拒按，恶露量少，色紫暗，纳少，眠差，小便短赤，大便干。查体：神清语明，面色暗，舌质紫，苔薄白，脉沉涩。诊断：恶露不下（血瘀）。治疗：先取中极、地机、气冲，针刺得气后平补平泻，再取血海、膈俞，针用捻转泻法，继取合谷、太冲，针用捻转泻法。针刺每日 1 次，每次留针 30 分钟。针刺 1 次后，患者自觉腹胀痛大减，大便通畅，继续针刺 3 次后症状消失。

十四、产后尿闭

产后尿闭指产后小便困难、不通的一种症状，可分为肾虚、气虚、气滞三个证型。肾虚者，表现为产后小便不通，小腹胀满，腰部酸胀，坐卧不宁，面色晦暗，舌苔白或质淡，脉沉迟；气虚者，表现为产后小便不通，小腹胀急，精神萎靡，说话无力，苔薄白，脉正常或弱；气滞者，表现为产后小便不通，小腹胀痛，神情抑郁，或胸胁烦满，舌苔薄白，脉弦细。本病相当于西医学尿潴留。

【同功穴配伍】

1. **主症选主穴**　中极、气海、三阴交。

2. **辨证选配穴**　①肾虚加肾俞；②气虚加足三里；③气滞加太冲。

3. **随症加减穴**　①肺气不宣加合谷、尺泽；②呕吐加内关、中脘；③大便干燥加支沟；④小腹痛艾灸神阙。

方解释义：中极为膀胱募穴，灸之可化气行水、通调膀胱；灸气海温补下焦元气；三阴交活血化瘀。肾俞滋阴补肾；足三里补益气血；太冲为肝经原穴，泻之可疏肝解郁、行气导滞。合谷、尺泽理气宣肺；内关、中脘降逆止呕；支沟润肠通便；艾灸神阙温经散寒止痛。

【针灸技法】

中极、气海、三阴交直刺 1~1.5 寸,行捻转补法,中极、气海可灸。

①肾虚:肾俞直刺 0.5~1 寸,行捻转补法,可灸;②气虚:足三里直刺 1~2 寸,行提插捻转补法;③气滞:太冲直刺 0.5~0.8 寸,行捻转泻法。

①肺气不宣:合谷直刺 0.5~1 寸,尺泽直刺 0.8~1.2 寸,行捻转泻法;②呕吐:内关直刺 0.5~1 寸,中脘直刺 1~1.5 寸,平补平泻;③大便干燥:支沟直刺 0.5~1 寸,行捻转泻法;④小腹痛:隔盐灸神阙穴。

以上腧穴每次留针 30 分钟,每日 1 次,一般 5~10 次可愈。

【验案举例】

姜某,女,32 岁,2019 年 4 月 27 日就诊。主诉:小便不通 2 天。患者足月产下一女婴,产后第 3 天出现小便不通,小腹胀痛 2 天,未见缓解,遂于门诊就诊。现症:小便不通,小腹胀痛,伴有胸闷,平素急躁易怒,纳少,眠差。查体:神志清楚,面色少华,舌质暗紫,苔薄白,脉弦。诊断:产后尿闭(气滞)。治疗:先取中极、气海,针刺得气后用捻转补法,后刺太冲、合谷,针用捻转泻法,继取中脘、天枢、足三里,针用捻转补法,再刺四神聪,针用捻转泻法。针刺 1 次后,小便即通,小腹仍有胀痛,继续针刺 3 次,症状消失。

十五、产后尿频

产后尿频,指产后小便次数增多,甚至日夜可达数十次的一种症状,亦称为"产后小便频"。本症多因产后耗伤气血,肺肾气虚,膀胱失约所致。本症多由里虚和外伤引起,里虚者多气虚、肺气虚、肾阴虚。气虚者,产后小便频数,小腹坠胀,胸闷气短,语声低弱,面色白,四肢乏力,舌淡少苔,脉细弱;;肺气虚者,产后小便频数,尿液清白,少气懒言,四肢无力,面色少华,舌淡苔薄白,脉细弱;肾阴虚者,小便频数,尿量不多,形体瘦弱,腰膝酸软,手足心热,午后潮热,两颧发红,舌尖红,脉细数。外伤者,多为产时损伤膀胱,小便淋沥不断,间或夹有血液,舌苔正常,脉缓。本症多见于膀胱炎等多种疾病中。

【同功穴配伍】

1. **主症选主穴** 中极、膀胱俞、次髎。

2. **辨证选配穴** ①气虚加气海、脾俞、足三里;②肺气虚加肺俞、太渊;③产伤疼痛加血海、太冲、三阴交;④肾阴虚加太溪、肾俞。

3. **随症加减穴** ①便秘加支沟、天枢;②神疲乏力加足三里、中脘;③眠差加四神聪、神门。

方解释义:膀胱俞、中极为俞募配穴,次髎系临近腧穴,均可作用于膀胱,恢复膀胱蓄积制约尿液之功能。气海补益一身之气,脾俞、足三里健脾胃补中气;肺俞、太渊补益肺气;血海、太冲、三阴交,为脾经和肝经腧穴,脾经和肝经均循经小腹部,可作用于膀胱,具有活络消滞止痛等作用;太溪、肾俞滋补肾阴。天枢、支沟润肠通便;足三里、中脘益气健脾;四神聪、神门镇静安神。

【针灸技法】

中极直刺 1~1.5 寸,膀胱俞直刺 0.5~1 寸,次髎直刺 0.8~1 寸,行捻转泻法。

①气虚:气海直刺 1~1.5 寸,脾俞沿脊柱方向斜刺 0.5~0.8 寸,行捻转补法,足三里直刺 1~2 寸,行提插捻转补法;②肺气虚:肺俞沿脊柱方向斜刺 0.5~0.8 寸,太渊直刺 0.3~0.5 寸,避开桡动脉,行捻转补法;③产伤疼痛:血海、三阴交直刺 1~1.5 寸,太冲直刺 0.5~0.8 寸,行捻转泻法;④肾阴虚:太溪直刺 0.5~1 寸,肾俞沿脊柱方向斜刺 0.5~0.8 寸,行捻转补法。

①便秘:支沟直刺 0.5~1 寸,平补平泻,天枢直刺 1~1.5 寸,行捻转补法;②神疲乏力:足三里直刺 1~2 寸,行提插补法,中脘直刺 1~1.5 寸,行捻转补法;③眠差:四神聪逆督脉方向平刺 0.3~0.5 寸,行捻转泻法,神门直刺 0.3~0.5 寸,行捻转补法。

【验案举例】

田某,女,28 岁,2017 年 5 月 18 日就诊。主诉:尿频半个月。患者于半个月前产下一女婴,随后出现尿频,未予重视,此后逐渐加重,每天达 30 余次。现症:尿频,声低气短,伴有乏力,头晕,偶有心悸,纳少,寐差。查体:神清语明,面色少华,舌质淡,苔薄白,脉细。诊断:产后尿频(气虚)。治疗:先取中极、三阴交,针用捻转补法,再取中脘、足三里,针用捻转补法,继取次髎、脾俞、胃俞,次髎用平补平泻,脾俞、胃俞针用捻转补法,再取四神聪,针用捻转泻法。针刺每日 1 次,10 次为 1 个疗程。针刺 4 次后,小便次数大减,乏力气短明显改善,继续针刺 3 次后,小便恢复正常。

十六、产后缺乳

产后缺乳,指妇人产后乳汁甚少,不能满足婴儿需要的一种症状。气血不足者,产后乳汁甚少,乳房无胀痛感,兼见面色萎黄,皮肤干燥,食少便溏,畏寒神疲,头晕耳鸣,心悸气短,腰腿酸软,舌淡少苔,脉虚细;产后情志抑郁,气机不畅,肝郁气滞者,产后乳汁不行或乳少,乳房胀满疼痛,兼见精神抑郁,胸胁不舒,胃脘胀满,食少痞闷,舌质淡红,苔薄黄,脉沉弦;气滞日久或外伤致乳络不通,乳汁运行受阻,血瘀阻络者,产后乳汁不行或全无,乳房硬痛而拒按,胸闷嗳气,兼少腹胀,恶露量少,色暗有块,面色略带青紫,舌质暗,脉沉涩。

【同功穴配伍】

1. 主症选主穴 乳根、膻中、少泽。

2. 辨证选配穴 ①气血不足加足三里、脾俞、胃俞;②肝郁气滞加太冲;③血瘀加膈俞、血海。

3. 随症加减穴 ①胸胁胀满加期门;②食欲不佳加中脘、足三里;③月经过多加三阴交。

方解释义:乳根可调理阳明气血,疏通乳络;膻中为气会穴,可调气通络;少泽为通乳的经验效穴。足三里、脾俞、胃俞调理脾胃、补益气血;太冲为肝经原穴,疏肝解郁;膈俞、血海活血散瘀止痛。期门疏泄肝经经气、通络止痛;中脘、足三里健脾开胃;三阴交理气调血。

【针灸技法】

乳根平刺0.5~0.8寸,膻中向下平刺0.3~0.5寸,少泽浅刺0.1~0.2寸,或点刺出血,诸穴针用平补平泻。

①气血不足:足三里直刺1~2寸,行提插捻转补法,脾俞、胃俞沿脊柱方向斜刺0.5~0.8寸,行捻转补法;②肝郁气滞:太冲直刺0.5~0.8寸,行捻转泻法;③血瘀:膈俞沿脊柱方向斜刺0.5~0.8寸,血海直刺1~1.5寸,行捻转泻法。

①胸胁胀满:期门平刺0.5~0.8寸,行捻转泻法;②食欲不佳:中脘直刺1~1.5寸,行捻转补法,足三里直刺1~2寸,行提插捻转补法;③月经过多:三阴交针刺1~1.5寸,虚补实泻。

以上腧穴每次留针30分钟,每日1次,一般5~10次可愈。

【验案举例】

方某,女,31岁,2018年7月12日就诊。主诉:乳汁减少2周。患者于4个月前自然分娩1男婴,婴儿母乳喂养,2周前与人争吵后出现胸闷,乳汁减少,休息后未见缓解,遂于针灸科就诊。现症:乳汁减少,时有乳房胀痛、胸闷,纳可,眠差,二便调。查体:神清语明,面色少华,舌质暗红,苔薄白,脉弦。诊断:产后缺乳(肝郁气滞)。治疗:针刺取乳根、膻中,针刺得气后用捻转泻法,再取少泽、太冲,针用捻转泻法,继取四神聪、神门、内关,四神聪用捻转泻法,神门用捻转补法,内关平补平泻。针刺每日 1 次,每次留针 30 分钟。针刺治疗 4 次后,复诊乳汁明显增加,接近正常水平,乳房胀痛感消失,睡眠改善,继续针刺 3 次后,症状消失。

十七、不孕

既往有或无妊娠史育龄期女性有规律性生活,未避孕 1 年以上未孕的症状,称为不孕症。辨证可分为肾虚、气血不足、阴虚血热、肝郁气滞、痰湿郁阻、血瘀湿热等证型。肾虚者,月经量少,血色暗淡,经期后延或闭经,小腹冷,性欲淡漠,腰酸腿软,或小便清长,舌淡,苔白润,脉沉迟;气血不足者,月经量少,色淡,经期多后延,面色萎黄,头晕目眩,形体瘦弱,乏力,舌质淡,苔薄白,脉沉细;阴虚血热者,月经先期,量多色红,面赤唇红,头晕耳鸣,失眠,口干咽燥,舌红,苔薄黄,脉数;肝郁气滞者,经期先后无定,量多少不一,多伴有经前乳房胀痛,急躁易怒,舌质正常或暗红,苔白或微腻,脉弦细;痰湿郁阻者,多形体肥胖,肢体多毛,经闭不行,或月经不调,白带多,头眩心悸,面肢浮肿,胸闷纳少,苔白腻,脉濡滑;血瘀湿热者,少腹疼痛,临经更甚,或有低热,月经周期失调,或经血淋漓不断,夹有血块,经色紫暗,目眶暗黑,舌质红,苔薄黄,脉沉弦或滑数。

【同功穴配伍】

1. 主症选主穴　关元、肾俞、阴交。

2. 辨证选配穴　①肾虚加太溪、三阴交;②气血不足加足三里;③阴虚血热加太溪、血海;④肝郁气滞加太冲;⑤痰湿郁阻加丰隆;⑥血瘀湿热加中极、阴陵泉。

3. 随症加减穴　①腹胀加天枢;②脾胃虚弱加脾俞、足三里。

方解释义:关元为任脉穴,位居小腹,为元气之根,配肾俞,温补元阳,以暖胞宫;阴交为任脉和冲脉的交会穴,可温养冲任,以暖宫散寒。三阴交可补三阴,调气血,益胞脉,太溪补肾暖胞宫;足三里补益气血;太溪、血海滋阴清热;太冲疏肝解郁;丰隆祛痰;中极活血化瘀,阴陵泉清热祛湿。天枢调理脾胃之气,助运消食除胀;脾俞、足三里强脾健胃。

【针灸技法】

关元直刺 1~1.5 寸,肾俞、阴交直刺 0.5~1 寸,行捻转补法,可灸。

①肾虚:太溪直刺 0.5~1 寸,三阴交直刺 1~1.5 寸,行捻转补法;②气血不

足：足三里直刺 1~2 寸，行提插捻转补法；③阴虚血热：太溪直刺 0.5~1 寸，行捻转补法，血海直刺 1~1.5 寸，行捻转泻法；④肝郁气滞：太冲直刺 0.5~0.8 寸，行捻转泻法；⑤痰湿郁阻：丰隆直刺 1~1.5 寸，行捻转泻法；⑥血瘀湿热：中极、阴陵泉直刺 1~1.5 寸，行捻转泻法。

①腹胀：天枢直刺 1~1.5 寸，行捻转补法；②脾胃虚弱：脾俞向脊柱方向斜刺 0.5~0.8 寸，行捻转补法，足三里直刺 1~2 寸，行提插捻转补法。

以上腧穴每次留针 30 分钟，每日 1 次，一般 2~3 个月可愈。

【验案举例】

王某，女，31 岁，2019 年 4 月 6 日就诊。主诉：结婚 2 年未孕。患者自述于 2 年前结婚，性生活正常，未避孕而至今未孕，为求中医治疗就诊。现症：神疲乏力，腰膝酸软，健忘，纳少，眠可，小便清长。查体：神清语明，面色少华，舌质淡，苔薄白，脉沉。诊断：不孕（肾虚）。治疗：先取关元、肾俞、阴交，针刺得气后用捻转补法，再取太溪、三阴交，针用捻转补法，继取中脘、足三里，针用捻转补法。针刺每日 1 次，10 次为 1 个疗程，疗程之间间隔 2~3 天。针刺治疗 2 个疗程后，患者腰膝酸软明显改善，偶有乏力，继续针刺 1 个月后，患者腰酸乏力症状消失，又 2 个月后，患者停经 37 天，自行早孕试纸检测显示阳性，后分娩一健康男婴。

第七章 儿科病症

一、小儿急惊

小儿惊风是指小儿抽搐的一种症状,常伴有昏迷。本症多由外感风寒,内伤食滞,生痰化热,热急生风所致。外感者,表现为惊厥抽搐,身热无汗,头痛咳嗽,流涕咽红,烦躁不安,舌苔薄白,脉浮数。暑热者,表现为昏迷抽搐,壮热头痛,口渴自汗,呕吐项强,舌红绛,苔薄黄腻,脉弦数。痰热者,表现为突然惊厥,身热面赤,烦躁口渴,气粗痰鸣,牙关紧急,二便秘涩,舌质红,苔黄而厚,脉弦滑数。食滞者,表现为面青惊厥,纳呆呕吐,腹胀作痛,便闭或便下酸臭,面黄神呆,或喉间痰鸣,舌苔垢厚而黄,脉滑大而数。惊恐者,表现为不发热或发低热,面青手足不温,时时惊惕,睡眠不安,醒时惊啼,手足抽搐,舌苔薄白,指纹青。

【同功穴配伍】

1. 主症选主穴　太冲、合谷、劳宫。

2. 辨证选配穴　①外感加外关、曲池;②暑热加水沟、印堂;③痰热加阳陵泉、丰隆;④食滞加中脘、足三里;⑤惊恐加百会、神门。

3. 随症加减穴　①抽搐不止加行间、阳陵泉;②高热不退加大椎、合谷;③昏厥加涌泉。

方解释义:太冲为足厥阴肝经之原穴,可抑木息风,配合谷为四关穴,开四关可以疏通气血;取劳宫以清泄心包之火。诸穴配合,以达清热、泻火、息风之目的。外关、曲池疏散阳明之热,以发挥清散之效;水沟、印堂苏醒神志、清脑开窍,泄阳经郁火以解暑热;筋会阳陵泉,配祛痰要穴丰隆,能达到祛痰解热的目的;中脘、足三里健脾消食,补虚止痉;百会、神门镇静安神,祛风止痉。行间、阳陵泉以柔筋止痉;大椎、合谷以清热解表;涌泉以开窍醒神。

【针灸技法】

太冲直刺 0.5~0.8 寸,合谷直刺 0.5~1 寸,劳宫直刺 0.3~0.5 寸,行捻转泻法。

①外感：外关直刺 0.5~1 寸，曲池直刺 1~1.5 寸，行捻转泻法；②暑热：水沟向上斜刺 0.3~0.5 寸，行强刺激，印堂行提捏进针法，从上向下平刺 0.3~0.5 寸，行捻转泻法；③痰热：阳陵泉直刺 1~1.5 寸，丰隆直刺 1~2 寸，行提插捻转泻法；④食滞：中脘直刺 1~1.5 寸，行捻转补法，足三里直刺 1~2 寸，行提插捻转补法；⑤惊恐：百会向后平刺 0.3~0.5 寸，行捻转泻法，神门直刺 0.2~0.3 寸，行捻转补法。

①抽搐不止：行间直刺 0.5~0.8 寸，行捻转泻法，阳陵泉直刺 1~1.5 寸，平补平泻；②高热不退：大椎用三棱针点刺出血，配合拔罐，合谷直刺 0.5~1 寸，行捻转泻法；③昏厥：涌泉直刺 0.5~1 寸，行强刺激。

以上腧穴每次留针 30 分钟，每日 1 次，一般 5~10 次可愈。

【验案举例】

张某，男，4 岁，2017 年 3 月 23 日就诊。主诉：发热 2 天，抽搐 1 次。患儿 2 天前出现怕冷，随后出现发热，伴有咳嗽、咳痰，于今天早上抽搐 1 次，查体温 39.2℃，服布洛芬等后体温未降。现症：发热，咳嗽，头痛，流涕，烦躁不安。查体：神志昏迷，面色红，舌质红，苔薄白，脉浮数。诊断：急惊风（外感）。治疗：先取太冲、合谷、劳宫，针刺得气后用捻转泻法，再取外关、曲池，针用捻转泻法，继取迎香，针用平补平泻。针刺每日 1 次，不留针。针刺 1 次后，体温下降，神志清晰，继续针刺 2 次后痊愈。

二、小儿慢惊

小儿慢惊，又称"慢惊风"，是以抽搐无力、抽动缓慢或小抽动为表现的症状。本症多发于大吐大泻或热病之后，脾胃虚损，土虚木旺，肝失所养，虚风内动而致。病变部位主要在脾、肾、肝三脏。辨证可分为肝肾阴虚、脾胃阳虚及脾肾阳虚证。肝肾阴虚者，抽搐无力，时抽时止，身有低热，形体消瘦，面色潮红，或虚烦不眠，手足心热，舌红少苔，唇干舌燥，脉弦细数；脾胃阳虚者，时作抽搐，或目睛上视，嗜睡露睛，或昏睡不醒，面色萎黄，四肢不温，大便溏薄，舌淡苔白，脉象沉弱；脾肾阳虚者，手足蠕动，精神萎弱，昏睡不醒，面色晦黄，囟陷冷汗，四肢厥冷，大便清稀，呼吸微弱，舌淡苔白，脉沉微弱。

【同功穴配伍】

1. **主症选主穴** 气海、中脘、足三里。

2. **辨证选配穴** ①肝肾阴虚加肝俞、肾俞、太溪；②脾胃阳虚加脾俞、胃俞、命门；③脾肾阳虚加命门、关元。

3. 随症加减穴   ①泄泻加天枢、下巨虚；②高热加大椎、曲池；③失眠加四神聪、神门、三阴交。

方解释义：气海位居丹田，为一身元气之所在，灸之可补益元气；中脘为腑之会穴，可调理后天，补中益气；足三里为胃经之下合穴，"肚腹三里留"，与中脘相配，可培补后天之本。肝俞、肾俞、太溪可补益肝肾；脾俞、胃俞、命门补脾健胃；命门、关元以补肾健脾。天枢、下巨虚健脾止泻；大椎、曲池清热解表；四神聪、神门、三阴交镇静安神。

【针灸技法】

气海、中脘直刺 1~1.5 寸，足三里直刺 1~2 寸，行捻转补法。

①肝肾阴虚：肝俞沿脊柱方向斜刺 0.5~0.8 寸，肾俞、太溪直刺 0.5~1 寸，行捻转补法；②脾胃阳虚：脾俞、胃俞沿脊柱方向斜刺 0.5~0.8 寸，命门直刺 0.5~1 寸，行捻转补法，亦可用灸法；③脾肾阳虚：命门直刺 0.5~1 寸，关元直刺 1~1.5 寸，行捻转补法。

①泄泻：天枢直刺 1~1.5 寸，行捻转补法，下巨虚直刺 1~1.5 寸，行提插捻转补法；②高热：大椎直刺 0.5~1 寸，行捻转泻法，或用三棱针点刺放血，配合拔罐，曲池直刺 1~1.5 寸，行捻转泻法；③失眠：四神聪逆督脉方向平刺 0.3~0.5 寸，行捻转泻法，神门直刺 0.2~0.3 寸，行捻转补法，三阴交直刺 1~1.5 寸，行提插捻转补法。

以上腧穴每次留针 30 分钟，每日 1 次，一般 5~10 次可愈。

【验案举例】

方某，男，5 岁，于 2017 年 6 月 20 日就诊。主诉：发热 3 天，时有抽搐。患儿于 3 天前无明显诱因出现低热，后时有抽搐。现症：低热，时有抽搐，嗜睡露睛，四肢不温，纳少，腹胀，大便溏。查体：神志昏迷，面色萎黄，舌质淡，苔薄白，脉弱。诊断：小儿慢惊（脾胃阳虚）。治疗：先取印堂，针用平补平泻，再取气海、中脘、足三里，针刺得气后用捻转补法，再取上巨虚、天枢，针用捻转补法，继取脾俞、胃俞，针用捻转补法，针刺每日 1 次。针刺 5 次后，症状好转，抽搐次数明显减少，泄泻止，患儿体重增加，继续针刺 5 次后，症状消失。

三、小儿夜啼

小儿夜啼是指小儿入夜啼哭不安，或每夜定时啼哭，甚则通宵达旦，但白天如常的一种症状。辨证可分为脾经虚寒、心经积热、受惊胆怯及饮食积滞等证型。脾经虚寒者,夜间啼哭不歇,啼而无泪,哭声时高时低,声长不扬,喜伏卧,面青,手腹俱冷,食少便溏,唇舌淡白,脉象沉细,指纹淡红沉滞。心经积热者,夜间啼哭,哭声有力,喜仰卧,烦躁,小便短赤,大便秘结,面赤唇红,舌尖红,苔薄,脉数有力,指纹色紫。受惊胆怯者,夜间啼哭,多泪,睡中惊惕易醒,唇与面色乍青乍白,脉象夜间可现弦急而数,指纹青紫。饮食积滞者,哭声嘹亮,时哭时止,腹痛拒按,呕吐乳片,不欲吮乳,大便或秘,或泻下酸臭不化之乳食,舌质淡红,苔白厚,指纹紫滞。

【同功穴配伍】

1. **主症选主穴**　百会、印堂、神门。

2. **辨证选配穴**　①脾经虚寒加关元、脾俞;②心经积热加少府、通里;③受惊胆怯加内关、阳陵泉;④饮食积滞加中脘、天枢。

3. **随症加减穴**　①食欲不佳加中脘、脾俞;②泄泻加天枢、上巨虚;③口舌生疮加劳宫、中冲。

方解释义:百会、印堂镇静安神,醒神益智,神门为心之原穴。关元、脾俞补脾益气,温里散寒;少府、通里清心除烦,泻热镇静;内关、阳陵泉疏肝理气、镇静安神;中脘、天枢健脾导滞,清热除烦。中脘、脾俞健脾开胃;天枢、上巨虚调腹止泻;劳宫、中冲清心泻火。

【针灸技法】

百会逆督脉方向平刺 0.3~0.5 寸,印堂提捏进针,从上向下平刺 0.3~0.5 寸,神门直刺 0.3~0.5 寸。

①脾经虚寒:关元直刺 1~1.5 寸,可灸;脾俞沿脊柱方向斜刺 0.5~0.8 寸,行捻转补法;②心经积热:少府、通里直刺 0.3~0.5 寸,行捻转泻法;③受惊胆怯:内关直刺 0.5~1 寸,阳陵泉直刺 1~1.5 寸,行捻转补法;④饮食积滞:中脘、天枢直刺 1~1.5 寸,行捻转补法。

①食欲不佳:中脘、脾俞同前;②泄泻:天枢、上巨虚直刺 1~1.5 寸,行捻转补法;③口舌生疮:劳宫直刺 0.3~0.5 寸,中冲浅刺 0.1~0.2 寸,或点刺出血。

以上腧穴每次留针 30 分钟,每日 1 次,一般 5~10 次可愈。

【验案举例】

刘某,女,3 岁 6 个月,2017 年 4 月 17 日就诊。主诉:夜间啼哭 2 个月。患儿夜间啼哭,时哭时止,腹痛拒按,时有呕吐不消化食物,大便干。查体:神志清楚,面色红润,舌质淡红,苔白腻,指纹紫滞。诊断:小儿夜啼(饮食积滞)。

治疗：先取百会、印堂，针刺得气后平补平泻，再针神门、内关，神门针用捻转补法，内关平补平泻，再针中脘、天枢、足三里，针刺得气后用捻转补法。针刺每日1次，10次为1个疗程。针刺治疗5次后，夜寐好转，啼哭减轻，继续针刺5次后，患儿已无夜间啼哭，症状消失。

四、小儿口疮

小儿口疮，指反复发作的口腔黏膜局部（唇、龈、舌、颊、上腭等）出现淡黄色或白色小溃疡的一种症状。本症可单独发生，也可见于其他疾病中。小儿口疮多由心脾积热、虚火上浮所致。心脾积热者，溃疡周围鲜红，疼痛较甚，饮食困难，口臭流涎，甚或发热，心烦不安，口渴欲饮，小便短赤，大便干结，舌红，苔黄，脉滑数；虚火上浮者，溃疡较少，周围淡红或淡白，疼痛较轻，兼见神疲，颧红，口干不渴，舌淡红，苔少，脉细数。本症可见于疱疹性口炎、溃疡性口炎、复发性口腔溃疡等病。

【同功穴配伍】

1. 主症选主穴　劳宫、涌泉、膈俞。

2. 辨证选配穴　①心脾积热加三阴交、神门；②虚火上浮加太溪、复溜。

3. 随症加减穴　①心烦加神门、内关；②口渴加承浆；③失眠加神门、三阴交、百会。

方解释义：劳宫为治疗口疮之经验穴，可泄心经之积热，涌泉为肾经井穴，尤适于清泻心脾之积热，涌泉敷贴亦为治疗本症经验疗法，膈俞为血会，可泄热凉血，除疮止痛。三阴交、神门合用，可清心除烦、泻热导滞；太溪、复溜可滋阴补肾，降火解热。神门、内关以宁心；承浆生津止渴；神门、三阴交、百会以镇静安神。

【针灸技法】

劳宫直刺0.3~0.5寸，涌泉直刺0.5~1寸，膈俞沿脊柱方向斜刺0.5~0.8寸，行捻转泻法。

①心脾积热：三阴交直刺1~1.5寸，神门直刺0.3~0.5寸，行捻转泻法；②虚火上浮：太溪、复溜直刺0.5~1寸，行捻转补法。

①心烦：神门直刺0.3~0.5寸，内关直刺0.5~1寸，行捻转泻法；②口渴：承浆斜刺0.3~0.5寸，平补平泻；③失眠：百会逆督脉方向平刺0.3~0.5寸，行捻转泻法，三阴交直刺1~1.5寸，行捻转补法，神门直刺0.3~0.5寸，平补平泻。

以上腧穴每次留针 30 分钟,每日 1 次,一般 5~10 次可愈。

【验案举例】

孙某,男,9 岁,2017 年 4 月 24 日就诊。主诉:反复口腔溃疡 3 个月。患儿近 3 个月反复口腔溃疡,约半月复发 1 次,于当地医院治疗后,效果不明显,遂于门诊就诊。现症:口舌多处溃疡,疼痛,口苦口臭,心烦,小便短黄,大便干。查体:神清语明,面色红,舌质红,苔薄黄,脉弦数。诊断:小儿口疮(心脾积热)。治疗:先取劳宫、涌泉,针刺得气后平补平泻,再取神门、三阴交,针用捻转补法,继取膈俞、内关,针用捻转泻法,再取内庭、太冲,针刺得气后用捻转泻法。针刺每日 1 次,10 次为 1 个疗程。针刺 5 次后,溃疡疮面减少,口干口苦及心烦减轻,继续针刺 5 次后,口腔仅剩 1 处溃疡,继续针刺 3 次后,溃疡愈合,未见新生溃疡。

五、小儿流涎

小儿流涎辨证可分为脾胃积热和脾胃虚寒。脾胃积热者,患儿终日涎水流淌,质黏稠,进食时则更多,颐间红赤或口舌生疮,口臭唇红,小便短赤,大便干结或臭秽,口渴多饮,烦躁不宁,舌红苔黄,脉滑数,指纹紫滞;脾胃虚寒者,口水清澈,色白不稠,时多时少,断断续续,面黄神倦,形体消瘦,四肢欠温,食欲不振,小便清长,大便不实,唇舌色淡,苔白,脉沉弱无力或迟,指纹淡红,或隐而不显。

【同功穴配伍】

1. **主症选主穴**　地仓、足三里、合谷。

2. **辨证选配穴**　①脾胃积热加大都、脾俞;②脾胃虚寒加中脘、胃俞。

3. **随症加减穴**　①食欲不佳加脾俞、中脘;②腹冷痛加神阙、中脘;③口角皮肤破溃加承浆、夹承浆。

方解释义:地仓为局部取穴,为胃经腧穴,可以疏风扶正,调理局部气血,足三里为胃经合穴,健脾摄唾,合谷为治疗面口部疾患之要穴,有"面口合谷收"之意。大都、脾俞可健脾强胃,泻热导滞;中脘、胃俞温中和胃,健脾益气固摄。脾俞、中脘以醒脾开胃;神阙、中脘以温胃散寒;承浆、夹承浆以疏通局部气血。

【针灸技法】

地仓、足三里以平补平泻为主,合谷进针后,针尖向上,用补法运针,使针感上传,每隔 10 分钟重复行针 1 次,留针 20 分钟。

①脾胃积热：大都直刺 0.3~0.5 寸，脾俞沿脊柱方向斜刺 0.5~0.8 寸，行捻转泻法；②脾胃虚寒：中脘直刺 1~1.5 寸，胃俞沿脊柱方向斜刺 0.5~0.8 寸，行捻转补法，可灸。

①食欲不佳：脾俞沿脊柱方向斜刺 0.5~0.8 寸，中脘直刺 1~1.5 寸，行捻转补法；②腹冷痛：神阙穴施隔姜灸，中脘直刺 1~1.5 寸，行补法；③口角皮肤破溃：承浆斜刺 0.3~0.5 寸，夹承浆沿承浆穴方向斜刺 0.3~0.5 寸，可在皮肤破溃的外缘围刺。

以上腧穴每次留针 30 分钟，每日 1 次，一般 5~10 次可愈。

【验案举例】

刘某，男，8 岁，2017 年 6 月就诊。主诉：流涎 3 年。患者无明显诱因发现口角流涎，四季不停，经多地治疗效果甚微，改善不明显，现为求中医针灸治疗，遂于门诊就诊。现症：口角流涎，色白质稀，断断续续，形体消瘦，四肢欠温，食欲不振，眠可。查体：神志清楚，面色萎黄，舌质淡，苔薄白，脉沉迟。诊断：小儿流涎（脾胃虚寒）。治疗：先取地仓、合谷，地仓透刺颊车，针用平补平泻，合谷用平补平泻，再取中脘、足三里、三阴交，针刺得气后用捻转补法，继取脾俞、胃俞，用捻转补法。针刺每日 1 次，10 次为 1 个疗程。针刺 1 个疗程后，患儿流涎症状明显改善，继续针刺 1 个疗程，流涎症状基本消失，继续针刺 1 个疗程以巩固，后随访未见复发。

六、小儿痄腮

小儿痄腮是指小儿感受时邪疫毒，以腮部肿胀热痛为主要表现的一种症状。本症因外感时行温毒，更夹痰火积热，郁滞少阳，少阳经脉失于疏泄，以致耳下腮部肿大疼痛，并有恶寒、发热等症。肝与胆相为表里；肝脉络阴器，故本症常兼有睾丸肿痛。辨证可分为风热上犯和热毒炽盛证。起居不节，外感风热，风热上犯者，畏寒发热，头痛轻咳，耳下腮部酸痛，张口及咀嚼不便，继之一侧或两侧腮部肿胀疼痛，边缘不清，舌苔薄白微黄，脉象浮数；热毒炽盛者，恶寒高热，头痛，烦躁口渴，食欲不振，或伴呕吐，腮部漫肿，灼热疼痛，坚硬拒按，咽喉红肿，吞咽咀嚼不便，大便干结，小便短赤，舌质红，苔薄腻而黄，脉滑数。本症相当于今流行性腮腺炎。

【同功穴配伍】

1. 主症选主穴　角孙、风池、颊车。

2. **辨证选配穴**　①风热上犯加合谷、风门；②热毒炽盛加商阳、曲池。

3. **随症加减穴**　①发热加外关、曲池；②睾丸肿痛加太冲、阳陵泉；③头痛加太阳。

方解释义：风池、角孙能清泄风热，宣散局部气血壅滞；颊车能疏通阳明经气血以疏散邪热。合谷、风门能清热解表；商阳、曲池清热解毒。外关、曲池祛风散邪；太冲、阳陵泉清肝胆之湿热；太阳以疏风止痛。

【针灸技法】

角孙用灯心草灸法；风池向鼻尖方向斜刺 0.8~1.2 寸，颊车直刺 0.3~0.5 寸，均行捻转泻法。

①风热上犯：合谷直刺 0.5~1 寸，风门斜刺 0.5~0.8 寸，行捻转泻法；②热毒炽盛：商阳点刺出血，曲池直刺 1~1.5 寸，行捻转泻法。

①发热：外关直刺 0.5~1 寸，曲池直刺 1~1.5 寸，行捻转泻法；②睾丸肿痛：太冲直刺 0.5~0.8 寸，阳陵泉直刺 1~1.5 寸，行捻转泻法；③头痛：太阳直刺 0.3~0.5 寸。

以上腧穴每次留针 30 分钟，每日 1 次，一般 5~10 次可愈。

【验案举例】

王某，6 岁，男，2018 年 8 月就诊。主诉：右腮部肿胀 2 天。患儿于 2 天前出现恶寒发热，鼻塞流涕，随即出现右侧腮部肿胀，于当地医院诊断为"腮腺炎"，经治疗鼻塞流涕有所减轻，腮部肿胀未见缓解，遂于门诊就诊。现症：右侧腮部肿胀疼痛，畏寒，发热，张口及咀嚼不便，纳少，眠可。查体：神清语明，面色少华，舌质淡红，苔薄黄，脉浮数。诊断：小儿痄腮（风热上犯）。治疗：先取角孙、风池、颊车，角孙、风池针刺得气后用捻转泻法，颊车透刺地仓，针用平补平泻，再针合谷、风门，针用捻转泻法，继取迎香，针用平补平泻。针刺每日 1 次，每次留针 30 分钟。针刺治疗 3 次后，右侧腮部肿胀大减，鼻塞流涕明显减轻，继续针刺 2 次后痊愈。

七、小儿痴呆

小儿痴呆是指小儿痴愚、呆傻，智慧不聪的一种症状。轻者患儿智力低下，反应迟钝呆滞；重者智力缺陷，生活不能自理。中医辨证分为肝肾亏虚、心血亏虚、髓亏、瘀阻脑络及痰蒙清窍证。肝肾亏虚者，患儿智力低下，筋骨痿软，发育迟缓，以动作发育迟延为主，面色无华，目无神采，囟门宽大，或容貌痴愚,张口伸舌,口角流涎,舌质淡红,苔薄,脉细;心血亏虚者,智力迟缓,神情呆钝,语言不清,言语延迟,发稀面白,唇甲色淡,舌质淡,苔少,脉缓弱;髓亏者,智力缺陷,动作无主,言语无序,难解人意,生活不能自理,甚或饥饱不知,二便自遗,面色晦暗,肢软无力,舌质淡,苔少,脉沉细;瘀阻脑络者,多有产伤、难产史或颅脑外伤史,神情麻木,反应迟钝,肌肉痿软,关节僵硬,蹲坐困难,或动作迟延,或癫痫时作,舌质晦暗,脉涩;痰蒙清窍者,多见于脑炎、脑膜炎或中毒后遗症,病前智力正常,病后智能低下,失聪失语,反应迟钝,肢体强直,吞咽困难,喉间痰鸣,或癫痫时发,舌苔白腻,脉滑。本症可见于小儿脑性瘫痪、精神发育迟滞、智力低下等多种疾病中。

【同功穴配伍】

1. **主症选主穴** 四神聪、哑门、肾俞。

2. **辨证选配穴** ①肝肾亏虚加期门;②心血亏虚加心俞、内关;③髓亏加绝骨、大杼;④瘀阻脑络加膈俞、风池;⑤痰蒙清窍加丰隆、百会。

3. **随症加减穴** ①体质瘦弱加足三里、脾俞;②发育迟缓加太溪、绝骨;③食欲不佳加中脘、足三里。

方解释义:四神聪通络益智,疏通头部之气血,哑门开窍醒神,通利机关,肾俞补先天,诸穴合用,可健脑益神,理气活血,促进智力发育。期门、肾俞补益肝肾、补益先天之本;心俞、内关宽胸理气,生血补心;绝骨、大杼填精益髓,壮骨通脉;膈俞、风池活血通络,健脑益智;丰隆、百会祛痰醒神,益智健脑。

【针灸技法】

四神聪向百会方向透刺,刺入5分,哑门向下颌方向缓慢刺入0.5~1寸,行针时不宜大幅度捻转、提插,肾俞直刺,针用补法。

①肝肾亏虚:期门平刺0.3~0.5寸,行捻转补法;②心血亏虚:心俞沿脊柱方向斜刺0.5~0.8寸,内关直刺0.5~1寸,行捻转补法;③髓亏:绝骨直刺0.3~0.5寸,针感酸麻传至外踝,大杼向脊柱方向斜刺0.5~0.8寸;④瘀阻脑络:膈俞沿脊柱方向斜刺0.5~0.8寸,行捻转泻法,风池沿鼻尖方向斜刺0.8~1.2寸;⑤痰蒙清窍:丰隆直刺1~2寸,行提插捻转泻法,百会平刺0.3~0.5寸,平补平泻。

①体质瘦弱:足三里直刺1~2寸,行提插捻转补法,脾俞沿脊柱方向斜刺,行捻转补法;②发育迟缓:太溪直刺0.5~1寸,绝骨直刺0.3~0.5寸,行捻转补法;③食欲不佳:中脘直刺1~1.5寸,足三里直刺1~2寸,行捻转补法。

以上腧穴每次留针30分钟,每日1次,一般2~3个月可愈。

【验案举例】

姜某,男,2岁7个月,2018年6月21日就诊。主诉:精神呆滞10个月。其母发现男孩1岁多之后较为呆滞,不喜坐、跑,发育较同龄人迟缓。现症:神情呆滞,发育及言语迟缓,不能说话,纳少,形体消瘦,眠可。查体:神情呆滞,面色少华,舌质淡红,苔薄白,脉细。诊断:小儿痴呆(肝肾亏虚)。治疗:先取四神聪、哑门,针用捻转补法,再取内关、中脘、足三里,针用捻转补法,继取肾俞、脾俞、胃俞、肝俞,针刺得气后用捻转补法。针刺每日1次,针刺不留针,10次为1个疗程,疗程之间间隔3~5天。针刺2个疗程后,患儿较之前活泼,体重增加,继续针刺4个疗程,患儿已学会说话,神情更加丰富,又针刺3个疗程后,患儿恢复正常。

八、小儿厌食

小儿厌食是指小儿较长时期食量减少,食欲下降或挑食偏食,甚则拒食不进的一种常见症状。辨证可分为脾运失健、脾胃气虚及胃阴亏虚证。脾运失健者,不思进食,食不知味,拒进饮食,形体偏瘦,常伴嗳气,泛恶,胸闷脘痞,大便不畅,苔薄白或薄腻,脉尚有力;脾胃气虚者,不思进食,拒食,精神不振,面色少华,食少便溏或大便夹有不消化残渣,容易出汗,易患外感,舌淡,体胖嫩,苔薄白,脉无力;胃阴亏虚者,口干多饮而不喜进食,面色萎黄,皮肤干燥,缺乏润泽,大便偏干,小便黄短,舌偏红少津,苔少或花剥。

【同功穴配伍】

1. **主症选主穴** 中脘、足三里、四缝。

2. **辨证选配穴** ①脾运失健加丰隆、阴陵泉;②脾胃气虚加气海、关元;③胃阴亏虚加胃俞、三阴交。

3. **随症加减穴** ①腹泻加天枢、上巨虚;②恶心呕吐加内关、公孙;③腹胀加天枢。

方解释义:中脘为胃经之募穴、足三里为胃经之下合穴,两穴相配属于"合募配穴法",治疗腑病,可以消积、化滞、和胃,直达病所,为治疗小儿厌食之主穴;四缝善于健脾胃、消积滞。丰隆、阴陵泉可以健脾和胃,健脾祛痰化浊,令食欲得复;气海、关元大补元气,建中和胃;胃俞可健脾胃,补中气,补益胃阴,三阴交可补益肝脾肾三经之阴,两穴相配可滋阴降火。天枢、上巨虚健脾止泻;内关、公孙降逆止呕;天枢疏通腹部经络气血,通腹除胀。

【针灸技法】

中脘针刺 1~1.5 寸,足三里直刺 1~2 寸,行捻转补法;四缝穴用三棱针点刺,挤出黄白色黏液。

①脾运失健:丰隆直刺 1~2 寸,行捻转泻法,阴陵泉直刺 1~1.5 寸,行捻转补法;②脾胃气虚:气海、关元直刺 1~1.5 寸,行捻转补法,可用灸法;③胃阴亏虚:胃俞沿脊柱方向斜刺 0.5~0.8 寸,三阴交直刺 1~1.5 寸,行捻转补法。

①腹泻:天枢、上巨虚直刺 1~1.5 寸,行捻转补法;②恶心呕吐:内关、公孙直刺 0.5~1 寸,平补平泻;③腹胀:天枢直刺 1~1.5 寸,行捻转泻法。

以上腧穴每次留针 30 分钟,每日 1 次,一般 5~10 次可愈。

【验案举例】

朱某,男,5 岁 6 个月,2018 年 4 月 25 日就诊。主诉:食欲不振 3 个月。患儿于 3 个月前贪食蛋糕,家长未予节制,后出现食欲不振,于当地医院治疗,未见好转,为求中医治疗,遂于门诊就诊。现症:不欲饮食,腹胀满,伴有嗳气,眠可,大便干。查体:神志清楚,面色萎黄,舌质淡,苔薄白,脉缓。诊断:小儿厌食(脾运失健)。治疗:先取中脘、天枢,针刺得气后用捻转补法,后取三阴交、足三里,针用捻转补法,继取脾俞、胃俞,针刺得气后用捻转补法。针刺每日 1 次,10 次为 1 个疗程。针刺治疗 2 次后,患儿胃口大开,继续针刺 3 次后,饮食恢复正常。

九、小儿积滞

小儿积滞是指小儿内伤饮食,食停中焦,积而不化,气滞不行,以脘腹部胀满疼痛、嗳腐吞酸及大便不调为主要表现的症状。辨证可分为乳食不节、过食生冷及脾胃虚弱证。乳食不节,伤乳积滞者,呕吐乳片,口中有乳酸味,不欲吮乳,腹部胀满;乳食不节,伤食积滞者,呕吐食物,腹痛拒按,不思饮食,夜卧不安,手足心热,或大便秘结,舌苔厚腻,脉滑数,指纹紫滞。过食生冷者,呕吐食物,嗳腐吞酸,不思饮食,四肢逆冷,脘胀腹痛,痛则欲泻,泻后痛止,便稀似水,腥臭异常,舌苔白腻,脉象沉迟,指纹红滞。脾胃虚弱者,面色萎黄,恶心呕吐,体倦无力,食则胀饱,腹满喜按,大便不化,舌苔白腻,脉象沉滑,指纹青淡。本症相当于西医学功能性消化不良。

【同功穴配伍】

1. 主症选主穴 中脘、足三里、四缝。

2. 辨证选配穴 ①乳食不节加天枢、公孙；②过食生冷加建里、神阙；③脾胃虚弱加脾俞、胃俞。

3. 随症加减穴 ①烦躁不安加神门、三阴交；②发热加大椎、曲池；③呕吐加内关。

方解释义：中脘、足三里为"合募配穴法"，治疗胃腑疾病，两穴相配，可以行气导滞、健脾和胃，四缝为治疗小儿消化不良的经验效穴，善于健脾胃、消积滞。三穴合用，可以理脾胃，消积滞。天枢、公孙相配可以健脾和胃，导滞消积；建里、神阙可温中散寒，和胃消积；脾俞、胃俞健脾强胃。神门、三阴交镇静安神；大椎、曲池解表散热；内关降逆止呕。

【针灸技法】

中脘直刺 1~1.5 寸，足三里直刺 1~2 寸，行捻转补法；四缝用三棱针点刺，挤出少量淡黄色液体。

①乳食不节：天枢直刺 1~1.5 寸，公孙直刺 0.5~1 寸，行捻转补法；②过食生冷：建里、神阙宜用灸法，每次 10~15 壮；③脾胃虚弱：脾俞、胃俞沿脊柱方向斜刺，行捻转补法。

①烦躁不安：神门直刺 0.2~0.3 寸，三阴交直刺 1~1.5 寸，行捻转补法；②发热：大椎直刺 0.5~1 寸，或三棱针点刺出血，曲池直刺 1~1.5 寸，行捻转泻法；③呕吐：内关直刺 0.5~1 寸，平补平泻。

以上腧穴每次留针 30 分钟，每日 1 次，一般 5~10 次可愈。

【验案举例】

刘某，女，3 岁 5 个月，2019 年 4 月 26 日就诊。主诉：食欲不振 1 个月。其母代诉，患儿近 1 个月纳食较少，体重偏轻。现症：不欲饮食，伴有乏力，腹胀，喜温喜按，眠差。查体：神志清楚，面色萎黄，舌质淡，苔薄白，脉滑。诊断：小儿积滞（脾胃虚弱）。治疗：先取四缝，以三棱针点刺并挤出少许血液，再取中脘、足三里、三阴交，针用捻转补法，继取四神聪、神门，四神聪针用捻转泻法，神门用捻转补法。针刺每日 1 次，10 次为 1 个疗程。针刺治疗 1 次后，胃口好转，继针 5 次后，饮食恢复正常。

十、小儿遗尿

小儿遗尿多由先天禀赋不足，肾气不固，膀胱不能制约所致。辨证可分为肾气不固、肺脾气虚及肝经郁热证。肾气不固者，常睡梦中遗尿，尿液清长，熟睡不易唤醒,醒后方觉,神疲乏力,面色㿠白,肢凉怕冷,下肢乏力,腰腿疲软,记忆力减退或智力较差,舌质淡,苔少,脉沉细无力;肺脾气虚者,梦中遗尿,常常自汗,少气懒言,气短乏力,咳嗽屡作,面色少华萎黄,四肢乏力,食欲不振,大便溏薄,舌淡,苔薄白,脉沉细无力;肝经郁热者,梦中遗尿,量少色黄,气味腥臊,平时烦躁易怒,或夜间梦语,面红目赤,口渴欲饮,舌红,苔黄,脉弦数。

【同功穴配伍】

1. **主症选主穴**　关元、中极、三阴交。

2. **辨证选配穴**　①肾气不固加命门、肾俞、膀胱俞;②肺脾气虚加脾俞、列缺、肺俞;③肝经郁热加太冲、合谷、肝俞。

3. **随症加减穴**　①食欲不佳加足三里、中脘;②睡眠不佳加四神聪;③情绪急躁易怒加太冲、内关。

方解释义:关元为培补先天元气的要穴,中极为治疗小儿遗尿症的要穴,两者相配应用可以温补下元、固摄水液,有防止尿液自遗之功;三阴交固摄肾气,使肾和膀胱的功能正常。命门、肾俞、膀胱俞可温补肾阳、固涩小便;脾俞、列缺、肺俞可益气健脾;太冲、合谷、肝俞可清热疏肝。足三里、中脘醒脾开胃;四神聪镇静安神;太冲、内关疏肝解郁。

【针灸技法】

关元、中极、三阴交直刺 1~1.5 寸,行捻转补法。

①肾气不固:命门、肾俞、膀胱俞直刺 0.5~1 寸,行捻转补法;②肺脾气虚:脾俞、肺俞向脊柱方向斜刺 0.5~0.8 寸,列缺斜刺 0.3~0.5 寸,行捻转补法;③肝经郁热:太冲直刺 0.3~0.5 寸,合谷直刺 0.5~1 寸,肝俞沿脊柱方向斜刺 0.5~0.8 寸,行捻转泻法。

①食欲不佳:足三里、中脘直刺 0.5~1 寸,行捻转补法;②睡眠不佳:四神聪平刺 0.2~0.3 寸,行捻转泻法;③情绪急躁易怒:太冲直刺 0.3~0.5 寸,内关直刺 0.2~0.3 寸,行捻转泻法。

以上腧穴每次留针 30 分钟,每日 1 次,一般 5~10 次可愈。

【验案举例】

韩某,女,6 岁,2023 年 2 月 13 日就诊。主诉:夜间遗尿 1 年。患儿入睡后持续遗尿,尿液清长,眠可,饮食二便正常。查体:神清语明,发育迟缓,舌质淡红,舌苔薄白,脉沉细。诊断:小儿遗尿(肾气不固)。治疗:先取关元、中极、三阴交,针刺得气后用捻转补法,继针膀胱俞、肾俞、命门,针刺得气后用捻转补法,再针刺中脘、足三里、三阴交,得气后用捻转补法。针刺 10 次即 1 个疗程后,患儿遗尿症状减轻,继续针刺 2 个疗程,症状消失。

十一、小儿多动

小儿多动,是指小儿活动过多,躁动不安的一种症状。辨证可分为肾虚肝旺、痰火扰心及心脾气虚证。肾虚肝旺者,好动多语,面颊发红,冲动任性,难以自抑,神思涣散,注意力不能集中,动作笨拙不灵,指甲头发不荣,五心烦热或两颧发红,舌红,苔少或无苔,脉细数或弦细而数。痰火扰心者,表现为多动多语,烦急多怒,冲动任性难以制约,注意力不能集中,胸闷纳呆,痰多口苦,口渴,便干溺赤,苔黄腻,脉滑数。心脾气虚者,表现为神思涣散,注意力不能集中,神疲乏力,食纳不佳,形体消瘦,健忘失眠,多梦,语言迟钝,舌淡,苔少或苔薄白,脉虚弱。本症多见于轻微脑功能障碍综合征与注意缺陷多动障碍等。

【同功穴配伍】

1. **主症选主穴** 内关、太冲、三阴交。

2. **辨证选配穴** ①肾虚肝旺加太溪、行间;②痰火扰心加丰隆、太冲;③心脾气虚加气海、脾俞。

3. **随症加减穴** ①注意力不集中加本神、神门;②活动过多者配大椎、心俞;③情绪烦躁加膻中。

方解释义:内关为心包经之络穴,又为八脉交会穴之一,通于阴维,维络诸阴,心包络为心之臣使之官,代心受其损,心主血脉,又主神志,故内关具有宁心安神之效;太冲为足厥阴肝经之原穴,针用泻法,可平肝理气、镇惊安神;三阴交为足三阴经之交会穴,调理脾胃,补益肝肾,调整阴经之经气。内关、太冲相配调心志、疏肝气,三阴交调和阴阳,安神宁神,三穴共奏养心安神、镇静宁志之功效。太溪、行间滋阴补肾,疏肝理气;丰隆、太冲理气化痰,降火除烦;气海、脾俞补气养血,补脾养心。本神、神门宁心安神;大椎、心俞宁心制动;膻中疏肝理气解郁。

【针灸技法】

内关、太冲直刺 0.3~0.5 寸,平补平泻;三阴交直刺 0.5~1 寸,行捻转补法。

①肾虚肝旺:太溪直刺 0.3~0.5 寸,行捻转补法,行间直刺 0.3~0.5 寸,行捻转泻法;②痰火扰心:丰隆直刺 1~1.5 寸,太冲直刺 0.3~0.5 寸,行捻转泻法;③心脾气虚:气海直刺 0.5~1 寸,脾俞沿脊柱方向斜刺 0.3~0.5 寸,行捻转补法。

①注意力不集中：本神平刺 0.5~0.8 寸，神门直刺 0.2~0.3 寸，行捻转补法；②活动过多：大椎直刺 0.5~1 寸，平补平泻，心俞沿脊柱方向斜刺 0.5~0.8 寸，行捻转补法；③情绪烦躁：膻中平刺 0.3~0.5 寸，行捻转泻法。

以上腧穴每次留针 30 分钟，每日 1 次，一般 1~2 个月可愈。

【验案举例】

王某，男，11 岁，2019 年 1 月 13 日就诊。主诉：多动、注意力不集中半年。患儿平时好动，注意力不集中，伴乏力，脚易出汗，怕冷，腰痛，纳差，眠可，二便正常。查体：神清语明，面色少华，舌质淡红，舌苔薄白，脉弱。诊断：小儿多动（心脾气虚）。治疗：先取内关、太冲，针刺得气后用捻转泻法，继取足三里、三阴交、脾俞（双侧），针刺得气后用捻转补法，后针气海，针用捻转补法。针刺治疗 1 个月后，多动及注意力不集中症状大减，偶有多汗，在原方基础上加合谷、复溜，合谷用捻转泻法，复溜针刺得气后用捻转补法；继续针刺 1 个月，患者多动、注意力不集中症状消失，略有乏力，加刺中脘，针刺 3 次后症状全部消失。

第八章　皮外科病症

一、皮肤麻木

皮肤麻木,指肌肤非痛非痒,状如虫行,搔之尤甚,按之不知,掐之不觉,如木之感。辨证常见风湿疠气、痰湿阻滞、气血虚弱、瘀血阻滞等证。风湿疠气者常表现为手足发麻,局部无痛、冷、热感,肌肤出现局限性麻木斑块,亦可有红斑或白斑,皮肤干燥无汗,毛发脱落,起糠状细薄白屑,日久可伴肌肉萎缩、筋脉挛急,眉毛脱落,鼻梁崩塌等症,舌红,苔白腻或黄腻,脉象弦数或滑数。痰湿阻滞者常表现为肌肤麻木不仁,困乏酸重,握拳无力,手足沉重,活动不便,若以手击麻木之处可暂时轻快,伴有邻近关节疼痛,舌苔白腻,脉象濡缓。气血虚弱者常表现为肌肤呈阵发性麻木不仁,活动后加剧,休息后可暂时缓解,局部皮肤发凉,喜温近暖,时有蚁走感或刺痛,多见于更年期妇女的上肢内侧,伴有经血不调或崩中漏下,舌质淡白,脉细无力。瘀血阻滞者常表现为肌肤麻木不仁,好发于腰胯、股外侧等处易受挤压部位的皮肤,定处不移,入夜尤甚,重者针之不痛,掐之不觉,舌质暗红,或有瘀点、瘀斑,脉涩。本节只讨论肌肤局限性片状、条索状麻木,至于颜面麻木、口舌麻木、四肢麻木、半身麻木等,则不属本节讨论范围。

【同功穴配伍】

1. 主症选主穴　委中、阴陵泉、阿是穴。

2. 辨证选配穴　①风湿疠气加风池、大椎;②痰湿阻滞加丰隆、三阴交;③气血虚弱加足三里、气海;④瘀血阻滞加膈俞、血海。

3. 随症加减穴　①皮肤发凉加身柱、关元;②乏力加气海;③瘙痒加曲池。

方解释义:委中是足太阳膀胱经的下合穴,点刺放血能疏调经络,调畅气血;阴陵泉为足太阴脾经的合穴,能醒脾利湿,畅达气血;阿是穴可疏通局部经络,活血化瘀,助委中、阴陵泉以调畅气血,消除麻木。风池、大椎祛风除湿;丰隆、三阴交健脾化痰;足三里、气海益气补血;血海、膈俞行血消瘀。身柱、关元补阳益气；气海补气益气；曲池散风止痒。

【针灸技法】

委中、阴陵泉直刺 1~1.5 寸，施平补平泻，阿是穴根据麻木部位决定针刺角度及深度。

①风湿疠气：风池向鼻尖方向斜刺 0.8~1.2 寸，施捻转泻法，大椎可点刺放血；②痰湿阻滞：丰隆直刺 1~1.5 寸，施提插捻转泻法，三阴交直刺 1~1.5 寸，施提插捻转补法；③气血虚弱：足三里、气海直刺 1~1.5 寸，施提插捻转补法；④瘀血阻滞：膈俞斜刺 0.5~0.8 寸，施捻转泻法，可点刺放血，血海直刺 1~1.5 寸，施提插捻转泻法。

①皮肤发凉：身柱向上斜刺 0.5~1 寸，关元直刺 1~1.5 寸，施提插捻转补法，两穴均可灸；②乏力：气海直刺 1~1.5 寸，施提插捻转补法；③瘙痒：曲池直刺 1~1.5 寸，施提插捻转泻法。

以上腧穴每次留针 30 分钟，每日 1 次，一般 3~5 次可愈。

【医案举例】

姚某，女，26 岁，2020 年 12 月 29 日初诊。主诉：小指麻木伴头晕 8 天。伴颈椎疼痛，便秘。查体：神志清楚，语言清晰，舌暗红，舌下静脉曲张，脉涩。诊断：皮肤麻木（瘀血阻滞）。治疗：先针颈夹脊，得气后施平补平泻，继针委中、阴陵泉、支沟，得气后施提插捻转泻法，又针血海，得气后施提插捻转泻法，最后于膈俞点刺放血。治疗 3 次后，患者小指麻木症状好转，但仍有头晕，遂加针百会，治疗 5 次后，诸症消除。

二、头白秃

头白秃，以头皮生长白痂，逐渐毛发折断或脱落为主要临床表现的症状，常见于现代医学的白癣。辨证可分为风热夹毒和湿热夹毒。风热夹毒者常表现为初期头皮生有灰白色脱屑斑，大如钱、小如豆，逐渐生长蔓延成片，毛发干枯，易折断，因而头发参差不齐，易于拔掉而不痛，毛发根部有白鞘围绕，自觉瘙痒，多见于儿童，成年之后可以自愈，不留瘢痕。湿热夹毒者常表现为初期毛发根部生有小丘疹或小脓疱，溢流黄水，形成黄痂，有鼠臭味，黄痂脱落后留有小瘢痕，瘢痕上永久脱发，好发于儿童，也可见于成年人。

【同功穴配伍】

1. 主症选主穴　病损局部、百会、风池、足三里。

2. 辨证选配穴 ①风热夹毒加合谷、曲池；②湿热夹毒加大椎、丰隆。

3. 随症加减穴 ①头皮瘙痒加血海、外关；②大便干燥加天枢、支沟；③小便黄赤加中极、膀胱俞。

方解释义：百会善调元神之机，配风池可疏风养血，疏通头部经络；足阳明胃经的合穴足三里，可健运脾胃，益气养血，促进毛发生长。上穴合用，共奏调和气血、疏风散结之功。合谷、曲池善疏风清热；大椎、丰隆可清热利湿。血海、外关可疏散外风，亦取"血行风自灭"之意；天枢、支沟促进大肠传导之功能，通腑泄热；中极、膀胱俞清利小便。

【针灸技法】

病损局部可用梅花针叩刺。百会平刺 0.5~0.8 寸，施平补平泻；风池向鼻尖方向斜刺 0.8~1.2 寸，施捻转泻法；足三里直刺 1~2 寸，施提插捻转补法。

①风热夹毒：合谷直刺 0.5~1 寸，曲池直刺 1~1.5 寸，施提插捻转泻法；②湿热夹毒：大椎点刺放血，丰隆直刺 1~1.5 寸，施提插捻转泻法。

①头皮瘙痒：血海直刺 1~1.5 寸，施提插捻转补法，外关直刺 0.5~1 寸，施提插捻转泻法；②大便干燥：天枢直刺 1~1.5 寸，支沟直刺 0.5~1 寸，均施提插捻转泻法；③小便黄赤：中极直刺 1~1.5 寸，膀胱俞直刺 0.5~1 寸，施提插捻转泻法。

以上腧穴每次留针 30 分钟，每日 1 次，一般 10~20 次可愈。

【医案举例】

王某，女，35 岁，2019 年 5 月 27 日初诊。主诉：头皮丘疹伴灰白色鳞屑 5 个月。伴脱发，流黄脓水。查体：神志清楚，语言清晰，舌淡红，苔黄厚，脉滑数。诊断：头白秃（湿热夹毒）。治疗：先于皮损局部施梅花针叩刺，大椎点刺放血，再针百会，得气后施平补平泻，继针足三里，得气后施提插捻转补法，又针丰隆，得气后施提插捻转泻法，最后针风池，得气后施捻转补法。治疗 10 次后，患者灰白色鳞屑减少，流黄脓水减少，脱发减少，治疗 20 次后，诸症消除。

三、瘰疬

瘰疬是指因肝气郁结，气郁化火，灼津为痰，结于颈侧耳后皮里膜外，累累如串珠的结核，后期往往延及颔下、缺盆、腋下等处，日久结核溃烂，溃后脓出清稀，疮口经久不愈，气血两虚，正虚邪恋。本症辨证可分为痰凝气滞、肝肾阴虚。痰凝气滞者常表现为初起于耳后、项侧,结核如豆,或指头大小,一枚或三五枚不等,皮色不变,按之坚硬,推之可动,不发寒热,全身症状不明显,日久则渐渐增大,累累如串珠,相互粘连,推之不移,且觉疼痛,脉弦,苔白。肝肾阴虚者常表现为结核互相粘连,推之不动,破溃后久不收口,脓水淋漓,清稀,夹有败絮样物质,午后发热,心烦,食少,倦怠,形体消瘦,或伴咳嗽,盗汗,耳鸣,妇女月经量少,舌红少苔,脉细数。本症相当于颈淋巴结核和颈项淋巴结的慢性炎症等。

【同功穴配伍】

1. 主症选主穴　局部取穴、瘰疬、瘰疬灸、天井。

2. 辨证选配穴　①痰凝气滞加丰隆、太冲;②肝肾阴虚加三阴交、太溪。

3. 随症加减穴　①结核发于颈项两侧及腋下加翳风、足临泣;②结核发于颌下及项前加臂臑、大迎;③胸胁胀痛加章门、阳陵泉;④潮热盗汗加少海、内关;⑤咳嗽加肺俞、列缺。

方解释义:局部围刺可调和气血,化痰散结;瘰疬与瘰疬灸均为经外奇穴,均可治疗急性或慢性已溃或未溃瘰疬。天井为手少阳经合穴,擅长疏通三焦经气,开郁散结,为治疗瘰疬的经验效穴。丰隆、太冲可疏肝理气,化痰散结;三阴交、太溪滋阴降火。翳风、足临泣以及臂臑、大迎,均为结核好发部位附近之常用穴,与瘰疬局部共奏疏通经络、调和局部气血之功;章门、阳陵泉疏泄肝胆之经气,通络止痛;少海、内关二穴相配能补虚降火除烦,止盗汗而化痰浊;肺俞、列缺可宣通肺气,止咳祛痰。

【针灸技法】

局部用围刺法,瘰疬(经外奇穴,位于背部正中线,第六胸椎棘突左右旁开5分处,共计2穴)、瘰疬灸[经外奇穴,位于小腿腓侧远侧端,外踝尖(男左女右)正中直上2.5寸、3寸、3.5寸,共计3穴]均可采用隔姜灸,天井直刺0.5~1寸,施平补平泻。

①痰凝气滞:丰隆直刺1~1.5寸,太冲直刺0.5~0.8寸,均施提插捻转泻法;②肝肾阴虚:三阴交直刺1~1.5寸,太溪直刺0.5~1寸,施提插捻转补法。

①结核发于颈项两侧及腋下:翳风直刺0.5~1寸,足临泣直刺0.5~0.8寸,施捻转泻法;②结核发于颌下及项前:臂臑直刺或向上斜刺0.8~1.5寸,大迎避开动脉斜刺或平刺0.3~0.5寸,施平补平泻;③胸胁胀痛:章门直刺0.8~1寸,阳陵泉直刺1~1.5寸,施提插捻转泻法;④潮热盗汗:少海、内关直刺0.5~1寸,施提插捻转补法;⑤咳嗽:肺俞、列缺斜刺0.5~0.8寸,施捻转泻法。

以上腧穴每次留针 30 分钟,每日 1 次,一般 10~20 次可愈。

【医案举例】

陈某,男,29 岁,2019 年 10 月 19 日就诊。主诉:左侧颈部肿块 1 个月。患者于 1 个月前发现左侧颈部出现 3 个蚕豆样大小的包块,不痛,3 天前进食辛辣后发现肿块增大,并有压痛,遂于门诊就诊。现症:颈部左侧颌下有 3 个包块,右侧颌下有 2 个包块,如蚕豆大小,包块与周围皮肤无粘连,按之疼痛,伴有胸闷,胁肋部胀满,急躁易怒,心烦,纳可,眠可,小便色黄,大便秘结。查体:神清语明,面色红,舌质淡红,苔薄白,脉弦。诊断:瘰疬(痰凝气滞)。治疗:先灸瘰疬、瘰疬灸,平补平泻,后取天井、天容,针刺得气后用捻转泻法,再取丰隆、太冲,针用捻转泻法,继取天枢,针用捻转补法。针刺每日 1 次,10 次为 1 个疗程。针刺治疗 1 个疗程后,疼痛消失,包块缩小,继续针刺 1 个疗程后,症状消失。

四、腋窝红肿

腋窝红肿是指腋部红肿之症,以腋窝部红肿灼热疼痛、伴恶寒发热为特点。本症辨证可分为肝郁血热、火毒凝滞。肝郁血热者常表现为初起腋窝皮肉间突然肿胀不适,光软无头,继则结块,表面焮红,灼热疼痛,痛引胁肋,日后逐渐扩大,高肿坚硬,轻者无全身症状,重者可有恶寒发热,头痛泛恶,口苦咽干,纳呆,舌苔黄腻,脉洪数,约 1~2 周成脓,此时肿势高突,疼痛加剧,痛如鸡啄,臂肘难举,全身发热持续不退。火毒凝滞者常表现为初起腋窝皮肤上有粟米样小颗粒,或痒或麻,以后渐渐红肿热痛,根深坚硬,势如钉头,重者可见恶寒发热,肿势逐渐增大,四周漫润明显,疼痛增剧,壮热口渴,二便不利,舌苔黄腻,脉数实。本症相当于腋下急性化脓性淋巴结炎等。

【同功穴配伍】

1. 主症选主穴　病变局部、膈俞、血海、小海、曲池、委中。

2. 辨证选配穴　①肝郁血热加太冲、肝俞;②火毒凝滞加内庭、大椎。

3. 随症加减穴　①头痛泛恶加内关、合谷;②便秘加天枢、支沟;③恶寒发热加合谷、外关;④口苦纳呆加中脘、行间。

方解释义:病变局部点刺放血可清泻局部热毒以消肿止痛;膈俞为血会,委中有血郄之称,二穴相配可以清泻血中热毒,配血海有祛瘀消肿止痛的作用,取"宛陈则除之"之意;小海、曲池为臂肘局部取穴,清热凉血,调和局部气血,通络消肿。太冲、肝俞可疏肝解郁;内庭、大椎可清热泻火。内关、合谷可清利头目,降逆止呕;天枢、支沟可促进大肠传导之功能,调节脾胃之运化;合谷、外关可疏风散寒;中脘、行间可泻肝胆之火,调理肠胃。

【针灸技法】

病变局部和膈俞可采用三棱针点刺放血,外加膈俞拔罐,血海、曲池、委中直刺 1~1.5 寸,小海直刺 0.3~0.5 寸,均施提插捻转泻法。

①肝郁血热:太冲直刺 0.5~0.8 寸,肝俞斜刺 0.5~0.8 寸,均施提插捻转泻法;②火毒凝滞:内庭直刺 0.5~0.8 寸,施提插捻转泻法,大椎可点刺放血。

①头痛泛恶:内关、合谷直刺 0.5~1 寸,施提插捻转泻法;②便秘:天枢直刺 1~1.5 寸,支沟直刺 0.5~1 寸,均施提插捻转泻法;③恶寒发热:合谷、外关直刺 0.5~1 寸,施提插捻转泻法;④口苦纳呆:中脘直刺 1~1.5 寸,行间直刺 0.5~0.8 寸,施提插捻转泻法。

以上腧穴每次留针 30 分钟,每日 1 次,一般 10~20 次可愈。

【医案举例】

李某,男,56 岁,2019 年 6 月 12 日初诊。主诉:左侧腋窝下淋巴结肿大 5 日。伴质地坚硬,色红,肿胀疼痛,触之无波动感。查体:神志清楚,语言清晰,舌红,苔厚腻,脉洪大。治疗:先于病变局部、膈俞、大椎用三棱针点刺放血,继于膈俞加拔火罐,结束后继针血海、曲池、委中、小海,得气后施提插捻转泻法,最后针内庭,得气后施提插捻转泻法。治疗 5 次后,患者左侧腋窝淋巴结肿大减轻,红肿胀疼减轻,治疗 15 次后,诸症基本消除。

五、疣赘

疣赘是指皮肤表面的小赘生物,可发于身体各部,小如黍米,大如黄豆,形如针头或花蕊,呈正常肤色或黄白色。可辨证分型为血虚风燥、风热邪毒、气血凝聚和风邪夹热。血虚风燥者常表现为赘生物为粟米或黄豆大小,呈圆形或不整形,质坚,表面粗糙不平而带刺,好发于手足背、掌跖部,或头面部,一般无自觉症状,较大者可有疼痛感。风热邪毒者常呈现为绿豆或豌豆大小,半球形隆起的丘疹,中央有脐窝,表面光泽,形如"鼠乳",散在或数个一群出现,刺破可挤出白色奶酪样物。气血凝聚者常呈现黄豆至蚕豆大坚实的斑块,中央为白黄色硬结,压迫时有明显疼痛,好发于手足底或手掌部。风邪夹热者常呈现帽头或绿豆大扁平坚韧丘疹,表面光滑,呈正常肤色或淡褐色,好发于面颊及手背,有轻微痒感。

【同功穴配伍】

1. 主症选主穴 阿是穴。

2. 辨证选配穴 ①血虚风燥加足三里、三阴交;②风热邪毒加曲池;③气血凝聚加太冲、肝俞、外关;④风邪夹热加大椎、合谷。

3. 随症加减穴 ①皮肤瘙痒加膈俞、血海;②疼痛加阿是穴。

方解释义:本症刺法以刺疣体局部为主,用粗针刺出血再按压止血,意在破坏疣底部供应疣体的营养血管,使之出血、阻塞,断绝疣体的血液供应,从而使疣体枯萎脱落。配足三里、三阴交滋补肝肾,疏风润燥;曲池清热解毒;太冲、肝俞、外关疏散风寒,行气活血;大椎、合谷泻热解表。膈俞、血海活血,祛风止痒。

【针灸技法】

阿是穴常规消毒,取 28 号 0.5~1 寸长不锈钢毫针,在母疣顶面中点垂直进针。为了减轻针刺时疼痛,可先以左手捏紧疣之基底部,使之苍白后再刺入。针刺入后应快速进针至疣底部,深度约 5 分,随即重力快速捻转 30 次,并行提插泻法,使患者有酸麻胀感。然后提针至疣与皮肤表面交界处,使针尖在疣内绕 1 周,摇大针孔,迅速出针,放血 1~2 滴,压迫止血即可。若属外形欠规则的疣,可沿其平面最长径,于疣体与皮肤交界处,加刺 1 针,穿透对侧,亦可留针 10 分钟,然后将针逆转 1 圈,至 15 分钟时,取针出血少量。如不出血,可用双拇指挤压疣之基底部使出血,外贴橡皮膏。先隔 4 天针刺 1 次,以后每隔 15 天针 1 次,4 次为 1 个疗程。

①血虚风燥:足三里直刺 1~2 寸,三阴交直刺 1~1.5 寸,施提插捻转补法;②风热邪毒:曲池直刺 1~1.5 寸,施提插捻转泻法,可点刺出血;③气血凝聚:太冲直刺 0.5~0.8 寸,肝俞斜刺 0.5~0.8 寸,外关直刺 0.5~1 寸,施提插捻转补法,太冲、肝俞可用灸法或温针灸;④风邪夹热:大椎点刺放血,合谷直刺 0.5~1 寸,施提插捻转泻法。

①皮肤瘙痒:膈俞斜刺 0.5~0.8 寸,血海直刺 1~1.5 寸,施提插捻转补法;②疼痛:根据疼痛部位选择相应针刺深度。

以上腧穴每次留针 30 分钟,每日 1 次,一般 3~10 次可愈。

【医案举例】

洪某,女,30 岁,2019 年 7 月 2 日初诊。主诉:右手食指出现数个小赘生物 10 天。伴状如绿豆大小,不痛不痒。查体:神志清楚,语言清晰,舌淡红,苔黄,脉浮。诊断:疣赘(风热邪毒)。治疗:先于阿是穴常规消毒,取 28 号 0.5~1寸长不锈钢毫针,在母疣顶面中点垂直进针。为了减轻针刺时疼痛,可先以左手捏紧疣之基底部,使之苍白后再刺入。针刺入后应快速进针至疣底部,深度 5 分左右,随即重力快速捻转 30 次,并行提插泻法,使患者有酸麻胀感。然后提针至疣与皮肤表面交界处,使针尖在疣内绕 1 周,摇大针孔,迅速出针,放血 1~2 滴,压迫止血即可。继针曲池,得气后施提插捻转泻法。治疗 3 次后,小赘生物变干,治疗 5 次后,小赘生物脱落。

六、湿疹

湿疹是皮疹呈多种形态,发无定处,易于糜烂并伴有瘙痒及渗出的一种症状,本症辨证可分为湿热浸淫、脾虚湿蕴和血虚风燥等型。湿热浸淫者可表现为发病急,皮损潮红灼热、肿胀,逐渐粟疹成片或水疱密集,渗液流津,瘙痒不止,伴身热,心烦口渴,大便干,小便短赤,舌红苔黄腻,脉滑数。脾虚湿蕴者可表现为发病较缓,皮损潮红瘙痒,抓后糜烂渗出,可见鳞屑,伴神疲乏力,食少纳呆,腹胀便溏,舌体淡胖,边有齿痕,苔白腻,脉濡缓。血虚风燥者可表现为病程较长,反复不绝,病变色暗,粗糙肥厚,呈苔藓样变,瘙痒剧烈,伴头昏乏力,腰膝酸软,口干不欲饮,舌淡苔白,脉弦细。

【同功穴配伍】

1. 主症选主穴　皮疹局部、曲池、委中、足三里。

2. 辨证选配穴　①湿热浸淫加丰隆、阴陵泉;②脾虚湿蕴加脾俞、三焦俞;③血虚风燥加三阴交、太溪。

3. 随症加减穴　①瘙痒不止加膈俞、外关;②便干溲赤加天枢、中极;③头昏乏力加太阳、气海;④便溏加天枢、上巨虚。

方解释义:皮疹局部可调和局部气血,收湿敛疮;曲池为手阳明经的合穴,既可清利肌肤湿热,搜风止痒,又可清利胃肠湿热;委中为足太阳经穴,太阳主表,为一身之藩篱,委中刺络出血可清利在表的风湿热邪;足三里用补法,既能健脾化湿,又能补益气血,以标本兼顾;诸穴合用可以达到除湿、养血、止痒之目的。丰隆、阴陵泉可清热利湿;脾俞、三焦俞可健脾利湿;三阴交、太溪可滋阴养血,补阴润燥。膈俞、外关可活血、疏风、止痒;天枢、中极可调理脏腑功能,通腑泄热;太阳、气海可补气活血,通络止痛;天枢、上巨虚可调和胃肠气机,升清降浊,调理肠腑而止泻。

【针灸技法】

皮疹局部采用围刺法,脾虚湿蕴者可在皮疹表面施间接灸法;委中可用点刺放血加拔罐法;曲池直刺 1~1.5 寸,施提插捻转泻法,足三里直刺 1~2 寸,施提插捻转补法。

①湿热浸淫:丰隆、阴陵泉直刺 1~1.5 寸,施提插捻转泻法;②脾虚湿蕴:脾俞斜刺 0.5~0.8 寸,施提插捻转补法,三焦俞直刺 0.5~1 寸,施提插捻转泻法;③血虚风燥:三阴交直刺 1~1.5 寸,施提插捻转补法,太溪直刺 0.5~1 寸,施提插捻转泻法。

①瘙痒不止:膈俞斜刺 0.5~0.8 寸,施捻转泻法,可点刺放血,外关直刺 0.5~1 寸,施提插捻转泻法;②便干溲赤:天枢、中极直刺 1~1.5 寸,施提插捻转泻法;③头昏乏力:太阳直刺或斜刺 0.3~0.8 寸,气海直刺 1~1.5 寸,施提插捻转补法;④便溏:天枢、上巨虚直刺 1~1.5 寸,施提插捻转补法,可施灸。

以上腧穴每次留针 30 分钟,每日 1 次,一般 3~5 次可愈。

【医案举例】

卢某,男,21 岁,2019 年 5 月 23 日初诊。主诉:面部湿疹 3 个月,伴汗多,神疲乏力,饮食欠佳,腹胀便溏。查体:神志清楚,语言清晰,舌淡胖,边有齿痕,脉濡。诊断:湿疹(脾虚湿蕴)。治疗:先在皮疹局部使用围刺法,再针刺曲池,得气后施提插捻转泻法,继针足三里,得气后施提插捻转补法,又于委中、膈俞点刺放血加拔火罐,最后针刺脾俞、三焦俞,脾俞得气后施提插捻转补法,三焦俞得气后施提插捻转泻法。治疗 3 次后,患者面部湿疹症状好转,但仍有神疲乏力和大便不成形的症状,遂加针气海、天枢,得气后施提插捻转补法。

七、手足脱屑

手足脱屑是指仅限于手足部位皮肤脱屑的症状,脱屑为点状、小片状,可有干燥、皲裂,或有潮红、浸润,多伴有瘙痒感。本症多见风湿热盛、湿热内蕴、风盛血燥等证。风湿热盛者常表现为皮疹以水疱为主,初起皮下水疱,疱液透明,边缘清楚,有痛痒感,数天后水疱自然吸收,遗留黄白色痂皮或脱屑。湿热内蕴者常表现为病变局部糜烂浸润,疼痛,多发于指、趾间,局部皮肤浸润糜烂,边缘清楚,去除病变表皮露出潮红的新生皮肤。风盛血燥者常表现为局部皮肤变厚、干燥、粗糙,界限清晰,皲裂,多发于手掌,且伴有多发性小水疱。本症常见于西医手足癣。

【同功穴配伍】

1. 主症选主穴　劳宫、八邪、涌泉、八风。

2. 辨证选配穴　①风湿热盛加丰隆、曲池；②湿热内蕴加丰隆、内庭；③风盛血燥加外关、血海。

3. 随症加减穴　①大便干燥加天枢、支沟；②小便黄赤加中极、膀胱俞；③口臭加内庭、胃俞。

方解释义：劳宫、八邪、涌泉、八风均为局部取穴，诸穴相配可疏通经络，调和局部气血，祛风止痒，促进皮损修复。丰隆、曲池可疏风、清热、利湿；丰隆、内庭善清利湿热；外关、血海可疏风、养血、润燥。天枢、支沟促进大肠传导之功能，通腑泄热；中极、膀胱俞清利小便；内庭、胃俞可泻胃火，除口臭。

【针灸技法】

劳宫直刺 0.3~0.5 寸，施提插捻转泻法，八邪、八风斜刺 0.5~0.8 寸，施捻转泻法，涌泉直刺 0.5~1 寸，施平补平泻。

①风湿热盛：丰隆、曲池直刺 1~1.5 寸，施提插捻转泻法；②湿热内蕴：丰隆操作同前，内庭直刺 0.5~0.8 寸，施提插捻转泻法；③风盛血燥：外关直刺 0.5~1 寸，施提插捻转泻法，血海直刺 1~1.5 寸，施提插捻转补法。

①大便干燥：天枢直刺 1~1.5 寸，支沟直刺 0.5~1 寸，施提插捻转泻法；②小便黄赤：中极直刺 1~1.5 寸，膀胱俞直刺 0.8~1.2 寸，施提插捻转泻法；③口臭：内庭直刺 0.5~0.8 寸，胃俞斜刺 0.5~0.8 寸，施提插捻转泻法。

以上腧穴每次留针 30 分钟，每日 1 次，一般 5~10 次可愈。

【医案举例】

武某，女，32 岁，2021 年 3 月 21 日初诊。主诉：双手指间脱屑 4 个月。伴皮肤糜烂，有皮下水疱，小便黄赤。查体：神志清楚，语言清晰，舌淡，苔薄，有齿痕，脉濡滑。诊断：手足脱屑（湿热内蕴）。治疗：先针劳宫、八邪、八风、涌泉，得气后施提插捻转泻法，继针内庭、丰隆，得气后施提插捻转泻法，最后针中极、膀胱俞，得气后施提插捻转泻法，治疗 3 次后，患者指间脱屑症状好转，治疗 10 次后，患者双手指间脱屑等症状基本消除。

八、白驳风

白驳风，是指皮肤表面出现的点状或片状白色改变的症状。是一种原发性的皮肤色素脱失症，以皮肤颜色减退、变白、边界清楚、无自觉症状为主要临床表现。本症因气血不能荣养肌肤,皮毛失养而发病,可辨证分型为气血失调、肝肾不足、虫毒侵袭。气血失调者病程长短不一,多在半年至3年左右,病变部位发白,光亮,好发于头面、颈及四肢,也有全身发病,发病迅速,蔓延较快,常融合成一片,无自觉症或微痒,舌质红,苔薄白,脉细滑。肝肾不足者发病时间长,病变部位乳白色,毛发变白,伴有腰酸乏力,耳聋耳鸣,头晕目眩,舌淡苔白,脉细弱。虫毒侵袭者多见于儿童面部,白斑大小不等,白色或灰白色,边缘不清,表面干燥,附着灰白色细糠样鳞屑,伴有轻度瘙痒,面色萎黄,形体消瘦,脐腹疼痛,舌苔花剥,脉细滑。

【同功穴配伍】

1. **主症选主穴** 血海、三阴交、合谷、足三里。

2. **辨证选配穴** ①气血失调加气海、膈俞;②肝肾不足加肾俞、肝俞;③虫毒侵袭加百虫窝、曲池。

3. **随症加减穴** ①腰酸乏力加腰阳关、命门;②耳鸣耳聋加三焦俞、中渚;③头晕目眩加太阳、印堂;④局部瘙痒加曲池、风府;⑤脐腹疼痛加中脘、天枢。

方解释义:血海、三阴交均为脾经腧穴,能益气养血,活血化瘀,善治血分病症;合谷、足三里均属阳明经穴,用之以疏风清热,益气活血,诸穴合用,可以达到益气养血、荣润肌肤的作用。气海、膈俞可助气行血;肾俞、肝俞可滋水涵木,调理肝肾;百虫窝、曲池可清热凉血,杀虫解毒。腰阳关、命门可温肾助阳,强腰利肾;三焦俞、中渚可泻三焦之火,善治耳聋耳鸣;太阳、印堂可清利头目,化湿降浊;曲池、风府功善疏风、清热、止痒;中脘、天枢善调理脾胃,通络止痛。

【针灸技法】

血海、三阴交直刺1~1.5寸,合谷直刺0.5~1寸,足三里直刺1~2寸,施平补平泻,血海可点刺放血。

①气血失调:气海直刺1~1.5寸,膈俞斜刺0.5~0.8寸,施提插捻转补法;②肝肾不足:肾俞直刺0.5~1寸,肝俞斜刺0.5~0.8寸,施提插捻转补法;③虫毒侵袭:百虫窝直刺1~2寸,曲池直刺1~1.5寸,施提插捻转泻法。

①腰酸乏力:腰阳关、命门直刺0.5~1寸,施提插捻转补法,可灸;②耳鸣耳聋:三焦俞直刺0.5~1寸,中渚直刺0.3~0.5寸,施平补平泻;③头晕目眩:太阳直刺或斜刺0.3~0.5寸,印堂从上向下平刺0.3~0.5寸,施平补平泻;④局部瘙痒:曲池直刺1~1.5寸,风府向下颌方向斜刺0.8~1.2寸,施提插捻转泻法;⑤脐腹疼痛:中脘、天枢直刺1~1.5寸,施提插捻转泻法。

以上腧穴每次留针 30 分钟,每日 1 次,一般 5~10 次可愈。

【医案举例】

卢某,男,21 岁,2019 年 5 月 23 日初诊。主诉:肘窝处皮肤发白 3 月。伴瘙痒,鳞屑。查体:神志清楚,语言清晰,舌淡红,苔薄白,脉弱。诊断:白驳风(气血失调)。治疗:先于血海点刺放血,继针三阴交、合谷、足三里,得气后施提插捻转补法,最后针气海、膈俞,得气后行提插捻转补法。治疗 5 次后,患者皮肤发白好转,瘙痒好转,继续针刺治疗 10 次后,诸症消除。

九、颈痈

颈痈是发生在颈部两侧形成蜂窝状脓头疮疡的一种症状。

本症初起时局部皮肤上即有粟粒样脓头,红热肿胀疼痛,易向深部及周围扩散,脓头亦相继增多,溃烂之后状如莲蓬、蜂窝。本症临床多见于儿童,各个年龄段均可发生。本症辨证可分为湿热交蒸、阴虚火旺及气血亏虚证。湿热交蒸者,初起局部红肿高突,质硬,灼热疼痛,上有粟粒样脓头,溃后疮面状如蜂窝,脓黄稠,腐肉易脱,伴有恶寒发热,头痛,纳食不香,口渴,便秘溲赤,舌红苔黄,脉数等。阴虚火旺者,局部疮色紫暗,疮形平塌,根盘散漫,不易化脓,溃后腐肉难脱,脓水稀少或带血水,疼痛剧烈,伴有壮热,唇燥口干,大便秘,小便赤,舌质红少苔,脉细数等。气血亏虚者,疮形平塌散漫,化脓迟,疮面灰暗不泽,且腐肉难脱,脓液清稀,色带灰绿,疼痛不显,疮口易成空壳,全身发热不高,或见潮热,面色苍白,舌质淡,苔少,脉细数无力。

【同功穴配伍】

1. 主症选主穴　委中、膈俞。

2. 辨证选配穴　①湿热交蒸加阴陵泉、地机;②阴虚火旺加太溪、三阴交;③气血亏虚加足三里、血海。

3. 随症加减穴　①恶寒发热加大椎、曲池;②大便秘结加天枢、支沟;③食少便溏加中脘、天枢。

方解释义:膈俞为血之会穴,委中亦有血郄之称,二穴均为足太阳膀胱经穴,点刺放血可清泻血中毒热,祛瘀消肿止痛,取"宛陈则除之"之意。阴陵泉、地机清热祛湿;太溪、三阴交滋肾阴,降虚火;足三里、血海益气健脾,行血活血。大椎、曲池为退热要穴;天枢、支沟可调节大肠传导之功能,润肠通便;中脘、天枢可调理脾胃之运化,促进水谷精微之吸收。

【针灸技法】

委中以三棱针点刺出血,配合拔罐;膈俞沿脊柱方向斜刺 0.5~0.8 寸,行捻转泻法,或点刺放血,配合拔罐。

①湿热交蒸:阴陵泉、地机直刺 1~1.5 寸,行捻转泻法;②阴虚火旺:太溪直刺 0.5~1 寸,三阴交直刺 1~1.5 寸,行捻转补法;③气血亏虚:足三里直刺 1~2 寸,行提插捻转补法,血海直刺 1~1.5 寸,平补平泻。

①恶寒发热:大椎直刺 0.5~1 寸,或三棱针点刺放血,曲池直刺 1~1.5 寸,行捻转泻法;②大便秘结:天枢直刺 1~1.5 寸,虚补实泻,支沟直刺 0.5~1 寸,行捻转补法;③食少便溏:中脘、天枢直刺 1~1.5 寸,行捻转补法。

以上腧穴每次留针 30 分钟,每日 1 次,一般 1~2 个疗程可愈。

【验案举例】

田某,男,12 岁,2016 年 5 月 7 日就诊。主诉:右下颌肿块 2 天。患者于 2 天前无明显出现右下颌肿块,伴有恶寒,发热,遂于门诊就诊。现症:右下颌肿块,灼热疼痛,伴有发热,头痛,口渴,纳少,眠差,小便短赤,大便干。查体:神清语明,面色红,舌质红,苔黄腻,脉数。诊断:颈痈(湿热交蒸)。治疗:选取委中、膈俞,委中用三棱针点刺放血,隔天 1 次,膈俞用捻转泻法,再取阴陵泉、地机,针刺得气后用捻转泻法,继取四神聪、内庭,针用捻转泻法。针刺每日 1 次,10 次为 1 个疗程。针刺治疗 5 次后,肿块明显减小,灼痛感减轻,继续针刺 5 次后,肿块消失。

十、乳痈

乳痈是以乳房部肿胀疼痛、排乳不畅,以致结脓成痈的一种化脓性病证。乳痈的发生多与肝、胃二经关系密切,临床针刺多采取循经取穴,以足阳明胃经、足厥阴肝经为主,《百症赋》中就载有"肩井乳痈而极效",以肩井穴治疗乳痈。本症辨证多分为肝郁、胃热两个证型。肝郁者,乳房局部肿块,灼热感,疼痛或有压痛,可伴有急躁易怒,胸胁胀满,舌质红,苔黄腻,脉弦数;胃热者,乳房局部肿胀疼痛,或有压痛,口干,口苦,舌质红,苔黄,脉数。本症类似现代医学中的化脓性乳腺炎。

【同功穴配伍】

1. **主症选主穴** 肩井、膻中、乳根。

2. **辨证选配穴** ①肝郁加太冲、行间;②胃热加内庭、梁丘。

3. 随症加减穴　①乳少加足三里、步廊；②心烦加内关、神门；③发热加大椎穴。

方解释义：肩井归属于足少阳胆经，与足阳明胃经相交，既可疏泄肝之郁热，亦可泄胃经之积热；膻中为气之会穴，可疏泄气机，宽胸理气；乳根为足阳明经腧穴，可清泄足阳明经之郁热，亦可疏通乳房部气血；诸穴合用，共奏疏泄肝胃之郁热、通经活络之效。太冲、行间疏肝解郁；内庭、梁丘清泻胃热。足三里、步廊调胃通乳；内关、神门镇静安神；大椎解表清热。

【针灸技法】

肩井直刺 0.5~0.8 寸，行捻转泻法，不可深刺，以防刺伤肺尖；膻中向下平刺 0.3~0.5 寸，乳根斜刺 0.5~0.8 寸，行捻转泻法。

①肝郁：太冲、行间直刺 0.5~0.8 寸，行捻转泻法；②胃热：内庭逆阳明经方向斜刺 0.5~0.8 寸，梁丘直刺 1~1.2 寸，行捻转泻法。

①乳少：足三里直刺 1~2 寸，行提插捻转补法，步廊斜刺 0.5~0.8 寸，平补平泻；②心烦：神门直刺 0.3~0.5 寸，行捻转泻法，内关直刺 0.5~1 寸，使针感向前臂扩散；③发热：大椎点刺出血，可配合拔血罐。

以上腧穴每次留针 30 分钟，每日 1 次，一般 7~10 次可愈。

【验案举例】

刘某，女，39 岁，2019 年 4 月 8 日就诊。主诉：双侧乳房肿胀疼痛 5 天。患者 5 天前哺乳后出现乳房疼痛，后出现恶寒发热，体温最高达 39.2℃，于当地医院就诊，症状未见好转，遂于门诊就诊。现症：双侧乳房肿胀疼痛，左侧乳房可触及肿块，局部灼热感，压痛明显，伴有胸胁部胀满，易怒，纳可，眠差，小便数，大便难。诊断：乳痈（肝郁）。治疗：先取肩井、膻中、乳根，针刺得气后用捻转泻法，再取太冲、行间，得气后用捻转泻法，继取四神聪、神门，四神聪用捻转泻法，神门用捻转补法，再针天枢，针用捻转补法。针刺每日 1 次，10 次为 1 个疗程。针刺 2 次后，复诊乳房肿痛大减，继续针刺 2 次后，肿痛完全消失。

十一、臁疮

臁疮是指生于下肢臁骨（即胫骨）内外侧的慢性疮疡，相当于西医学的小腿慢性溃疡。

本症辨证可分为湿热下注、脾虚湿盛、血瘀气滞及肝肾阴虚证。湿热下注者，初起局部红肿疼痛，继而溃破，浸淫瘙痒，脓水淋漓，其味臭秽，后期疮口边缘硬而隆起,久不愈合,口干尿黄,脉滑数,舌苔黄腻;脾虚湿盛者,病程日久,疮口肉色灰白,脓水淋漓而清稀,朝宽暮肿,肢体倦怠,不思饮食,腹胀便溏,头晕口干,脉缓,舌质淡,苔白;血瘀气滞者,局部皮肤颜色紫暗,青筋显露,青筋处多有硬块,溃烂浸淫,刺痛,下肢沉重麻木,行走时更甚,脉弦涩,舌质紫或有瘀斑,苔薄;肝肾阴虚者,溃烂经年,局部不痛或微痛,颜色暗红,伴有低热,或午后发热,不思饮食,失眠多梦,脉数,舌质红,苔薄。

【同功穴配伍】

1. 主症选主穴 足三里、阴陵泉、血海。

2. 辨证选配穴 ①湿热下注加三焦俞、丰隆、内庭;②脾虚湿盛加三焦俞、脾俞、丰隆;③血瘀气滞加太冲、膈俞;④肝肾阴虚加太溪、肝俞、肾俞。

3. 随症加减穴 ①恶寒发热加外关、曲池;②纳差加中脘、公孙;③便溏加天枢、大肠俞;④失眠多梦加神门、内关。

方解释义:足三里、阴陵泉健运脾胃,清利湿热,祛腐生肌;血海活血化瘀,止痒敛疮。三焦俞可行三焦之气,配丰隆、内庭可清热利湿;三焦俞、脾俞、丰隆可健脾化湿,清利三焦;太冲、膈俞行气活血;太溪、肝俞、肾俞滋补肝肾。外关、曲池疏风解表,散寒清热;中脘、公孙健运脾胃;天枢、大肠俞调节大肠传导功能,润肠通便;神门、内关养心安神。

【针灸技法】

足三里直刺1~2寸,阴陵泉、血海直刺1~1.5寸,虚补实泻。

①湿热下注:三焦俞直刺0.5~1寸,丰隆直刺1~1.5寸,内庭逆足阳明经方向斜刺0.5~0.8寸,行捻转泻法;②脾虚湿盛:三焦俞直刺0.5~1寸,丰隆直刺1~1.5寸,行捻转泻法,脾俞沿脊柱方向斜刺0.5~0.8寸,行捻转补法;③血瘀气滞:太冲直刺0.5~0.8寸,膈俞沿脊柱方向斜刺0.5~0.8寸,行捻转泻法;④肝肾阴虚:太溪直刺0.5~1寸,肾俞直刺0.5~1寸,肝俞沿脊柱方向斜刺0.5~0.8寸,行捻转补法。

①恶寒发热:外关直刺0.5~1寸,曲池直刺1~1.5寸,行捻转泻法;②纳差:中脘直刺1~1.5寸,公孙直刺0.5~1寸,行捻转补法;③便溏:天枢直刺1~1.5寸,大肠俞直刺0.5~1寸,行捻转补法;④失眠多梦:神门直刺0.3~0.5寸,行捻转补法,内关直刺0.5~1寸,虚补实泻。

以上腧穴每次留针30分钟,每日1次,一般1~2个月可愈。

【验案举例】

方某,男,47岁,2019年6月16日就诊。主诉:左小腿反复出现瘀斑,偶有破溃 3 年。患者由于工作需长期站立,3 年前出现下肢静脉曲张,左小腿部出现瘀斑,偶有小块破溃,未予重视及治疗,后反复发作。现症:左小腿瘀斑,局部破溃流脓,脓液清晰,疮口肉色灰白,伴有倦怠乏力,纳少,腹胀,便溏。查体:双侧小腿多处静脉曲张,左小腿内侧中部出现瘀斑,皮肤紫黑,触之局部有波动感,局部皮肤温度高于周围正常皮肤,舌质淡,舌体胖大边有齿痕,苔白腻,脉缓。诊断:臁疮(脾虚湿盛)。治疗:先取足三里、阴陵泉、血海,足三里用提插捻转补法,阴陵泉、血海用捻转泻法,再取脾俞、丰隆,脾俞用捻转补法,丰隆用捻转泻法,继取中脘、上巨虚,针用捻转补法,并于瘀斑明显处用刺络拔罐放血,放血 3 日 1 次,针刺每日 1 次,10 次为 1 个疗程。针刺治疗 1 个疗程后,患者小腿局部瘀斑颜色明显减轻,波动感消失,食欲增加。继续针刺 2 个疗程后,局部皮肤变淡,接近正常皮肤,血液鲜红,皮肤温度接近正常皮肤。继续针刺 2 个疗程后,皮肤恢复正常,症状消失。

十二、丹毒

丹毒是以皮肤或黏膜发红,色如涂丹为主要表现的一种症状。

本症起病突然,迅速扩大,发无定处,一般好发于小腿和颜面部。本症辨证可分为湿热化火、风热化火、肝胆湿热等证。湿热化火者,发热恶寒,周身疼痛,局部皮肤焮红、肿痛灼热,境界明显,脉滑数,苔黄腻;风热化火者,多发生于颜面部皮肤,焮红灼热,很快蔓延至面部或头部,皮肤光泽紧张,有时出现小水疱,眼睑、耳翼、口唇肿胀,全身伴有寒战高热、头痛、口渴、恶心、呕吐,甚至神志不清、谵语,脉浮数,苔黄腻;肝胆湿热者,一般发于腹部及腰部,局部皮肤红赤,灼痛,口苦,胁痛,寒热,小便短赤,脉弦滑,苔黄腻。本症相当于急性网状淋巴管炎。

【同功穴配伍】

1. **主症选主穴** 合谷、委中、血海。

2. **辨证选配穴** ①湿热化火加内庭、阴陵泉;②风热化火加风门、大椎;③肝胆湿热加阴陵泉、太冲。

3. **随症加减穴** ①心烦加内关;②神昏谵语加水沟、十宣;③食欲不振加足三里、中脘。

方解释义:合谷为手阳明经原穴,擅治面部疾患,所谓"面口合谷收",能清阳明经之热毒,调和气血,委中、血海与皮损局部点刺出血,既能清热利湿又能清血分之毒,使毒邪外泄。内庭、阴陵泉可利湿、清热、泻火;风门、大椎疏风清热;阴陵泉、太冲清泻肝胆之火,疏泄郁热。内关清心除烦,健脾和胃;水沟、十宣开窍、泻热、醒神;足三里、中脘健运脾胃。

【针灸技法】

合谷直刺 0.5~1 寸,血海直刺 1~1.5 寸,行捻转泻法;委中点刺出血,配合拔罐。

①湿热化火:内庭逆足阳明经方向斜刺 0.5~0.8 寸,阴陵泉直刺 1~1.5 寸,行捻转泻法;②风热化火:风门沿脊柱方向斜刺 0.5~0.8 寸,行捻转泻法,大椎直刺 0.5~1 寸,或点刺放血;③肝胆湿热:阴陵泉同前,太冲直刺 0.5~0.8 寸,行捻转泻法。

①心烦:内关直刺 0.5~1 寸,行捻转泻法;②神昏谵语:水沟向上斜刺 0.3~0.5 寸,强刺激,十宣点刺出血;③食欲不振:足三里直刺 1~2 寸,行提插捻转补法,中脘直刺 1~1.5 寸,行捻转补法。

以上腧穴每次留针 30 分钟,每日 1 次,一般 1~2 个月可愈。

【验案举例】

姜某,男,42 岁,2019 年 10 月 12 日就诊。主诉:小腿肿痛 2 天。患者于 2 天前突发寒战,继而发热,双侧小腿肿痛,于当地医院被诊断为"丹毒",予中药熏洗(具体不详),效果不明显,求中医针灸治疗。现症:双侧小腿外侧部肿痛,肿块区域清楚,高于正常皮肤,发热,不恶寒,口干口苦,纳少,眠可。既往有丹毒发作病史 5 年。查体:神清语明,面色红,舌质红,苔黄腻,脉滑。诊断:丹毒(湿热化火)。治疗:先取合谷、委中、血海,合谷、血海针刺得气后用捻转泻法,委中用三棱针点刺放血,再取阴陵泉、地机,针用捻转泻法,再围刺肿胀皮肤,红肿局部用梅花针叩刺,以局部出血为度。针刺每日 1 次,每次留针 30 分钟,针刺 10 次为 1 个疗程。针刺 3 次后,体温恢复正常,小腿肿痛减轻,继续针刺 4 次后,局部肿胀消失,仍有轻微疼痛,皮肤泛红。继续针刺 7 次后,疼痛消失,皮肤颜色恢复正常。

十三、皮肤瘙痒

皮肤瘙痒是指皮肤有瘙痒感的一种自觉症状。好发于老年及青壮年,多发于秋、冬干燥季节,少数亦在夏季发作。

本症主要是由于风邪为患,攻窜肌肤,而致皮肤瘙痒难耐。本症辨证可分为血热生风、血虚生风、瘀血阻滞、风盛作痒、风湿外袭、风寒束表及湿热下注证。血热生风者,皮肤瘙痒,颜色鲜红,触之灼热,逢暖加剧,近寒得冷减轻,心绪烦躁或食辛辣食物而瘙痒加剧,伴心烦口渴,舌红苔薄黄,脉弦数;血虚生风者,多见于年老体弱之人,瘙痒每遇劳累而加剧,伴神情倦怠,面色苍白,常心悸失眠,食欲不振,舌淡红,苔薄白,脉弦细;瘀血阻滞者,瘙痒多位于腰围、足背、手腕部等,抓痕累累,面色晦暗,口唇色紫,舌质暗或有瘀点、瘀斑,脉涩滞;风盛作痒者,周身皮肤瘙痒,痒无定处,抓破出血,病程缠绵者皮肤肥厚,舌红苔薄黄,脉弦数;风湿外袭者,皮肤瘙痒剧烈,由于反复搔抓,可见糜烂、水疱、脓疱、潮红等继发性皮疹,舌红苔腻,脉弦滑;风寒束表者,瘙痒可见于周身,以下肢为甚,经常由于寒冷诱发或加剧,皮肤干燥,附有细薄干燥鳞屑,舌淡苔薄白,脉浮紧或浮缓;湿热下注者,多见于肛周、下阴等部位,阵发性,常突然发作,夜间加重,常因摩擦、汗出、潮湿等引起,因挠抓局部可出现浮肿、水疱、丘疹变化,舌红苔黄腻,脉弦滑数。

【同功穴配伍】

1. 主症选主穴　血海、曲池、合谷。

2. 辨证选配穴　①血热生风加大椎、膈俞;②血虚生风加三阴交、脾俞;③瘀血阻滞加委中、气海;④风盛作痒加外关、膈俞;⑤风湿外袭加外关、丰隆;⑥风寒束表加外关、经渠;⑦湿热下注加丰隆、三阴交。

3. 随症加减穴　①心烦口渴加内关、太溪;②心悸失眠加内关、神门;③食欲不振加胃俞、中脘。

方解释义:曲池、合谷同属阳明经,可散风清热;血海属太阴经,主血分病,调营血祛风邪;诸穴相配,可以外驱风邪,内养营血,达到治疗本病的目的。大椎、膈俞可清泻血中热毒;三阴交、脾俞善滋阴补血;委中、气海可补气行血;外关、膈俞功善疏风散邪,行血息风;外关、丰隆疏风散邪,清利湿热;外关、经渠二穴善疏散肺经风邪,解表散寒;丰隆、三阴交清热利湿。内关、太溪滋阴、清热、除烦;内关、神门宁心安神,定惊止悸;胃俞、中脘调理脾胃,助脾胃之运化。

【针灸技法】

血海、曲池直刺 1~1.5 寸,合谷直刺 0.5~1 寸,行捻转泻法。

①血热生风:大椎三棱针点刺出血,膈俞沿脊柱方向斜刺 0.5~0.8 寸,行捻转泻法;②血虚生风:三阴交直刺 1~1.5 寸,脾俞斜刺 0.5~1 寸,施捻转补法;③瘀血阻滞:委中直刺 0.5~1 寸,或用三棱针点刺出血,气海直刺 1~1.5 寸,施

提插捻转泻法;④风盛作痒:外关直刺 0.5~1 寸,膈俞沿脊柱方向斜刺 0.5~1 寸,行捻转泻法;⑤风湿外袭:外关直刺 0.5~1 寸,丰隆直刺 1~1.5 寸,使针感沿足阳明经传至足;⑥风寒束表:外关直刺 0.5~1 寸,经渠直刺 0.3~0.5 寸,使局部有酸胀感;⑦湿热下注:丰隆、三阴交直刺 1~1.5 寸,行捻转泻法。

①心烦口渴:内关、太溪直刺 0.5~1 寸,行捻转补法;②心悸失眠:内关直刺 0.5~1 寸,使局部有酸胀感,神门直刺 0.3~0.5 寸,行捻转补法;③食欲不振:胃俞沿脊柱方向斜刺 0.5~0.8 寸,行捻转补法,使局部有酸胀感,可向腰部或腹部放散,中脘直刺 1~1.5 寸,行捻转补法,孕妇慎用。

以上腧穴每次留针 30 分钟,每日 1 次,一般 5~10 次可愈。

【验案举例】

田某,女,54 岁,2019 年 2 月 13 日就诊。主诉:皮肤瘙痒 6 天。患者皮肤瘙痒,每遇劳累而诱发,乏力明显,偶感耳鸣,怕冷,伴入睡困难,腰酸背痛,纳可,二便正常。既往血脂偏高。查体:神清语明,面色无华,舌淡苔薄白,脉弦细。诊断:皮肤瘙痒(血虚生风)。治疗:先取合谷、曲池、血海,针刺得气后用平补平泻,继取中脘、三阴交、足三里,得气后用捻转补法,再取脾俞、胃俞、百会、四神聪,脾俞、胃俞针用捻转补法,百会、四神聪针用捻转泻法,针刺 4 次后皮肤瘙痒症状大减,睡眠及饮食得到明显改善,继续针刺 3 次后症状消失。

十四、斑秃

斑秃是指头发出现斑块脱落的症状,轻者脱发呈片状,重者可全秃。辨证可分为血热生风、阴血亏虚、气血两虚及瘀血阻滞等多个证型。血热生风者,表现为头发突然成片脱落,头皮光亮,局部稍微瘙痒,多数无全身症状,或仅见心烦口渴,大便秘结,小便黄赤,舌红苔薄黄,脉弦滑数;阴血亏虚者,表现为头发油亮光泽、屑多,经常脱落,日久头顶或两额角处头发逐渐稀疏,头皮发痒,舌红,苔少,脉细数;气血两虚者,表现为头发细软干燥少华,头发呈均匀脱落,日渐稀疏,少气乏力,语声低微,面色苍白,心悸怔忡,肢体麻木,舌质淡,少苔,脉细弱;瘀血阻滞者,表现为头发部分或全部脱落,甚至须眉俱脱,常伴有头痛,口渴欲饮不欲咽,面色晦暗,口唇红紫,舌质暗兼有瘀斑,脉细涩。本症多见于神经衰弱、内分泌失调等多种疾病中。

【同功穴配伍】

1. 主症选主穴 生发穴、百会、四神聪。

2. 辨证选配穴　①血热生风加三阴交、大椎;②阴血亏虚加三阴交、足三里;③气血两虚加足三里、气海;④瘀血阻滞加血海、膈俞。

3. 随症加减穴　①心烦口渴加内关、太溪;②大便干燥加天枢、支沟;③小便黄赤加中极、膀胱俞;④耳鸣加中渚;⑤腰酸乏力加肾俞、太溪;⑥心悸怔忡加内关、神门。

方解释义:生发穴(风池与风府连线的中点)为临床经验效穴,可促进头发生长;百会、四神聪均位于头部,可以使头部经络通畅、气血条达,恢复头发的生长功能;诸穴配伍,共达疏通经络、调和气血、促进头发生长之目的。三阴交、大椎清热凉血;三阴交、足三里加强脾胃运化之功能,促进阴血化生;足三里、气海促进气血生化,气血双补;血海、膈俞活血化瘀。内关、太溪可滋阴、止渴、除烦;天枢、支沟促进大肠传导之功能,通腑泄热;中极、膀胱俞清利小便;中渚清泻三焦之火,为治疗耳鸣之要穴;肾俞、太溪补肾填精,壮骨强筋;内关、神门镇静安神。

【针灸技法】

生发穴、百会、四神聪平刺 0.3~0.5 寸,平补平泻。

①血热生风:三阴交直刺 1~1.5 寸,大椎直刺 0.5~1 寸,行捻转泻法,大椎可点刺放血;②阴血亏虚:三阴交直刺 1~1.5 寸,行捻转补法,足三里直刺 1~2 寸,行提插捻转补法;③气血两虚:足三里直刺 1~2 寸,气海直刺 1~1.5 寸,行捻转补法;④瘀血阻滞:血海直刺 1~1.5 寸,膈俞沿脊柱方向斜刺 0.5~0.8 寸,行捻转泻法。

①心烦口渴:内关、太溪直刺 0.5~1 寸,平补平泻;②大便干燥:天枢直刺 1~1.5 寸,支沟直刺 0.5~1 寸,行捻转补法;③小便黄赤:中极直刺 1~1.5 寸,膀胱俞直刺 0.8~1.2 寸,行捻转泻法;④耳鸣:中渚直刺 0.3~0.5 寸,虚补实泻;⑤腰酸乏力:肾俞、太溪直刺 0.5~1 寸,行捻转补法;⑥心悸怔忡:内关直刺 0.5~1 寸,神门直刺 0.3~0.5 寸,平补平泻。

以上腧穴每次留针 30 分钟,每日 1 次,一般 2~3 个疗程可愈。

【验案举例】

王某,女,30 岁,2023 年 3 月 22 日就诊。主诉:脱发 1 年。患者 1 年前无明显诱因头发出现斑块脱落,为求中医系统治疗来诊。现伴有气短乏力,头晕耳鸣,寐差,入睡困难,纳少,夜尿频。查体:神清语明,面色少华,舌淡苔薄白,脉弱。诊断:斑秃(气血两虚)。治法:益气养血生发。处方:百会、四神聪、生发穴、足三里、气海、中脘、三阴交、神门、听宫。操作:百会、四神聪针用捻转泻法,中脘、气海、神门、三阴交针用捻转补法,其余穴平补平泻。同时脱发区采用梅花针叩刺,以局部潮红微微出血为度,一周2次。每日针刺1次,10次为1个疗程。针刺治疗7次后,脱发区部分长出新头发,连续治疗2个疗程后,患者脱发区域长满新发,复诊精神焕发,恢复如前。

十五、痤疮

痤疮是指发于颜面或胸背部的以黑白粉刺、丘疹、囊肿、瘢痕为主要表现的一种症状。辨证可分为肺热证、胃热证、血热证、毒热证及湿毒血瘀证。肺热者,表现为颜面部粟米大小的丘疹,与毛囊一致,可挤出白粉色油状物质,皮疹多在鼻周围,亦可见于前额,或有黑头粉刺,轻微痒感,常伴有口鼻干燥,大便干,舌质微红,苔薄白或薄黄,脉浮滑;胃热者,表现为颜面部散在毛囊性丘疹,形如粟米大小,可挤出白粉色油状物质,亦可有黑头粉刺,以口周多见,亦可见于前胸后背,面部油脂分泌旺盛,毛孔粗大,常伴有口臭,口渴喜冷饮,大便秘结,舌质红,苔腻,脉沉滑;血热者,表现为颜面及两颊散在潮红色米粒大小的丘疹,以口鼻周围及两眉间居多,面部常有毛细血管扩张,情绪激动或遇热时面部明显潮红,有灼热感,妇女在月经前后皮疹增多,大便干燥,小便黄赤,舌尖红苔薄,脉细滑数;毒热者,表现为面部散在丘疹,多为米粒大小,顶端常有小脓疱,或周围有轻度发红,自觉肿胀疼痛,脓疱此起彼伏,消退后皮肤表面可遗留凹陷性小瘢痕,形如橘皮,胸背部多受累,大便秘结,小便黄赤,舌质红,苔黄燥,脉弦滑或数;湿毒血瘀者,表现为面部及胸背部米粒大丘疹,可出现黄豆大或樱桃大之结节或囊肿,皮肤表面高低不平,重者成脓疱,局部红肿疼痛,颜面皮肤油脂分泌旺盛,身热,舌质暗红,苔黄或白,脉缓或沉涩。

【同功穴配伍】

1. **主症选主穴** 合谷、曲池、血海。

2. **辨证选配穴** ①肺热加肺俞、尺泽;②胃热加内庭、阴陵泉;③血热加血海、三阴交;④毒热加膈俞、大椎;⑤湿毒血瘀加三阴交、丰隆。

3. **随症加减穴** ①胸胁不舒加内关、太冲;②头痛身热加太阳、外关;③便秘加支沟、天枢。

方解释义:肺经与大肠经为表里经,颜面乃阳明经循行之所过,取合谷、曲池疏风清热解表,以除肌肤之郁热;取脾经之血海,以活血通经,除气血之瘀滞。诸穴合用,共达疏风清热、活血化瘀之目的。肺俞、尺泽清泻肺经郁热;内庭、阴陵泉清胃泻火;血海、三阴交清热凉血;膈俞、大椎活血化瘀,清泻血中热毒;三阴交、丰隆化湿清热,解毒消肿。内关、太冲疏调心胸之气机;太阳、外关疏散外风,清利头目;支沟、天枢调节大肠传导,通腑泄热。

【针灸技法】

合谷直刺 0.5~1 寸,曲池、血海直刺 1~1.5 寸,行捻转泻法。

①肺热:肺俞沿脊柱方向斜刺 0.5~0.8 寸,行捻转泻法,尺泽直刺 0.5~0.8 寸,以局部有酸胀感,或有触电感向前臂或手部放射;②胃热:内庭直刺 0.5~0.8 寸,行捻转泻法,阴陵泉直刺 1~1.5 寸,行捻转补法;③血热:血海、三阴交直刺 1~1.5 寸,行捻转泻法;④毒热:膈俞沿脊柱方向斜刺 0.5~0.8 寸,行捻转泻法,大椎三棱针点刺出血;⑤湿毒血瘀:三阴交、丰隆直刺 1~1.5 寸,行捻转泻法。

①胸胁不舒:内关直刺 0.5~1 寸,太冲直刺 0.3~0.5 寸,行捻转泻法;②头痛身热:太阳直刺 0.3~0.5 寸,以局部有酸胀感,或用三棱针点刺出血,外关直刺 0.5~1 寸,施捻转泻法;③便秘:支沟直刺 0.3~0.5 寸,以局部有酸胀感,针感向上扩散到肘部,天枢直刺 1~1.5 寸,虚补实泻。

以上腧穴每次留针 30 分钟,每日 1 次,一般 5~10 次可愈。

【验案举例】

葛某,男,18 岁,于 2022 年 7 月 27 日就诊。主诉:青春期痤疮半年。患者半年前面部出现痤疮,未规律就诊,此后症状反复,现伴有食欲不振,口干咽干,失眠,舌红苔黄腻,脉弦数。诊断:痤疮(胃热)。治疗:针刺取合谷、曲池、血海、内庭、阴陵泉、四神聪、神门、三阴交。先针四神聪、神门,得气后四神聪行捻转泻法,神门行捻转补法,后针合谷、曲池、血海、内庭、阴陵泉等穴,得气后行捻转泻法,留针 30 分钟。针刺每日 1 次,10 次为 1 个疗程。治疗 1 个疗程后,痤疮、失眠等症状均得到改善,后继续治疗 1 个疗程,症状痊愈。

十六、鹅掌风

鹅掌风是指手掌部粗糙开裂如鹅掌的一种症状。本症多发于手足掌心和指头,男女老幼皆可发病,以青壮年较为多见,冬轻夏重,反复发作,缠绵难愈。鹅掌风的病因病机是感受湿热之毒,或内有胃肠燥热伤血,皮肤失于濡养而发病。鹅掌风辨证可分为湿毒内盛证和血虚风燥证。湿毒内盛者,表现为皮下水疱簇集,瘙痒,抓破渗液,此起彼伏,以手掌及指端腹侧多见。血虚风燥者,表现为局部皮肤肥厚粗糙,皲裂,疼痛,瘙痒,手掌或手指失去弹性,屈伸不利。

【同功穴配伍】

1. 主症选主穴 劳宫、合谷、后溪。

2. 辨证选配穴 ①湿毒内盛加阴陵泉、内庭;②血虚风燥加足三里、曲池。

3. 随症加减穴 ①大便干燥加天枢、支沟;②小便黄赤加中极、膀胱俞;③口臭加内庭、胃俞;④睡眠不佳加四神聪、神门、三阴交。

方解释义:劳宫、后溪为局部取穴,可疏通经络,调和局部气血,合谷为手阳明经之原穴,可祛风止痒,诸穴相配,可促进皮损的修复。阴陵泉、内庭祛湿清热解毒;足三里、曲池健脾补血,祛风除邪。天枢、支沟润肠通便,通调腹气;中极、膀胱俞清热利尿;内庭、胃俞清胃火;四神聪、神门、三阴交镇静安神。

【针灸技法】

劳宫直刺 0.3~0.5 寸,合谷、后溪直刺 0.5~1 寸,平补平泻。

①湿毒内盛:阴陵泉直刺 1~1.5 寸,内庭逆足阳明经方向斜刺 0.5~0.8 寸,行捻转泻法;②血虚风燥:足三里直刺 1~2 寸,行提插捻转补法,合谷直刺 0.5~1 寸,行捻转泻法。

①大便干燥:天枢直刺 1~1.5 寸,支沟直刺 0.5~1 寸,行捻转补法;②小便黄赤:中极直刺 0.5~1 寸,需在排尿后针刺,孕妇禁针,膀胱俞向脊柱方向斜刺 0.8~1.2 寸,平补平泻;③口臭:内庭逆足阳明经方向斜刺 0.5~0.8 寸,胃俞沿脊柱方向斜刺 0.5~0.8 寸,行捻转泻法;④睡眠不佳:四神聪逆督脉方向斜刺 0.2~0.3 寸,行捻转泻法,神门直刺 0.3~0.5 寸,三阴交直刺 1~1.5 寸,行捻转补法。

以上腧穴每次留针 30 分钟,每日 1 次,一般 2~3 个疗程可愈。

【验案举例】

王某,男,46 岁,2019 年 6 月 21 日就诊。主诉:双手掌皮肤增厚皲裂 3 年。患者于 3 年前无明显诱因出现双侧手指局部湿疹,未予重视,后双侧手掌出现皮肤皲裂,疼痛瘙痒,于当地医院就诊,予中药外洗(具体不详),治疗后症状缓解,此后反复发作,故于门诊就诊。现症:双手掌皮肤增厚、粗糙、疼痛、瘙痒剧烈,心烦,纳差,眠差,二便调。查体:神清语明,面色萎黄,舌质淡,苔薄白,脉细。诊断:鹅掌风(血虚风燥)。治疗:针刺取劳宫、合谷、后溪、曲池、足三里、血海、中脘、四神聪、神门、三阴交。劳宫、曲池用捻转泻法,足三里、中脘,针用捻转补法,四神聪、血海用捻转泻法,神门、三阴交用捻转补法,其余穴位平补平泻。针刺每天1次,每次留针30分钟,10次为1个疗程。针刺治疗5次后,患者自觉双手掌瘙痒疼痛明显减轻,手掌较硬的皮肤有软化的趋势,继续针刺1个疗程后,患者手掌皲裂处的裂口愈合,手掌皮肤光滑,疼痛瘙痒消失,继续针刺5次巩固治疗后,症状消失。

第九章　五官科病症

一、耳鸣、耳聋

耳鸣、耳聋都是听觉异常、听力下降的病症。耳鸣是患者自觉耳内鸣响，妨碍听觉的症状；耳聋则是听力不同程度的减退，甚至完全丧失，其轻者，听而不真，称为"重听"，重者不闻外声，称为"全聋"。临床上，耳鸣、耳聋二症，关系甚为密切，既可单独出现、先后发生，亦常同时并见。二者的症状表现虽有不同，但病因病机却基本一致，两者不可绝对划分，故本处合并论述。

耳鸣、耳聋常可分为风邪外袭、肝胆火盛、痰火郁结、肾气亏虚和脾胃虚弱等证。风邪外袭者常表现为开始多有外感症状，继之突然耳鸣、耳聋，或耳内有胀闷不适感，伴头痛、恶风、口干、发热，舌质红、苔薄白或薄黄，脉浮数。肝胆火盛者常表现为耳鸣、耳聋，每于郁怒之后突然发作或加重，耳胀痛，伴头痛、面赤、口苦咽干、心烦易怒、大便秘结，舌红、苔黄，脉弦数。痰火郁结者常表现为耳鸣如蝉，闭塞如聋，伴头晕目眩、胸闷痰多，舌红、苔黄腻，脉弦滑。肾气亏虚者常表现为耳聋渐至，耳鸣夜间尤甚，兼失眠、头晕、腰膝酸软，舌红、苔少或无，脉细弦或细弱。脾胃虚弱者可表现为耳鸣、耳聋时轻时重，遇劳加重，休息则减，伴神疲乏力、纳少腹胀、大便溏，舌淡、苔薄白，脉细弱。本症常见于耵聍栓塞、外耳道异物、分泌性中耳炎、各型化脓性中耳炎、梅尼埃病、各种感音神经性聋及中耳或内耳新生物等病症。

【同功穴配伍】

1. **主症选主穴**　耳门、听宫、听会、翳风。

2. **辨证选配穴**　①风邪外袭加风池、合谷；②肝胆火盛加中渚、侠溪；③痰火郁结加丰隆、内庭；④肾气亏虚加肾俞、关元；⑤脾胃虚弱加足三里、脾俞。

3. **随症加减穴**　①急躁易怒加太冲；②头晕加百会、四神聪；③神疲乏力加气海；④头痛加太阳、印堂。

方解释义：耳为手、足少阳经所辖，耳门属手少阳经腧穴，位于耳前，通气机、开耳窍；听会属足少阳经腧穴，位于耳前，益聪利耳；听宫为手太阳经与手、足少阳经之交会穴，位居耳屏与下颌关节之间，手太阳经、手足少阳经均入耳中，刺本穴能开窍聪耳；翳风属手少阳三焦经，为手、足少阳经的交会穴，散风活络、聪耳启闭。诸穴合用，通气活络，开窍聪耳。配风池、合谷，疏风通络，解表；配中渚、侠溪，清泻肝胆之火，宣通耳窍；配丰隆、内庭清泻痰火；配肾俞、关元，补肾固本；配足三里、脾俞，健脾和胃。太冲为肝经之原穴，可平肝潜阳；百会、四神聪清利头目；气海补益元气；太阳、印堂通络止痛。

【针灸技法】

耳门、听会针时令患者张口，直刺 0.5~1 寸；刺听宫时，令患者张口，直刺 1~1.5 寸，留针时患者可闭口，但不要开口说话或做其他张闭口的动作，以免发生弯针、折针；翳风直刺 0.5~1 寸，施平补平泻。

①风邪外袭：风池向鼻尖方向斜刺 0.8~1.2 寸，合谷直刺 0.5~1 寸，施提插捻转补法；②肝胆火盛：中渚、侠溪直刺 0.3~0.5 寸，施提插捻转泻法；③痰火郁结：丰隆直刺 1~1.5 寸，内庭直刺或斜刺 0.5~0.8 寸，施提插捻转泻法；④肾气亏虚：肾俞直刺 0.5~1 寸，关元直刺 1~1.5 寸，施提插捻转补法，可灸；⑤脾胃虚弱：足三里直刺 1~2 寸，脾俞斜刺 0.5~0.8 寸，施提插捻转补法，可灸。

①急躁易怒：太冲直刺 0.5~0.8 寸，施提插捻转泻法；②头晕：百会、四神聪向后斜刺 0.5~1 寸；③神疲乏力：气海直刺 1~1.5 寸，施提插捻转泻法；④头痛：太阳直刺或斜刺 0.3~0.5 寸，印堂从上向下平刺 0.3~0.5 寸，施平补平泻。

以上腧穴每次留针 30 分钟，每日 1 次，一般 5~10 次可愈。

【医案举例】

丁某，男，25 岁，2023 年 4 月 5 日初诊。主诉：左侧耳鸣 15 日，伴腰膝酸软，口苦口干，右耳闷胀感，听力下降，头晕。诊断：耳鸣（肾气亏虚）。治疗：先针耳门、听会、听宫，继针翳风，得气后施平补平泻；再针四神聪，得气后施平补平泻；最后针关元和肾俞，得气后施捻转补法。治疗 5 次后，患者耳鸣症状好转，腰膝酸软、耳闷胀及头晕好转，但仍有口苦口干的症状，遂加针廉泉，得气后施平补平泻，治疗 10 次后，诸症消除。

二、耳胀

耳胀是因邪犯耳窍，气血失畅所致，以耳内胀闷、闭塞感，听力下降为特征。耳胀发病较急，病程较短，以耳内胀痛为主，又称耳胀痛，多为实证。本症多因风邪外袭,痰浊积聚而引起。风邪犯耳者常表现为耳中胀闷不适,或胀痛,自声增强,耳鸣如风声,听力下降,初起常有发热恶寒,鼻塞流涕,或有咳嗽咳痰、头痛等,苔薄白,脉浮。痰浊积聚者常表现为耳胀不适,自声增强,听力不聪,头晕头重,或有咳嗽咳痰,胸脘痞闷,苔白腻,脉濡或滑。本症可见于分泌性中耳炎及各型化脓性中耳炎等。

【同功穴配伍】

1. **主症选主穴**　耳门、翳风、听宫、听会、中渚。

2. **辨证选配穴**　①风邪犯耳加风池、外关;②痰浊积聚加颔厌、丰隆。

3. **随症加减穴**　①听力下降加悬钟;②鼻塞喷嚏加迎香;③咳嗽加肺俞、太渊。

方解释义:耳门属手少阳经腧穴,疏风清热、消肿镇痛;翳风为手、足少阳经的交会穴,祛风通络、聪耳通窍;听宫为手足少阳与手太阳交会穴,聪耳开窍;听会属足少阳经腧穴,疏风清热、聪耳开窍;中渚为手少阳经输穴,调三焦经气,以助气化。诸穴合用,共奏疏风通络、行气开窍之功。配风池、外关,疏风解表;配颔厌、丰隆,和胃理脾,化浊祛痰。悬钟可补肾填精聪耳;迎香可开窍通鼻;肺俞、太渊为俞原配穴,可宣肺止咳。

【针灸技法】

刺耳门、听会时,令患者张口,直刺 0.5~1 寸;刺听宫时,令患者张口,直刺 1~1.5 寸;翳风直刺 0.5~1 寸,中渚直刺 0.3~0.5 寸,施平补平泻。

①风邪犯耳:风池向鼻尖方向斜刺 0.8~1.2 寸,外关直刺 0.5~1 寸,施捻转泻法;②痰浊积聚:颔厌平刺 0.5~0.8 寸,丰隆直刺 1~1.5 寸,施提插捻转泻法。

①听力下降:悬钟直刺 0.5~0.8 寸,施提插捻转补法;②鼻塞喷嚏:迎香略向上斜刺或平刺 0.3~0.5 寸,施平补平泻;③咳嗽:肺俞斜刺 0.5~0.8 寸,太渊避开桡动脉直刺 0.3~0.5 寸,施平补平泻。

以上腧穴每次留针 30 分钟,每日 1 次,一般 3~5 次可愈。

【医案举例】

冷某,男,29 岁,2020 年 8 月 16 日初诊。主诉:左耳胀半年。伴可见湿状分泌物,听力下降,头晕头重。查体:神志清楚,语言清晰,舌淡,苔白腻,脉滑。诊断:耳胀(痰浊积聚)。治疗:先针耳门、听会、听宫,得气后施平补平泻,再针翳风、中渚,得气后施平补平泻,继针颔厌、丰隆,得气后施提插捻转泻法;最后针四神聪,得气后施平补平泻。治疗 3 次后,患者左耳胀症状好转,但仍有头晕的症状,遂加针百会,得气后施小幅度、快频率的平补平泻;治疗 5 次后,诸症消除。

三、聤耳

聤耳,是指耳内流出脓性分泌物的症状和体征。本病可分为肝胆火热、脾虚湿困、肾阴亏虚等证。肝胆火热者可见发作急骤,耳部胀痛剧烈,脓出痛减,流脓较多,色黄质稠,伴头痛,耳鸣,听力下降,发热,口苦,咽干,急躁易怒,便干溲赤,舌红,苔黄,脉弦数。脾虚湿困者常表现为耳内流脓,量多,质清稀,日久不愈,伴面色萎黄,倦怠乏力,食少便溏,舌淡红,苔白腻,脉细无力。肾阴亏虚者常表现为耳内流脓,时作时止,缠绵不愈,脓液有秽臭味,混有豆渣样物,伴头晕,耳鸣,耳聋,腰酸乏力,面色潮红,舌质红,苔薄,脉细数。本症常见于急慢性化脓性中耳炎等。

【同功穴配伍】

1. **主症选主穴** 头窍阴、翳风、听宫。

2. **辨证选配穴** ①肝胆火热加行间、侠溪;②脾虚湿困加阴陵泉、足三里;③肾阴亏虚加太溪、肾俞。

3. **随症加减穴** ①头痛加太阳、百会;②耳鸣耳聋加中渚;③发热加大椎;④腰酸乏力加太溪、肾俞。

方解释义:头窍阴属足少阳经,为足少阳与足太阳交会穴,通关开窍、清头散风;翳风属手少阳经,为手、足少阳经的交会穴,散风活络、聪耳启闭;听宫属手太阳经,又为手、足少阳与手太阳经交会穴,开窍聪耳。诸穴合用,起通络开窍、调和耳部气血之效。配行间、侠溪,清泻肝胆,导热下行;配阴陵泉、足三里,健脾利湿,托里排脓;配太溪、肾俞,滋阴补肾。太阳、百会通络止痛;中渚为治疗耳鸣耳聋之效验穴;大椎可清热;太溪、肾俞滋阴补肾。

【针灸技法】

头窍阴平刺 0.5~0.8 寸,翳风直刺 0.5~1 寸,刺听宫时,令患者张口,直刺 1~1.5 寸,施平补平泻。

①肝胆火热:行间直刺 0.5~0.8 寸,侠溪直刺 0.3~0.5 寸,施提插捻转泻法;②脾虚湿困:阴陵泉直刺 1~1.5 寸,施提插捻转泻法,足三里直刺 1~2 寸,施提插捻转补法;③肾阴亏虚:太溪、肾俞直刺 0.5~1 寸,施提插捻转补法。

①头痛:太阳直刺或斜刺 0.3~0.5 寸,百会向后平刺 0.5~1 寸,施平补平泻;②耳鸣耳聋:中渚直刺 0.3~0.5 寸,施平补平泻;③发热:大椎点刺出血;

④腰酸乏力：太溪、肾俞直刺 0.5~1 寸，施提插捻转补法。

以上腧穴每次留针 30 分钟，每日 1 次，一般 3~5 次可愈。

【医案举例】

陈某,男,39 岁,2021 年 4 月 8 日初诊。主诉：左耳流脓 11 天。伴头痛,口苦,急躁易怒。查体：神志清楚,语言清晰,舌红,苔黄,脉弦。诊断：聤耳(肝胆火热)。治疗：先针头窍阴、翳风、听宫,得气后施捻转泻法,继针行间、侠溪,得气后施提插捻转泻法。治疗 3 次后,患者左耳流脓症状好转,但仍有头痛和急躁易怒,遂又加针太阳、百会,得气后施平补平泻,治疗 5 次后,诸症消除。

四、喷嚏

喷嚏是指鼻内因痒而气喷有声的症状。多见于伤风鼻塞、感冒、麻疹初期、鼻衄等病。本病辨证可分为外邪犯肺、肺气虚弱。外邪犯肺者常表现为突然发作,喷嚏连连,声高响亮,伴有鼻塞流涕,或有咳嗽气喘,发热恶寒,头痛身困,脉浮等。肺气虚弱者常表现为喷嚏,时作时止,声低气弱,鼻痒,倦怠乏力,气短声低,自汗,舌质淡,苔薄白,脉虚弱。本症可见于过敏性鼻炎、血管运动性鼻炎等。

【同功穴配伍】

1. 主症选主穴　印堂、迎香、风池、合谷、足三里。

2. 辨证选配穴　①风热加大椎、曲池；②风寒加外关；③肺气虚弱加太渊、肺俞。

3. 随症加减穴　①鼻塞加鼻通、通天；②鼻痒加内迎香；③咳嗽气喘加天突；④气短加气海。

方解释义：印堂属奇穴,通督脉之气,宣肺利窍；迎香属手阳明经,为手、足阳明经交会穴,位于鼻旁,有祛风、清热、宣通鼻窍之效；风池属足少阳经,为足少阳经与阳维脉交会穴,解表祛风；合谷为手阳明经原穴,疏风解表、通络利鼻；足三里为足阳明经合穴,有强壮作用,补益气血、扶正培元、通经活络。诸穴合用,以起宣肺利鼻止嚏之效。配大椎、曲池,疏散热邪；外关配合谷,解表散寒；太渊、肺俞补益肺气。鼻通、通天为治疗鼻塞的效验穴,可宣通鼻窍；内迎香可止痒；天突可宣肺平喘；气海配足三里补气。

【针灸技法】

印堂从上向下平刺 0.3~0.5 寸,迎香斜刺或平刺 0.3~0.5 寸,风池向鼻尖方向斜刺 0.8~1.2 寸,合谷直刺 0.5~1 寸,足三里直刺 1~2 寸,施平补平泻。

①风热:大椎点刺放血,曲池直刺 1~1.5 寸,施提插捻转泻法;②风寒:外关直刺 0.5~1 寸,施提插捻转泻法,可灸;③肺气虚弱:太渊避开桡动脉直刺 0.3~0.5 寸,肺俞斜刺 0.5~0.8 寸,施捻转补法。

①鼻塞:鼻通斜刺或平刺 0.3~0.5 寸,通天平刺 0.3~0.5 寸,施平补平泻;②鼻痒:内迎香点刺出血;③咳嗽气喘:天突先直刺 0.2~0.3 寸,再沿着气管前缘缓慢直刺 0.5~1 寸,施平补平泻;④气短:气海直刺 1~1.5 寸,足三里直刺 1~2 寸,施提插捻转补法,可灸。

以上腧穴每次留针 30 分钟,每日 1 次,一般 1~3 次可愈。

【医案举例】

许某,男,42 岁,2023 年 3 月 13 日初诊。主诉:喷嚏 1 周。患者凌晨及晨起时喷嚏连作,伴流清涕,鼻痒,略有头晕,大便时夹有不消化食物,神疲乏力。查体:神志清晰,语言清晰,舌体胖大,苔白腻,脉弱。诊断:喷嚏(肺气虚弱)。治疗:先针印堂、迎香,得气后施平补平泻,再针合谷、足三里,得气后施平补平泻;继针太渊,得气后施捻转补法,最后针风池、肺俞,得气后施捻转补法。治疗 1 次后,患者喷嚏症状好转,鼻痒、头晕等症状好转,但仍有食谷不化的症状,遂加针天枢,得气后施提插捻转补法,治疗 3 次后诸症消除。

五、鼻塞

鼻塞,或称鼻堵、鼻不通气,是指呼吸之气通过鼻腔时受阻而言。本症多因风邪外袭、气虚邪滞所致。外感风寒者鼻塞较重,喷嚏频作,涕多而清稀,鼻音重浊,伴头痛、身痛、无汗、恶寒,舌淡,苔薄白,脉浮紧;外感风热者鼻塞而干,时重时轻,或鼻痒气热,涕少黄稠,发热恶风,头痛咽痛,口渴喜饮,舌质红,苔白或微黄,脉浮数。气虚邪滞者常表现为鼻塞时轻时重或昼轻夜重,遇寒加重,头晕头重,舌淡红,苔薄白,脉缓;兼肺气虚者鼻腔发痒闷胀,喷嚏频作,鼻塞,流清涕,自汗;兼脾气虚者气短音低,倦怠懒言,纳差,腹胀、腹泻;兼肾气虚者形寒肢冷,腰膝酸软,舌胖而淡,苔薄白,脉虚弱。本症可见于急慢性鼻炎,急慢性鼻窦炎,鼻息肉,鼻腔、鼻窦肿物等。

【同功穴配伍】

1. 主症选主穴　迎香、鼻通、印堂、合谷。

2. 辨证选配穴　①外感风寒加列缺、风池;②外感风热加曲池、外关;

③气虚邪滞加百会、肺俞；④肺气虚加肺俞、太渊；⑤脾气虚加脾俞、足三里；⑥肾气虚加命门、肾俞。

3. 随症加减穴　①鼻塞加风池；②恶寒发热加外关、风府；③头晕头重加百会、四神聪；④咽痛加少商。

方解释义：迎香属手阳明经，为手、足阳明经交会穴，位于鼻旁，有祛风、清热、宣通鼻窍之效，治一切鼻病；鼻通属奇穴，位于鼻根；印堂属奇穴，位于鼻上，宣肺利窍；合谷为手阳明经原穴，疏风解表、通络利鼻，善治头面部诸疾。诸穴合用，疏风宣肺、通利鼻窍。配列缺、风池，疏风散寒；配曲池、外关，疏风清热；配百会、肺俞，补气祛邪；配肺俞、太渊，补益肺气；配脾俞、足三里，补中益气；配命门、肾俞，补肾助肺。风池可祛风通鼻；外关、风府散寒清热；百会、四神聪清利头窍；少商可利咽止痛。

【针灸技法】

迎香向上平刺 0.3~0.5 寸透刺鼻通穴，印堂从上向下平刺 0.3~0.5 寸，合谷直刺 0.5~1 寸，施平补平泻。

①外感风寒：列缺斜刺 0.5~0.8 寸，风池向鼻尖方向斜刺 0.8~1.2 寸，施提插捻转泻法，可灸；②外感风热：曲池直刺 1~1.5 寸，外关直刺 0.5~1 寸，施提插捻转泻法；③气虚邪滞：百会向后平刺 0.5~1 寸，肺俞斜刺 0.5~0.8寸，施捻转补法；④肺气虚：肺俞斜刺 0.5~0.8 寸，太渊避开桡动脉直刺 0.3~0.5 寸，施捻转补法；⑤脾气虚：脾俞斜刺 0.3~0.5 寸，足三里直刺 1~2寸，施提插捻转补法；⑥肾气虚：命门、肾俞直刺 0.5~1 寸，施提插捻转补法，可灸。

①鼻塞：风池操作同前，施平补平泻；②恶寒发热：外关直刺 0.5~1 寸，风府向下颌方向斜刺 0.5~1 寸；③头晕头重：百会、四神聪向后平刺 0.5~1 寸，施平补平泻；④咽痛：少商点刺放血。

以上腧穴每次留针 30 分钟，每日 1 次，一般 1~3 次可愈。

【医案举例】

王某，男，25 岁，2019 年 3 月 5 日初诊。主诉：鼻塞 4 年余。伴自觉发热，易出汗，口渴，咽痛。查体：神志清楚，语言清晰，舌淡红，苔薄黄，脉浮。诊断：鼻塞（外感风热）。治疗：先迎香向上透刺鼻通，再针印堂，得气后均施平补平泻，继针合谷，得气后施提插捻转泻法；又针曲池、外关，得气后施提插捻转泻法。治疗 1 次后，鼻塞症状好转，发热、出汗症状好转，但仍觉咽痛，遂于少商点刺放血，治疗 3 次后，诸症消除。

六、鼻干

鼻干,是指鼻窍干燥的症状。肺经热盛者可见鼻孔干燥,灼热而痛,或鼻干出血,鼻部微痒,咳嗽少痰,口干咽燥,重者伴发热,头痛,小便短赤,大便干燥,全身不适,舌尖红,苔薄黄,脉浮数或弦数。燥邪伤肺者常表现为鼻干咽燥,鼻塞发痒,嗅觉减退,痰少而黏,或干咳无痰,或口渴唇干,发病时感全身酸楚,发热头痛,局部可见鼻黏膜干燥结痂,舌质红,苔薄少津,脉浮细而数。胃热炽盛者常表现为鼻干有灼热感,或伴疼痛,或鼻出血,咽干口燥,渴喜冷饮,消谷善饥,口气秽臭,小便短黄,大便秘结,舌质红苔黄,脉滑数。肺阴亏损者常表现为鼻燥咽干,咳嗽喉痒,涕少痰黏,盗汗,或声哑,舌红少津,苔薄白,脉细无力。肺脾气虚者常表现为鼻干而痒,鼻孔有干痂,或伴面色㿠白,气短自汗,咳喘无力,腹胀纳呆,便溏,舌质淡,苔薄白,脉细弱。本症可见于萎缩性鼻炎,还可见于急性鼻炎的前驱期。

【同功穴配伍】

1. **主症选主穴**　迎香、口禾髎、足三里。

2. **辨证选配穴**　①肺经热盛加少商、合谷;②燥邪伤肺加鱼际、风池;③胃热炽盛加内庭、委中;④肺阴亏损加肺俞、膏肓;⑤肺脾气虚加肺俞、脾俞。

3. **随症加减穴**　①鼻塞加鼻通;②口臭加内庭;③咳嗽少痰加天突;④口渴加廉泉;⑤自汗加合谷、复溜。

方解释义:迎香属手阳明经,为手、足阳明经交会穴,位于鼻旁,疏风清热、通利鼻窍;口禾髎为手阳明大肠经穴,祛风开窍;足三里为足阳明经合穴,健脾和胃、调理气血、通经活络、扶正培元。诸穴合用,起调和气血、通利鼻窍之效。配少商、合谷,泄肺经热邪;配鱼际、风池,清泄肺火、滋阴润燥;配内庭、委中,清泻胃热;配肺俞、膏肓,滋阴润肺;配肺俞、脾俞,补肺健脾。鼻通为治疗鼻塞之要穴,可宣通鼻窍;内庭清泻胃火,除口臭;天突平喘化痰;廉泉生津止渴;泻合谷、补复溜以止汗。

【针灸技法】

迎香、口禾髎斜刺或平刺 0.3~0.5 寸,足三里直刺 1~2 寸,施平补平泻。

①肺经热盛:少商点刺放血,合谷直刺 0.5~1 寸,施提插捻转泻法;②燥邪伤肺:鱼际直刺 0.5~0.8 寸,提插捻转泻法,风池向鼻尖方向斜刺 0.8~1.2 寸,施捻转补法;③胃热炽盛:内庭直刺 0.5~0.8 寸,委中直刺 1~1.5 寸,施提插捻

转泻法;④肺阴亏损:肺俞、膏肓斜刺 0.5~0.8 寸,施捻转补法;⑤肺脾气虚:肺俞、脾俞斜刺 0.5~0.8 寸,施捻转补法。

①鼻塞:鼻通斜刺或平刺 0.3~0.5 寸,施平补平泻;②口臭:内庭直刺或斜刺 0.5~0.8 寸,施提插捻转泻法;③咳嗽少痰:天突先直刺 0.2~0.3 寸,再沿着气管前缘向下缓慢刺入 0.5~1 寸,施平补平泻;④口渴:廉泉向舌根方向斜刺 0.5~0.8 寸,施平补平泻;⑤自汗:合谷直刺 0.5~1 寸,施提插捻转泻法,复溜直刺 0.5~1 寸,施提插捻转补法。

以上腧穴每次留针 30 分钟,每日 1 次,一般 1~3 次可愈。

【医案举例】

赖某,女,52 岁,2019 年 2 月 25 日初诊。主诉:鼻干 3 年。伴鼻痒,打喷嚏,鼻腔内痛,易流鼻血,便秘。查体:神志清楚,语言清晰,舌红,苔腻,脉数。诊断:鼻干(肺经热盛)。治疗:先针口禾髎、迎香,得气后施平补平泻;再针足三里,得气后施平补平泻;继针合谷,得气后施提插捻转泻法,最后于少商点刺放血。治疗 1 次后,患者鼻干、喷嚏等症状好转,但仍有便秘症状,遂加针天枢、支沟,得气后施提插捻转泻法,治疗 3 次后,诸症消除。

七、鼻衄

鼻衄,即鼻中出血,可由局部原因或全身原因而引起。本症常辨证分为肺经郁热、胃火炽盛、阴虚火旺等。肺经郁热者常表现为发作突然,鼻血点滴而出,量多、色红,鼻咽干燥,可伴有咳嗽,痰黄,口干身热,舌质红,苔薄白而干,脉数。胃火炽盛者常表现为鼻血量多、色深红,伴见烦渴引饮,齿龈红肿甚至出血,大便秘结,小便短赤,舌质红,苔黄,脉洪数。阴虚火旺者常表现为鼻出血时作时止,血色红,量不多,口干不欲饮,耳鸣目眩,五心烦热,失眠,多梦,心悸,舌红绛,少苔,脉细数。

【同功穴配伍】

1. **主症选主穴** 上星、合谷、迎香。

2. **辨证选配穴** ①肺经郁热加少商、孔最;②胃火炽盛加内庭、巨髎;③阴虚火旺加太溪、三阴交。

3. **随症加减穴** ①咳嗽加天突;②口渴加廉泉;③便秘加天枢、支沟;④耳鸣目眩加百会、听会;⑤五心烦热加太溪。

方解释义:上星属督脉,热邪亢盛,迫血妄行,故取上星以泄上亢之热邪;

合谷为手阳明经原穴,其气通于头面,疏风解表、通络利鼻,善治头面部诸疾;迎香属手阳明经,为手、足阳明经交会穴,位于鼻旁,有祛风、清热、宣通鼻窍之效,治一切鼻病。诸穴合用,起清热通络、利鼻止衄之效。配少商、孔最,清泻肺热,止鼻衄;配内庭、巨髎,清泻胃火,止鼻衄;配太溪、三阴交,滋阴降火。天突平喘止咳;廉泉生津止渴;天枢、支沟泻腑通便;百会、听会清窍通耳;太溪滋阴除热。

【针灸技法】

上星平刺 0.5~0.8 寸,合谷直刺 0.5~1 寸,迎香略向上斜刺或平刺 0.3~0.5寸,施平补平泻。

①肺经郁热:少商点刺出血,孔最直刺 0.5~1 寸,施提插捻转泻法;②胃火炽盛:内庭直刺或斜刺 0.5~0.8 寸,巨髎斜刺或平刺 0.5~0.8 寸,施提插捻转泻法;③阴虚火旺:太溪直刺 0.5~1 寸,三阴交直刺 1~1.5 寸,施平补平泻。

①咳嗽:天突先直刺 0.2~0.3 寸,再沿着气管前缘向下缓慢刺入 0.5~1寸,施平补平泻;②口渴:廉泉向舌根方向斜刺 0.5~0.8 寸;③便秘:天枢直刺 1~1.5 寸,支沟直刺 0.5~1 寸,施提插捻转泻法;④耳鸣目眩:百会向后平刺 0.5~1 寸,听会针刺时微张口,直刺 0.5~0.8 寸,施平补平泻;⑤五心烦热:太溪直刺 0.5~1 寸,施提插捻转补法。

以上腧穴每次留针 30 分钟,每日 1 次,一般 1~3 次可愈。

【医案举例】

石某,男,8 岁,2020 年 1 月 15 日初诊。主诉:鼻出血 5 年。伴鼻腔不适,口臭,食少,素喜冷饮。查体:神志清楚,语言清晰,舌红,苔厚腻,脉数。诊断:鼻衄(胃火炽盛)。治疗:先针上星、迎香,得气后施平补平泻,继针合谷,得气后施提插捻转泻法,又针巨髎、内庭,得气后施提插捻转泻法。治疗 1 次后,患者鼻出血症状好转,但仍有食少的症状,遂加针天枢、脾俞,得气后施提插捻转补法,治疗 3 次后,诸症消除。

八、失嗅

失嗅指鼻窍嗅觉减退或嗅觉丧失而言。本症多因邪毒滞留鼻窍,或鼻窍失养、气血瘀滞鼻窍等所致,可分为肺经风热、胆腑郁热、血瘀阻肺、肺脾两虚等证。肺经风热者常表现为嗅觉减退,鼻塞涕黄,伴有发热、咳嗽、痰多,舌红苔薄黄,脉浮数。胆腑郁热者常表现为嗅觉减退,鼻塞,涕黄浊而有臭味,一般鼻通气后嗅觉也逐渐恢复,同时伴有发热、头痛、口苦、咽干、痰多、全身乏力,舌红苔黄,脉弦数。血瘀阻肺者常表现为嗅觉减退或消失,鼻塞或有鼻涕,伴有头昏而闷,头痛较剧,咳嗽,舌苔薄、质暗,或有瘀斑,脉细涩。肺脾两虚者常表现为嗅觉差,鼻涕黏白,鼻塞时轻时重,头昏而胀,气短懒言,全身倦怠,食少腹胀,舌苔薄白,脉缓。本症可见于鼻炎,鼻窦炎,鼻息肉及鼻腔、鼻窦肿物等。

【同功穴配伍】

1. 主症选主穴　迎香、鼻通、印堂、合谷。

2. 辨证选配穴　①肺经风热加风池、列缺;②胆腑郁热加瞳子髎、头临泣;③血瘀阻肺加膈俞、通天;④肺脾两虚加脾俞、肺俞。

3. 随症加减穴　①发热加大椎;②头晕加百会、太阳;③鼻塞加通天;④头痛加四神聪、太阳。

方解释义:迎香属手阳明经,为手、足阳明经交会穴,疏风清热、通利鼻窍;鼻通为奇穴,宣通鼻窍、清热解毒;印堂为奇穴,可宣肺利鼻、清利头目;合谷是手阳明大肠经原穴,祛风解表、宣肺利窍、调经活血、疏经通络。诸穴合用,疏风通络、调和气血、宣肺开窍。配风池、列缺,疏风清热;配瞳子髎、头临泣,清胆泻火;配膈俞、通天,活血化瘀;配脾俞、肺俞,调补肺脾。大椎清热泻火,百会、太阳居头部,可升清降浊而通窍;通天为治疗鼻塞的效验穴,具有宣鼻通窍的作用;四神聪、太阳可通络止痛。

【针灸技法】

迎香、鼻通斜刺或平刺 0.3~0.5 寸,印堂从上向下平刺 0.3~0.5 寸,合谷直刺 0.5~1 寸,施平补平泻。

①肺经风热:风池向鼻尖方向斜刺 0.8~1.2 寸,列缺斜刺 0.5~0.8 寸,施捻转泻法;②胆腑郁热:瞳子髎平刺 0.3~0.5 寸,头临泣平刺 0.5~0.8 寸,施捻转泻法;③血瘀阻肺:膈俞斜刺 0.5~0.8 寸,通天平刺 0.3~0.5 寸,施捻转泻法,膈俞可点刺出血;④肺脾两虚:脾俞、肺俞斜刺 0.5~0.8 寸,施捻转泻法,可灸。

①发热:大椎点刺出血;②头晕:百会向后平刺 0.5~1 寸,太阳直刺或斜刺 0.3~0.5 寸,施平补平泻;③鼻塞:通天平刺 0.3~0.5 寸,施平补平泻;④头痛:四神聪向后平刺 0.5~1 寸,太阳操作同前,施平补平泻。

以上腧穴每次留针 30 分钟,每日 1 次,一般 3~5 次可愈。

【医案举例】

陈某,女,40 岁,2023 年 3 月 27 日初诊。主诉:嗅觉减退 4 年。伴鼻涕黏白,头晕,气短乏力。查体:神志清楚,语言清晰,舌淡,苔薄白,脉缓。诊断:失嗅(肺脾两虚)。治疗:先针鼻通、迎香、印堂,得气后施平补平泻,再针合谷,得气后施平补平泻,又针脾俞、肺俞,得气后施捻转补法。治疗3次,患者失嗅症状好转,鼻涕黏白、气短乏力等症状好转,但仍觉头晕,遂加针百会、四神聪,得气后施平补平泻。治疗5次后,诸症消除。

九、咽干

咽干,是指咽喉部干燥而言。本症辨证可分为风热袭肺、燥热伤肺、肺胃热盛、肝胆郁热、肾阴亏虚等。风热袭肺者常表现为咽喉干燥,有灼热感,或觉痛痒,口渴欲饮,或与外感风热症状并见,如发热、恶风、头痛、鼻塞、咽部黏膜红肿等,舌质红,苔薄白或薄黄,脉浮数。燥热伤肺者常表现为咽干鼻燥,干咳无痰,或痰少而黏,不易咳出,常伴有胸痛,发热头痛,周身酸楚不适,咽部黏膜红而干燥,舌质红,苔薄白,脉浮细而数。肺胃热盛者常表现为咽干口燥,烦渴欲饮,口中有臭味,胃脘灼热疼痛,便干溲赤,咽部黏膜红,舌质红,苔黄,脉滑数。肝胆郁热者常表现为咽干,口苦,目眩,胸胁满闷,不欲饮,心烦喜呕,寒热往来,咽黏膜红,舌苔薄黄,质红,脉弦细。肾阴亏虚者常表现为口咽及舌根发干,耳鸣耳聋,头晕目眩,腰膝酸软,遗精,失眠,舌质红,脉细数。本症可见于咽炎、喉炎、鼻炎等。

【同功穴配伍】

1. 主症选主穴　少商、合谷、列缺、照海。

2. 辨证选配穴　①风热袭肺加风池;②燥热伤肺加太渊、太溪;③肺胃热盛加内庭、鱼际;④肝胆郁热加侠溪、太冲;⑤肾阴亏虚加太溪、阴谷。

3. 随症加减穴　①发热加大椎;②咳嗽有痰加天突;③咽痛加商阳;④头晕加百会;⑤口渴加金津、玉液。

方解释义:少商为手太阴经井穴,可清肺利咽、泄热启闭;合谷为手阳明经原穴,又为四总穴之一,清泄阳明、祛风解表、宣肺利窍、疏经通络;列缺为手太阴肺经络穴,又为八脉交会穴之一,通于任脉,宣肺理气、疏风解表、通经活络、利咽快膈;照海属足少阴经,为八脉交会穴之一,通于阴跷脉,滋阴补肾,清心宁神。列缺、照海为八脉交会穴相配为用,善治喉咙肺系疾患。诸穴配合,共奏疏风清热、生津利咽之效。配风池,疏风泄热;配太渊、太溪,清肺润燥;配内庭、鱼际,清泄肺胃积热;配侠溪、太冲,清肝利胆;配太溪、阴谷,滋肾阴、清虚热。大椎可清热泻火；天突可宣肺止咳平喘；商阳为治疗咽痛要穴；百会可清利头目；金津、玉液可生津止渴。

【针灸技法】

少商点刺放血，合谷直刺 0.5~1 寸，列缺斜刺 0.5~0.8 寸，照海直刺 0.5~0.8 寸，施提插捻转泻法。

①风热袭肺：风池向鼻尖方向斜刺 0.8~1.2 寸，施捻转泻法；②燥热伤肺：太渊避开桡动脉直刺 0.3~0.5 寸，施平补平泻，太溪直刺 0.5~1 寸，施提插捻转补法；③肺胃热盛：内庭、鱼际直刺 0.5~0.8 寸，施提插捻转泻法；④肝胆郁热：侠溪直刺 0.3~0.5 寸，太冲直刺 0.5~0.8 寸，施提插捻转泻法；⑤肾阴亏虚：太溪操作同前，阴谷直刺 1~1.5 寸，施提插捻转补法。

①发热：大椎点刺放血；②咳嗽有痰：天突先直刺 0.2~0.3 寸，再沿气管前缘向下刺入 0.5~1 寸，施捻转泻法；③咽痛：商阳点刺放血；④头晕：百会向后平刺 0.5~1 寸，施捻转泻法；⑤口渴：金津、玉液点刺放血。

以上腧穴每次留针 30 分钟，每日 1 次，一般 3~5 次可愈。

【医案举例】

胡某，女，36 岁，2019 年 5 月 12 日初诊。主诉：咽干 5 天。伴口苦，急躁易怒，大便干，舌质红。查体：神志清楚，语言清晰，舌淡红，苔厚，脉弦数。诊断：咽干（肝胆郁热）。治疗：先于少商点刺放血，继针合谷、列缺、照海，得气后施提插捻转泻法，最后针侠溪、太冲，治疗 1 次后，患者咽干症状好转，口苦、急躁易怒症状好转，但仍有大便干的症状，遂加针天枢，得气后施提插捻转泻法，治疗 3 次后，诸症消除。

十、咽痛

咽痛，是指咽喉部位的疼痛而言。乳蛾、喉痹、喉喑均可发生咽喉痛。本症多辨证为风热外袭、肺胃实热、肺肾阴虚等。风热外袭者常表现为咽喉红肿疼痛，有干燥灼热感，吞咽不利，当吞咽或咳嗽时加剧，伴恶寒发热，头痛，舌红，苔薄，脉浮数。肺胃实热者常表现为咽喉赤肿疼痛，痛连耳根和颌下，压痛明显，伴高热头痛，烦渴，咽干口臭，咳痰黄稠，腹胀便秘，小便黄赤，舌红，苔黄，脉洪数。肺肾阴虚者常表现为咽喉稍见红肿，色暗红，疼痛较轻，伴口干舌燥，颧颊红赤，手足心热，入夜症状加重，或有虚烦失眠，耳鸣，舌红，苔少，脉细数。本症可见于急慢性扁桃体炎、急慢性咽炎、急慢性喉炎，以及扁桃体周围脓肿、扁桃体肿物、喉部肿物等。

【同功穴配伍】

1. 主症选主穴　少商、商阳。

2. 辨证选配穴　①风热外袭加尺泽、合谷；②肺胃实热加内庭、天突、丰隆；③肺肾阴虚加太溪、照海。

3. 随症加减穴　①高热加大椎；②便秘加天枢、上巨虚；③口干加廉泉；④手足心热加太溪。

方解释义：少商为手太阴经井穴，清利咽喉，治疗咽喉痛；商阳为手阳明经井穴，可清泻肺热。尺泽为手太阴经合穴，清泄肺热，取实则泻其子之意，合谷为手阳明经原穴，疏风解表，清咽止痛；足阳明经荥穴内庭，清阳明郁热，以消肿止痛，天突属任脉，为任脉与阴维脉交会穴，可清利咽喉，丰隆为足阳明经络穴，泻之以清热涤痰；太溪为足少阴经原穴、输穴，照海属足少阴经，为八脉交会穴之一，通于阴跷脉，两穴滋阴降火，引虚火下行，为治虚热咽喉痛的要穴。大椎清热泻火；天枢、上巨虚为合募配穴，可泻腑通便；廉泉可生津止渴；太溪滋阴清热。

【针灸技法】

少商、商阳点刺放血。

①风热外袭：尺泽直刺 0.8~1.2 寸，合谷直刺 0.5~1 寸，施提插捻转泻法；②肺胃实热：内庭直刺或斜刺 0.5~0.8 寸，天突先直刺 0.2~0.3 寸，再沿着气管前缘向下缓慢刺入 0.5~1 寸，丰隆直刺 1~1.5 寸，施提插捻转泻法；③肺肾阴虚：太溪直刺 0.5~1 寸，照海直刺 0.5~0.8 寸，施提插捻转补法。

①高热：大椎点刺放血；②便秘：天枢、上巨虚直刺 1~1.5 寸，施提插捻转泻法；③口干：廉泉向舌根方向斜刺 0.5~0.8 寸，施平补平泻；④手足心热：太溪直刺 0.5~1 寸，施提插捻转泻法。

以上腧穴每次留针 30 分钟，每日 1 次，一般 1~3 次可愈。

【医案举例】

关某，女，56 岁，2021 年 9 月 16 日初诊。主诉：咽痛。伴吞咽不利，恶寒，自觉发热。查体：神志清楚，语言清晰，舌尖红，苔薄，脉浮数。诊断：咽痛（风热外袭）。治疗：先于少商、商阳、大椎点刺放血，继针尺泽、合谷，得气后施提插捻转泻法。治疗 1 次后，患者咽痛症状好转，但仍觉稍微恶寒发热，遂加针风池、风府，得气后施捻转泻法，治疗 2 次后，诸症消除。

十一、喑哑

喑哑指发音时或嘶或哑的症状。其概括起来可分为外感和内伤两大类。本症可分为风寒外袭、风热外袭、热邪犯肺、肺肾阴虚和血瘀痰聚等证。风寒外袭者常表现为突然嘶哑,喉痒咳嗽,伴有发热、恶寒,声带肿胀、充血,舌苔薄白,脉浮紧。风热外袭者常表现为声哑咽痛,有灼热感,伴有发热,恶风,咳嗽痰黄,声带充血、水肿,舌苔薄黄,脉浮数。热邪犯肺者常表现为声哑咽痛,有堵塞感,黏膜红肿,声带充血,痰黏胸闷,便干溲赤,舌质红,苔黏黄,脉滑数。肺肾阴虚者常表现为声哑日久,咽喉干痛,喉痒痰黏,声带微红,黏膜干燥,舌质红少苔,脉细数。血瘀痰聚者常表现为声哑日久,或逐渐加重,或咽干而痛,声带肥厚,或有小结,或有息肉,或喉间肿物,舌色紫暗,苔薄,脉弦细。本症可见于急慢性喉炎,声带小结,声带息肉,声带麻痹,喉部新生物等。

【同功穴配伍】

1. 主症选主穴 廉泉、天突、人迎。

2. 辨证选配穴 ①风寒外袭加曲池、合谷;②风热外袭加合谷、大椎;③热邪犯肺加曲池、尺泽;④肺肾阴虚加列缺、照海;⑤血瘀痰聚加膈俞、太冲、丰隆。

3. 随症加减穴 ①恶寒发热加曲池、外关;②咽痛加少商、商阳。

方解释义:廉泉属任脉,为任脉与阴维脉交会穴,清热化痰、开窍利咽;天突属任脉,为任脉与阴维脉交会穴,可宽胸理气、降气平喘、养阴清热、滋肾降火、化痰利咽;人迎属足阳明经,为足阳明、足少阳经交会穴,可清肺利咽、涤痰开结、健脾化痰。廉泉、天突、人迎为局部取穴,以疏通气血,增音治哑。配曲池、合谷以祛风散寒;配合谷、大椎以清热解表;配曲池、尺泽,清肺泄热;配列缺、照海以滋养肺肾;配膈俞、太冲、丰隆,活血化瘀、祛痰利咽。曲池、外关祛风散热;少商、商阳利咽止痛。

【针灸技法】

廉泉向舌根方向斜刺 0.5~0.8 寸,天突先直刺 0.2~0.3 寸,再沿着气管前缘向下缓慢刺入 0.5~1 寸,人迎避开颈总动脉,直刺 0.3~0.5 寸,施平补平泻。

①风寒外袭:曲池直刺 1~1.5 寸,合谷直刺 0.5~1 寸,施提插捻转泻法;②风热外袭:合谷操作同前,施提插捻转泻法,大椎点刺放血;③热邪犯肺:曲池操作同前,尺泽直刺 0.8~1.2 寸,施提插捻转泻法;④肺肾阴虚:列缺斜刺

0.5~0.8 寸,照海直刺 0.5~0.8 寸,施捻转补法;⑤血瘀痰聚:膈俞斜刺 0.5~0.8 寸,施捻转泻法,可点刺放血后加拔火罐,太冲直刺 0.5~0.8 寸,丰隆直刺 1~1.5 寸,施提插捻转泻法。

①恶寒发热:曲池操作同前,外关直刺 0.5~1 寸,施提插捻转泻法;②咽痛:少商、商阳点刺放血。

以上腧穴每次留针 30 分钟,每日 1 次,一般 3~5 次可愈。

【医案举例】

徐某,男,77 岁,2021 年 11 月 2 日初诊。主诉:声音嘶哑 15 日。伴咳嗽,扁桃体充血、肿胀。查体:神志清楚,语言清晰,舌淡,苔薄白,脉浮紧。诊断:喑哑(风热外袭)。治疗:先针廉泉、天突、人迎,得气后施平补平泻,继针合谷,得气后施提插捻转泻法,最后于大椎点刺放血。治疗 3 次后,患者声音嘶哑症状好转,扁桃体消肿,咳嗽减轻。

十二、梅核气

梅核气是指咽中有异物感,咽喉部似有异物梗阻,咯之不出,咽之不下,但并不妨碍饮食的症状。本症多辨证为肝气郁结、痰凝气滞、肺热阴虚等。肝气郁结者常表现为咽部梗阻,状如梅核,咯之不出,咽之不下,时或消失,吞咽无妨,常随情志变化而加重或减轻,可伴有头晕,心烦易怒,胸胁胀满,嗳气,舌苔薄,脉弦。痰凝气滞者常表现为咽喉梗阻,时轻时重,痰多而黏或色黄,胸闷纳呆,舌苔腻,脉濡滑。肺热阴虚者常表现为咽喉焮红干燥微痛,如有物梗阻,干咳少痰,烦热盗汗,舌苔薄黄、质红,脉细数。本症可见于急慢性咽炎,急慢性喉炎,咽异感症等。

【同功穴配伍】

1. 主症选主穴 丰隆、天突、廉泉、列缺、照海。

2. 辨证选配穴 ①肝气郁结加太冲、膻中;②痰凝气滞加阴陵泉;③肺热阴虚加鱼际、肺俞。

3. 随症加减穴 ①胸胁胀满加期门;②心烦加内关、膻中;③盗汗加阴郄;④头晕加百会、四神聪;⑤咽痛加少商、商阳。

方解释义:丰隆为足阳明经络穴,化痰祛湿、疏经活络、涤痰醒神;天突属任脉,为任脉与阴维脉交会穴,宽胸理气、降气平喘、养阴清热、滋肾降火、化痰利咽;廉泉属任脉,为任脉与阴维脉交会穴,清热化痰、开窍利喉;列缺属手太阴经,为手太阴经络穴,八脉交会穴之一,通于任脉,宣肺理气、通经活络、利咽快膈;照海属足少阴经,为八脉交会穴之一,通于阴跷脉,滋阴补肾,清心宁神。列缺配照海,善治膈与喉咙病症。诸穴合用,共奏宽胸理气、化痰利咽、通利气道之效。配太冲、膻中,疏肝解郁;配阴陵泉,行气化滞,祛痰解郁;配鱼际、肺俞,清热润肺。期门为肝经之募穴,可疏肝解郁;内关为手厥阴心包经之络穴,取之寓"诸邪之在于心者,皆在于心之包络"之意,配伍膻中可宽胸理气以除烦;泻阴郄以止盗汗;百会、四神聪可清脑利窍;少商、商阳可利咽止痛。

【针灸技法】

丰隆直刺 1~1.5 寸,天突先直刺 0.2~0.3 寸,再沿着气管前缘向下缓慢刺入 0.5~1 寸,廉泉向舌根方向斜刺 0.5~0.8 寸,列缺斜刺 0.5~0.8 寸,照海直刺 0.5~0.8 寸,施平补平泻。

①肝气郁结:太冲直刺 0.5~0.8 寸,膻中平刺 0.3~0.5 寸,施提插捻转泻法;②痰凝气滞:阴陵泉直刺 1~1.5 寸,施提插捻转泻法;③肺热阴虚:鱼际直刺 0.5~0.8 寸,施提插捻转泻法,肺俞斜刺 0.5~0.8 寸,施捻转补法。

①胸胁胀满:期门斜刺或平刺 0.5~0.8 寸,施捻转泻法;②心烦:内关直刺 0.5~1 寸,膻中平刺 0.3~0.5 寸,施捻转泻法;③盗汗:阴郄避开尺动、静脉直刺 0.3~0.5 寸,施提插捻转泻法;④头晕:百会、四神聪向后平刺 0.5~1 寸,施平补平泻;⑤咽痛:少商、商阳点刺放血。

以上腧穴每次留针 30 分钟,每日 1 次,一般 3~5 次可愈。

【医案举例】

许某,女,67 岁,2023 年 4 月 19 日初诊。主诉:咽部异物感 3 个月。伴急躁易怒,常随情志变化而加重,咯之不出,吞之不下,便秘。查体:神志清楚,语言清晰,舌红,苔薄,脉弦。诊断:梅核气(肝气郁结)。治疗:先针廉泉、天突,得气后施平补平泻;继针列缺、照海,得气后施平补平泻;再针丰隆,得气后施提插捻转泻法;最后针太冲、膻中,得气后施提插捻转泻法。治疗 3 次后,患者咽部异物感减轻,但仍有便秘,遂在上方基础上加针天枢、腹结,得气后施提插捻转泻法。治疗 5 次后,诸症消除。

十三、目痒

目痒,是指睛珠完好,视力正常,但睑边、眦内,甚至睛珠,痒极难忍的目疾。若偶然发痒,症状轻微不严重则不属病态。若因"睑生椒粟""眼眩赤烂"

等而发痒者,则不属本文讨论范围。风热者常表现为自觉双眼痒极难忍,或痒若虫行,伴有畏光流泪,双眼有灼热感,眼眵不多,呈黏丝状,或见黑白睛间抱轮灰黄微隆,或胞睑内有似椒粟状高低疙瘩,以青少年在春季发病为多,舌苔薄白,脉浮数。风寒者常表现为双目发痒,遇风加剧,流泪眵稀,患者眼睛端好,视力正常,内外均无翳障,只是睛珠发痒,甚至连接眉棱骨处酸楚不适,兼见恶寒鼻塞等感寒症状,舌苔薄白,脉浮弦。火盛者常表现为自觉双眼灼热奇痒,兼见白睛发红,泪热眵稠,口干口苦,小便黄赤,大便干结,舌红苔黄,脉数。血虚者常表现为双目轻微发痒,经揉拭后则止,止后少时复发,同时双眼干涩不适,兼见面色少华、舌淡、脉弦细等一系列血虚症状。

【同功穴配伍】

1. 主症选主穴　睛明、攒竹、球后、承泣、合谷。

2. 辨证选配穴　①风热加太阳、风池;②风寒加太阳、大椎、风池;③火盛加太溪、太冲、肝俞、肾俞;④血虚加太冲、光明、阳白、肝俞、肾俞。

3. 随症加减穴　①流泪加风池、太阳;②发热加大椎;③鼻塞加鼻通;④面色少华加心俞、脾俞。

方解释义:睛明、球后、承泣皆位于眼部,旨在通调眼部气血;取足太阳经之睛明、攒竹,配手阳明经原穴合谷,能疏风散邪。太阳、风池可疏散风热,又可配伍大椎疏风散寒;太溪、太冲、肝俞、肾俞可清肝去火;太冲、阳白、肝俞、肾俞可补肝肾益精血,光明为治疗眼疾之要穴。风池、太阳通窍明目;大椎祛风散热;鼻通宣通鼻窍;心俞、脾俞健脾益心养血。

【针灸技法】

睛明针刺时,嘱患者闭目,押手向外轻推眼球,于眶缘与眼球之间缓慢直刺0.3~0.8寸,攒竹向眉中或眼睑内睑平刺或斜刺0.5~0.8寸,球后针刺时向上轻推眼球,沿眶下缘略向内下方朝视神经方向缓慢刺入0.5~0.8寸,承泣沿眶下缘缓慢刺入0.5~1寸,合谷直刺0.5~1寸,睛明、球后、承泣不施提插捻转,攒竹、合谷施平补平泻。

①风热:太阳直刺或斜刺0.3~0.5寸,或点刺放血,风池向鼻尖方向斜刺0.8~1.2寸,施捻转泻法;②风寒:太阳操作同前,大椎向上斜刺0.5~1寸,风池操作同前,施捻转泻法;③火盛:太溪直刺0.5~1寸,太冲直刺0.5~0.8寸,肝俞、肾俞斜刺0.5~0.8寸,施捻转泻法;④血虚:太冲操作同前,阳白平刺0.5~0.8寸,光明、肾俞直刺0.5~0.8寸,肝俞斜刺0.5~0.8寸,施捻转补法。

①流泪:风池、太阳操作同前,施平补平泻;②发热:大椎点刺放血;③鼻

塞:鼻通斜刺或平刺 0.3~0.5 寸,施平补平泻;④面色少华:心俞、脾俞斜刺 0.5~0.8 寸,施捻转补法。

以上腧穴每次留针 30 分钟,每日 1 次,一般 1~3 次可愈。

【医案举例】

许某,女,39 岁,2021 年 4 月 7 日就诊。主诉:目痒目干 5 天。伴面色少华,头晕,心悸。查体:神志清楚,语言清晰,舌淡,苔薄白,脉弱。诊断:目痒(血虚)。治疗:先针睛明,得气后不提插不捻转,继针攒竹、球后、承泣、合谷,得气后施平补平泻,又针太冲、阳白、光明,得气后施捻转补法,最后针肾俞、肝俞,得气后施捻转补法。治疗 1 次后,患者目痒目干症状好转,但仍有头晕、心悸,遂加针百会、内关,得气后施捻转补法,治疗 2 次后,诸症消除。

十四、羞明

羞明,俗称怕光,是指眼睛在遇到明亮场所之时,痛涩、畏避难睁的症状。羞明是常见于内外障眼病中的症状之一,无论虚证、实证都可见到。风寒者常表现为双目发赤、微痛而涩,眵多如糊,羞明畏热较轻,眼睑呈纽,眉头肿胀,恶风寒,流清涕,舌苔薄白,脉浮紧。风热者常表现为目羞明涩痛,白睛红赤,眵少泪多,身热恶风,常常先患一眼而后累及双眼,并具有传染性,老幼相感,同时发病,在"天行赤眼"中常见。气阴两虚者常表现为羞明怕热及白睛赤痛症状均较轻,视物昏花,干涩不舒,目喜闭不喜开,头晕耳鸣,口干咽燥,大便溏薄,畏寒,舌苔薄白,脉细。

【同功穴配伍】

1. **主症选主穴** 睛明、承泣、攒竹、鱼腰、太阳。

2. **辨证选配穴** ①风邪侵袭加大椎、风池、外关、合谷;②阴虚加肝俞、三阴交、肾俞、太溪;③气虚加足三里。

3. **随症加减穴** ①视物昏花加光明;②头晕耳鸣加百会、中渚;③流泪加风池。

方解释义:睛明为手足太阳、足阳明等经之会穴,有疏风通络的作用;承泣、攒竹、鱼腰为局部取穴,可通经活络;太阳为经外奇穴,点刺放血可疏风清热。大椎、风池、外关、合谷可疏散风邪;肝俞、三阴交、肾俞、太溪滋补肝肾;足三里补气益气。光明可明目;百会、中渚可止眩、聪耳;风池为祛风之要穴,可止泪。

【针灸技法】

睛明针刺时,嘱患者闭目,押手向外轻推眼球,于眶缘与眼球之间缓慢直刺 0.3~0.8 寸,承泣沿眶下缘缓慢刺入 0.5~1 寸,攒竹向眉中或眼睑内睑平刺或斜刺 0.5~0.8 寸,鱼腰平刺 0.5~0.8 寸,太阳直刺或斜刺 0.3~0.5 寸,睛明、承泣、攒竹不提插捻转,太阳可点刺放血,鱼腰平补平泻。

①风邪侵袭:大椎向上斜刺 0.5~1 寸,可点刺放血,风池向鼻尖方向斜刺 0.8~1 寸,外关、合谷直刺 0.5~1 寸,施捻转泻法;②阴虚:肝俞斜刺 0.5~0.8 寸,三阴交直刺 1~1.5 寸,肾俞、太溪直刺 0.5~1 寸,施捻转补法;③气虚:足三里直刺 1~2 寸,施提插捻转补法。

①视物昏花:光明直刺 0.5~1 寸;②头晕耳鸣:百会向后平刺 0.5~1 寸,中渚直刺 0.3~0.5 寸;③流泪:风池操作同前,施平补平泻。

以上腧穴每次留针 30 分钟,每日 1 次,一般 3~5 次可愈。

【医案举例】

韩某,男,20 岁,2020 年 6 月 8 日初诊。主诉:怕光疼痛 5 天。伴低热,白睛红赤,流泪。查体:神志清楚,语言清晰,舌红,苔微黄,脉数。诊断:羞明(风热)。治疗:先针睛明,得气后不提插不捻转,继针承泣、攒竹、鱼腰、太阳,得气后施捻转泻法,再于大椎点刺放血,又针外关、合谷,得气后施提插捻转泻法,最后针风池,得气后施捻转泻法。治疗 1 次后,患者怕光疼痛症状好转,低热等症状好转,按上方继续针刺 3 次后,诸症基本消除。

十五、白睛红赤

白睛红赤,是指一眼(或双眼)白睛红赤。本症多见外感风热、天行时邪、邪热伏络、酒毒内蕴、肝胆火盛、肝肾阴虚等证。外感风热者常表现为白睛暴赤,羞明隐涩,热泪如汤,兼见恶寒发热,头痛鼻塞,舌苔薄白,脉浮数,相当于"暴风客热"。天行时邪者常表现为白睛红赤灼热,怕日羞明,眵多黏结,眼涩难睁,有的先患一眼而累及两眼,有的两眼齐发,传染性强,常老幼相传,同时发病,相当于"天行赤眼"。邪热伏络者常表现为白睛淡红,表面有赤脉纵横,粗细稀密不等,经久不愈,兼见羞明流泪,或痒痛不甚,视物容易疲劳,午后更甚。酒毒内蕴者常表现为白睛渐赤,眼涩干痒,兼见湿热内蕴之症,舌苔黄腻,脉象濡数。肝胆火盛者常表现为白睛红赤热痛,甚则赤脉纵横,热泪多眵,兼见恶热头痛,颠顶为甚,口苦咽干,胁肋胀痛,小便黄赤,大便秘结,舌红,脉弦数。肝肾阴虚者常发于久病体弱之人,症见白睛淡红,病势缓慢,时作时止,一年数发,兼见腰膝酸软,五心烦热,潮热盗汗,脉细数等阴虚内热的表现。

【同功穴配伍】

1. 主症选主穴　合谷、太阳、睛明、风池、少商。

2. 辨证选配穴　①外感风热加风池、大椎；②天行时邪加攒竹、印堂；③邪热伏络加曲池；④酒毒内蕴加筑宾；⑤肝胆火盛加行间、太冲；⑥肝肾阴虚加肝俞、肾俞。

3. 随症加减穴　①羞明加承泣、攒竹；②头痛加神庭、印堂；③口苦加阳陵泉；④盗汗加阴郄、复溜。

方解释义：睛明属局部取穴，以疏通局部气血，驱散风热；风池散风清热明目；太阳有疏通局部气血、清热泻火作用，少商属手太阴肺经井穴，可疏散肺经风热；合谷有镇痛清热作用。风池、大椎疏风泄热；攒竹、印堂为局部取穴；曲池清解热毒；筑宾解酒毒；行间、太冲清肝利胆；肝俞、肾俞滋肝补肾。承泣、攒竹为局部取穴，可疏经活络；神庭、印堂可通络止痛；阳陵泉为治疗口苦之要穴；泻阴郄、复溜可止盗汗。

【针灸技法】

合谷直刺 0.5~1 寸，施提插捻转泻法，太阳点刺放血，睛明紧靠眶缘直刺 0.5~1 寸，不捻转，不提插，风池向鼻尖方向斜刺 0.8~1.2 寸，施捻转泻法，少商点刺放血。

①外感风热：风池操作同前，大椎点刺放血；②天行时邪：攒竹向眉中平刺 0.5~0.8 寸，印堂从上向下平刺 0.3~0.5 寸，施捻转泻法；③邪热伏络：曲池直刺 1~1.5 寸，施提插捻转泻法；④酒毒内蕴：筑宾直刺 1~1.5 寸，施提插捻转泻法；⑤肝胆火盛：行间、太冲直刺 0.5~0.8 寸，施提插捻转泻法；⑥肝肾阴虚：肝俞斜刺 0.5~0.8 寸，肾俞直刺 0.5~1 寸，施捻转补法。

①羞明：承泣沿眶下缘缓慢刺入 0.5~1 寸，攒竹向眉中或眼睑内眦平刺或斜刺 0.5~0.8 寸；②头痛：神庭平刺 0.5~0.8 寸，施平补平泻，印堂提捏局部皮肤，平刺 0.3~0.5 寸，施提插捻转泻法；③口苦：阳陵泉直刺 1~1.5 寸，施提插捻转泻法；④盗汗：阴郄避开尺动、静脉直刺 0.3~0.5 寸，施捻转泻法，复溜直刺 0.5~1 寸，施提插泻法。

以上腧穴每次留针 30 分钟，每日 1 次，一般 3~5 次可愈。

【医案举例】

张某，男，82 岁，2020 年 7 月 2 日初诊。主诉：白睛红赤 4 天。伴有胸胁胀痛，口苦，大便干，小便黄。查体：神志清楚，语言清晰，舌红，苔黄，脉弦数。诊断：白睛红赤（肝胆火盛）。治疗：先于少商点刺放血，继针合谷、太阳，得气后施提插捻转泻法,又针行间、太冲,得气后施提插捻转泻法,又针晴明,得气后不提插不捻转,最后针风池,得气后施平补平泻。治疗 3 个疗程后,患者白睛红赤的症状好转,胸胁胀痛等症状有所改善,按上述处方继续针刺 5 次后,诸症消除。

十六、针眼

　　针眼,是指在眼睑边缘生小疖。本症辨证可分为外感风热、热毒炽盛、气阴两虚和脾气虚弱。外感风热者症见胞睑局部轻度红肿热痛,病变局限,触之局部疼痛并有硬结,常以近目眦部为多。初起微痒微肿,继则赤痛拒按,轻者数日内便可自行消散,重者数日后溃破排脓方能愈合。全身症状不甚明显,严重时会伴见发热恶寒、脉浮数等表热证候。热毒炽盛者常表现为胞睑红肿热痛明显,或肿连颧额,或白睛肿胀,局部肿痛拒按,入夜尤甚,兼见身热、便秘、舌红、脉弦数等热盛证候。气阴两虚者常表现为胞睑上肿胀如豆粒状,触之疼痛,按之或软或硬,红肿轻微,兼见胸闷不舒、倦怠少言、语声低微、大便秘结、日晡潮热、舌红苔薄白、脉细数等。脾气虚弱者常表现为眼睑有肿块微红,时起时消,疼痛不甚明显,反复发作,日久不愈,或一目痊愈另一目又生,或双目同时反复发作,兼见脾虚食少、胃纳不佳等脾胃气虚的症状。

　　【同功穴配伍】
　　1. 主症选主穴　晴明、太阳、攒竹、鱼腰、行间。
　　2. 辨证选配穴　①外感风热加风池、外关;②热毒炽盛加大椎、曲池;③气阴两虚加气海、三阴交;④脾气虚弱加脾俞、章门。
　　3. 随症加减穴　①便秘加天枢、支沟;②倦怠少气加气海、膻中;③食少加足三里、中脘;④发热加大椎、风府。

　　方解释义:晴明、太阳、攒竹、鱼腰为局部取穴,以疏调眼部气血,行间为足厥阴经之荥穴,肝经连目系,可泄热消肿。外关、风池疏风清热;大椎、曲池清热解毒;气海、三阴交补气益阴;脾俞伍章门为俞募配穴,补脾益气。天枢为局部取穴,支沟为治疗便秘之效验穴,远近相配泻腑通便;膻中为"上气海",气海为"下气海",两穴相伍可补益元气;足三里配伍中脘为合募配穴,可健脾益胃;大椎可清热泻火,风府祛风散热。

　　【针灸技法】
　　晴明针刺时,嘱患者闭目,押手向外轻推眼球,于眶缘与眼球之间缓慢直刺 0.3~0.8 寸,太阳直刺或斜刺 0.3~0.5 寸,攒竹向眉中或眼睑内眦平刺或斜刺 0.5~0.8 寸,鱼腰平刺 0.5~0.8 寸,行间直刺 0.5~0.8 寸。睛明不提插捻转,太阳可点刺放血,行间可灸,余穴施捻转泻法。

①外感风热:风池向鼻尖方向斜刺 0.8~1.2 寸,外关直刺 0.5~1 寸,施提插捻转泻法;②热毒炽盛:大椎、曲池点刺放血;③气阴两虚:气海、三阴交直刺 1~1.5 寸,施提插捻转补法;④脾气虚弱:脾俞斜刺 0.5~0.8 寸,章门直刺 0.8~1 寸,施捻转补法。

①便秘:天枢直刺 1~1.5 寸,支沟直刺 0.5~1 寸,施提插捻转泻法;②倦怠少气:气海直刺 1~1.5 寸,膻中平刺 0.5~0.8 寸,施捻转补法;③食少:足三里直刺 1~2 寸,中脘直刺 1~1.5 寸,施提插捻转泻法;④发热:大椎点刺放血后加拔火罐,风府向下颌方向缓慢刺入 0.5~1 寸,施平补平泻。

以上腧穴每次留针 30 分钟,每日 1 次,一般 1~3 次可愈。

【医案举例】

郑某,男,41 岁,2020 年 8 月 17 日初诊。主诉:左眼睑上出现麦粒样硬结 3 天,伴有微红,有触痛。查体:神志清楚,语言清晰,舌淡红,苔薄黄,脉浮数。诊断:针眼(外感风热)。治疗:先针睛明,得气后不提插不捻转,继针太阳、攒竹、鱼腰,得气后施捻转泻法,再针行间、外关,得气后施捻转泻法,最后针风池,得气后施捻转泻法。治疗 1 次后,患者左眼睑麦粒样硬结减少,微红,触痛症状有所改善,治疗 3 次后,诸症消除。

十七、眼睑下垂

眼睑下垂,指眼皮下垂,难以抬举,影响视物,轻者半掩瞳仁,重者黑睛全遮,垂闭难张。本症辨证常见风邪袭络、脾气虚弱及先天不足等。风邪袭络者常表现为忽然上睑下垂,起病较急,兼见目痒如虫行,头目涨痛,舌红苔薄,脉浮数。脾气虚弱者临床表现为上睑缓慢下垂,逐渐加重,轻者半掩瞳神,重者黑睛全遮,垂闭难张,患者瞻视往往仰首提眉,久则额纹加深,甚则需要以手提睑方能见物,体质虚弱,形寒肢冷,气短乏力,四肢虚软,舌质淡嫩,脉沉微,或见脱肛,妇女子宫脱垂。眼睑下垂还可由脑内或眼窝肿瘤而引起,须由专科治疗,不属本文讨论范围。

【同功穴配伍】

1. **主症选主穴**　阳白、鱼腰、攒竹、瞳子髎、丝竹空(均取患侧);上星、百会。

2. 辨证选配穴　①风邪袭络加风池、合谷、膈俞；②脾气虚弱加气海、足三里、脾俞、胃俞、太白；③先天不足加命门、肾俞、三阴交、关元、气海、太溪。

3. 随症加减穴　①目痒加睛明；②气短乏力加气海；③形寒肢冷加命门；④头涨加印堂、太阳。

方解释义：眼周局部诸穴阳白、鱼腰、攒竹、瞳子髎、丝竹空可疏通局部气血，养血荣筋，上星、百会位于颠顶，可升阳举陷，补气益气。风池、合谷、膈俞可疏风散邪；脾主肌肉，气海、足三里、脾俞、胃俞和脾经之原穴太白可补益脾气；命门、肾俞、三阴交、关元、气海、太溪可补肾益精。睛明可疏风明目；气海可补元气；命门温益肾阳；印堂、太阳为局部取穴，清利头目。

【针灸技法】

阳白从上向下平刺 0.5~0.8 寸，鱼腰平刺 0.5~0.8 寸，攒竹向眉中或眼睑内眦平刺或斜刺 0.5~0.8 寸，瞳子髎、丝竹空平刺 0.3~0.5 寸，上星、百会平刺 0.5~0.8 寸，施平补平泻。

①风邪袭络：风池向鼻尖方向斜刺 0.8~1.2 寸，合谷直刺 0.5~1 寸，膈俞斜刺 0.5~0.8 寸，施捻转泻法；②脾气虚弱：气海直刺 1~1.5 寸，足三里直刺 1~2 寸，两穴均施提插捻转补法，脾俞、胃俞斜刺 0.5~0.8 寸，太白直刺 0.5~0.8 寸，三穴均施捻转补法，诸穴均可灸；③先天不足：命门、肾俞、太溪直刺 0.5~1 寸，三阴交、关元、气海直刺 1~1.5 寸，均施提插捻转补法，诸穴均可灸。

①目痒：睛明针刺时，嘱患者闭目，押手向外轻推眼球，于眶缘与眼球之间缓慢直刺 0.3~0.8 寸，不提插捻转，攒竹操作同前，施平补平泻；②气短乏力：气海操作同前，施提插捻转补法；③形寒肢冷：命门操作同前，施捻转补法，可灸；④头涨：印堂从上向下平刺 0.3~0.5 寸，施平补平泻，太阳直刺或斜刺 0.3~0.5 寸，可点刺放血。

以上腧穴每次留针 30 分钟，每日 1 次，一般 5~10 次可愈。

【医案举例】

高某，女，56 岁，2023 年 3 月 20 日初诊。主诉：眼睑下垂 1 月，伴头晕。查体：神志清楚，语言清晰，舌淡，苔白，脉浮数。诊断：眼睑下垂（风邪袭络）。治疗：先针上星、百会，得气后施平补平泻，继针阳白、鱼腰、攒竹、瞳子髎、丝竹空（均取患侧），又针合谷，得气后施提插捻转泻法，最后针风池、膈俞，得气后施提插捻转泻法。治疗 3 次后，患者眼睑下垂症状好转，头晕症状好转，按上方继续针刺 10 次后，诸症消除。

十八、流泪

流泪是指泪液没有节制,自行溢出眼外而言。

本症多见肝经虚寒、肝经风热、肝肾两亏和阴虚火旺等证。肝经虚寒者主要表现为遇风则冷泪频流,形体消瘦,面色无华,甚则伴有形寒肢冷,口中和,舌质淡,苔白润,脉沉迟,常见于年高血虚之人,属"冷泪"范畴,即迎风冷泪。肝经风热者主要表现为双目赤涩,见风则流热泪,口鼻干燥,头晕耳鸣,舌质红,苔薄白,脉弦细数,属"热泪"范畴,即迎风热泪。肝肾两亏者主要表现为常流冷泪,遇寒更甚,初期冷泪时止,久则冷泪常流,伴有头晕目眩,视物不清,耳鸣耳聋,失眠遗精,腰腿酸软,舌苔白,脉细弱,亦属"冷泪"范畴,即无时冷泪。阴虚火旺者主要表现为日间常流热泪,夜则两目干涩,伴有头晕目暗,舌质红,苔薄白或薄黄,脉细数,亦属"热泪"范畴,即无时热泪。若因外邪客扰,或肝胆实火导致的外障眼病,火邪引动其水,亦会导致热泪不止,如暴风客热之热泪如汤,或凝脂翳之眵泪如糊,均不属本节讨论范围。

【同功穴配伍】

1. **主症选主穴**　睛明、风池、攒竹、肝俞、肾俞。

2. **辨证选配穴**　①肝经虚寒加期门;②肝经风热加行间、侠溪;③肝肾两亏加太冲、太溪;④阴虚火旺加太溪。

3. **随症加减穴**　①目视不明加养老、承泣;②头晕加百会、四神聪;③耳鸣耳聋加中渚;④失眠加四神聪、神门、三阴交。

方解释义:睛明、攒竹疏调眼部气血;风池以通经明目;肝俞、肾俞用以补益肝肾。期门为肝经之募穴,补之可补肝散寒;行间为肝经之荥穴,侠溪为胆经之荥穴,可清泻肝火;太冲为肝经之原穴,太溪为肾之原穴,两穴可滋补肝肾;太溪可滋阴降火。养老、承泣远近相配,加强明目功能;百会、四神聪可清利脑窍;中渚为治疗耳鸣耳聋之效验穴;四神聪引诸气入脑,浅刺之可引阳入阴,神门宁心安神,中刺可调节营阴,深刺三阴交可滋补肝、脾、肾三脏,三穴共奏镇静安神之功。

【针灸技法】

睛明针刺时,嘱患者闭目,押手向外轻推眼球,于眶缘与眼球之间缓慢直刺 0.3~0.8 寸,不提插捻转,风池向鼻尖方向斜刺 0.8~1.2 寸,攒竹向眉中或眼睑内睑平刺或斜刺 0.5~0.8 寸,肝俞、肾俞斜刺 0.5~0.8 寸,施平补平泻。

①肝经虚寒:期门斜刺或平刺 0.5~0.8 寸,施提插捻转补法;②肝经风热:行间直刺 0.5~0.8 寸,侠溪直刺 0.3~0.5 寸,施提插捻转泻法;③肝肾两亏:太冲直刺 0.5~0.8 寸,太溪直刺 0.5~1 寸,施提插捻转补法;④阴虚火旺:太溪直刺 0.5~1 寸,施提插捻转补法。

①目视不明:养老针刺时,以掌心向胸的姿势,直刺或斜刺 0.5~0.8 寸,施平补平泻,承泣沿眶下缘缓慢刺入 0.5~1 寸;②头晕:百会、四神聪向后平刺 0.5~0.8 寸,施平补平泻;③耳鸣耳聋:中渚直刺 0.3~0.5 寸,施平补平泻;④失眠:四神聪向后平刺 0.5~0.8 寸,施小幅度、快频率提插捻转,神门避开尺动、静脉斜刺 0.3~0.5 寸,施平补平泻,三阴交直刺 1~1.5 寸,施提插捻转补法。

以上腧穴每次留针 30 分钟,每日 1 次,一般 5~10 次可愈。

【医案举例】

吕某,男,56 岁,2021 年 7 月 1 日初诊。主诉:流泪 3 月。伴视力下降,眼干,眼涩,头晕,腰膝酸软。查体:神志清楚,语言清晰,舌红,苔干,脉弦细。诊断:流泪(肝肾两亏)。治疗:先针睛明,得气后不提插不捻转,继针攒竹,得气后施平补平泻,又针风池、肝俞、肾俞,得气后施捻转补法,最后针太冲,得气后施提插捻转泻法,针太溪,得气后施提插捻转补法。治疗 3 次后,患者流泪症状好转,眼干等症状好转,但仍觉头晕、视力模糊,遂针百会、四神聪、养老、承泣,得气后施平补平泻,治疗 5 次后,患者诸症消除。

十九、目偏视

目偏视,临床上表现为当双眼平视前方时,一眼或双眼偏斜于一侧,严重的黑睛为该侧眼眶半掩或全掩,外观只显白睛,相当于西医之斜视。目偏视可引起复视。目偏视可辨证为风热上攻、肝风内动、痰湿阻络、禀赋不足等证。风热上攻者常表现为双目偏视或仰视,常继发于发热头痛之后,甚至神昏抽搐,角弓反张,舌红苔黄,脉细数或弦数。肝风内动者常表现为单眼或双眼发病,目睛斜向内或向外,平素可见目赤口苦,头痛眩晕,心烦易怒,手足麻木,筋肉瞤动,舌红,脉弦数。痰湿阻络者常表现为骤起目偏视向内或向外,多发于单眼,患眼胞睑下垂,眼球运动受阻,视一为二,常伴口角㖞斜,流涎,语言不利等,平素常感胸闷不舒,眩晕,恶心呕吐,神疲倦怠,纳差便溏,舌苔白腻,脉弦滑。禀赋不足者常表现为先天性单眼或双眼偏视,患儿常伴发育迟缓,步迟齿迟,智力较差,或由于眼球发育异常而致视功能不全,日久而致偏视;亦有婴儿素体虚弱,加之长期侧卧斜视,以致筋脉凝定,病目偏视。

【同功穴配伍】

1. 主症选主穴　鱼腰、攒竹、行间、瞳子髎。

2. 辨证选配穴　①风热上攻加风池、合谷;②肝风内动加太冲;③痰湿阻络加丰隆;④禀赋不足加足三里、胃俞。

3. 随症加减穴　①恶心呕吐加内关;②头晕加百会;③心烦加膻中;④头痛加太阳、印堂。

方解释义:鱼腰、攒竹、瞳子髎为局部取穴,可疏通经络、行气活血;行间为足厥阴肝经之荥穴,肝经连目系。风池、合谷可疏散风热;行间、太冲可平肝息风;丰隆为豁痰要穴;足三里、胃俞可调理脾胃,补益气血,旺盛后天之本。内关为止呕要穴;百会可清利头目;膻中可宽胸理气;太阳、印堂可通络止痛。

【针灸技法】

鱼腰平刺 0.5~0.8 寸,攒竹向眉中平刺或斜刺 0.5~0.8 寸,行间直刺 0.3~0.5 寸,瞳子髎平刺 0.3~0.5 寸,施平补平泻。

①风热上攻:风池向鼻尖方向斜刺 0.8~1.2 寸,合谷直刺 0.5~1 寸,施提插捻转泻法;②肝风内动:太冲直刺 0.5~0.8 寸,施提插捻转泻法;③痰湿阻络:丰隆直刺 1~1.5 寸,施提插捻转泻法;④禀赋不足:足三里直刺 1~2 寸,胃俞斜刺 0.5~0.8 寸,施提插捻转补法。

①恶心呕吐:内关直刺 0.5~1 寸,施提插捻转泻法;②头晕:百会直刺 0.5~1 寸,施平补平泻;③心烦:膻中平刺 0.3~0.5 寸,施平补平泻;④头痛:太阳直刺 0.3~0.5 寸,印堂从上向下平刺 0.3~0.5 寸,施平补平泻。

以上腧穴每次留针 30 分钟,每日 1 次,一般 5~10 次可愈。

【医案举例】

孙某,女,22 岁,2022 年 4 月 5 日初诊。主诉:两目视物模糊,复视 1 月。伴双目红赤,急躁易怒,自觉心跳加速,寐可,食可。查体:神志清楚,语言清晰,舌红,苔黄,脉数。诊断:目偏视(肝风内动)。治疗:先针鱼腰、攒竹、瞳子髎,得气后施提插捻转泻法,继针行间、太冲,得气后施提插捻转泻法,针 3 次后,患者两目视物模糊及复视症状好转,但仍觉心跳加速,遂加针内关,治疗 8 次后,患者双目症状消除,且心跳恢复正常。

二十、近视

近视,指临床上眼睛本身无病,视近清楚,视远模糊者。近视可由气虚神伤和肝肾亏虚引起。气虚神伤者常多由内伤劳倦、目力过劳、耗气伤神所致,神伤气损,阳火无以发越,故远视不明,常兼见体倦无力、恍惚健忘等症。肝肾亏虚者多由劳心竭思、房事不节、愤怒暴悖、肝肾虚衰所致,精气不足则无以充养神光,故能近视而不能远视,可兼见腰膝酸软、阳痿遗精、脉细弱等肝肾虚衰的症状。先天性近视不属本文讨论范围。

【同功穴配伍】

1. 主症选主穴　风池、攒竹、鱼腰、太阳、承泣、睛明。

2. 辨证选配穴　①气虚神伤加气海、足三里、三阴交;②肝肾亏虚加肝俞、肾俞。

3. 随症加减穴　①体虚气血虚弱加肝俞、肾俞、光明;②健忘加悬钟;③腰膝酸软加太溪、肾俞;④易怒加太冲、行间。

方解释义:睛明、攒竹、承泣、鱼腰、太阳为治疗眼疾常用穴,有清肝明目作用;风池为手足少阳与阳维脉交会穴,有通经活络、养肝明目之功。气海、足三里、三阴交配合使用,可益气养阴;肝俞、肾俞可调补肝肾,配光明益气明目;悬钟可填精益髓;太溪、肾俞为俞原配穴,可滋阴补肾;太冲为肝经之原穴,行间为肝经之荥穴,两穴可平肝泻火。

【针灸技法】

风池向鼻尖方向斜刺 0.8~1.2 寸,施平补平泻,攒竹向眉中或眼睑内睑平刺或斜刺 0.5~0.8 寸,鱼腰平刺 0.5~0.8 寸,太阳直刺或斜刺 0.3~0.5 寸,三穴施平补平泻,承泣沿眶下缘缓慢刺入 0.5~1 寸,睛明针刺时,嘱患者闭目,押手向外轻推眼球,于眶缘与眼球之间缓慢直刺 0.3~0.8 寸,两穴均不施提插捻转。

①气虚神伤:气海、三阴交直刺 1~1.5 寸,足三里直刺 1~2 寸,均施提插捻转补法,均可灸;②肝肾亏虚:肝俞斜刺 0.5~0.8 寸,肾俞直刺 0.5~1 寸,施捻转补法。

①体虚气血虚弱:肝俞、肾俞操作同前,均施捻转补法,光明直刺 0.5~1 寸,施提插捻转补法,三穴均可灸;②健忘:悬钟直刺 0.5~1 寸,施提插捻转补法;③腰膝酸软:太溪、肾俞直刺 0.5~1 寸,施提插捻转补法;④易怒:太冲、行间直刺 0.5~0.8 寸,施提插捻转泻法。

以上腧穴每次留针 30 分钟,每日 1 次,一般 3~5 次可愈。

【医案举例】

李某,男,10 岁,2023 年 5 月 10 日初诊。主诉:双眼视力下降 4 月。伴视近较清楚,视远模糊,气短乏力,腰膝酸软。查体:神志清楚,语言清晰,舌红,苔少,脉细数。诊断:近视(肝肾亏虚)。治疗:先针攒竹、鱼腰、太阳,得气后施平补平泻;继针承泣、睛明,两穴均不施提插捻转;又针太溪,得气后施提插捻转补法,最后针肝俞、肾俞,得气后施捻转补法。治疗 3 次后,患者双眼视力好转,视远模糊好转,腰膝酸软好转,仍有气短乏力的症状,遂加针气海、足三里。治疗 5 次后,诸症消除。